LE BON CHOIX POUR VOS ENFANTS

Les meilleurs aliments de 0 à 16 ans

LES AUTEURS

Cet ouvrage a été écrit par un collectif de journalistes et de diététiciens de *LaNutrition.fr* (site indépendant d'information en nutrition, longévité et santé) dirigé par Elvire Nérin et Véronique Molénat.

ONT COLLABORÉ À CE LIVRE : JOURNALISTES

Thierry Souccar, Priscille Tremblais, Emmanuelle Lamy, Lénaïse Le Lay

DIÉTÉTICIENS NUTRITIONNISTES

Elodie Kerjean, Angélique Houlbert, Caroline Sandrez, Cécile Boisson, Sylvain Duval

Conception graphique et réalisation : Catherine Julia (Montfrin)
Illustrations : Jérôme Chardin
Crédits photo : ©Fotolia, DR

ISBN : 978-2-36549-069-6

Dépôt légal 1er trimestre 2014

Fabrication print[team] groupement d'imprimeurs raisonnés,
Imprimé et façonné en UE, 1er trimestre 2014

REMERCIEMENTS

Ce livre n'aurait jamais vu le jour sans l'aide de François Lopez photographe à Gallargues-le-Montueux. Un grand merci pour votre talent et la patience dont vous avez fait preuve avec nous.

Nous tenons à remercier le Dr Eric Ménat, médecin à Toulouse, spécialiste de diététique et des maladies de la nutrition pour ses conseils nutritionnels aux enfants de 0 à 12 ans. Pour en savoir plus sur l'alimentation durant l'enfance, nous vous recommandons la lecture de son livre *Bien manger pour bien grandir* aux éditions Alpen.

Un grand merci également à Stéfane Guilbaud consultant et conférencier pour le changement de comportement alimentaire qui nous a guidé dans les méandres de la filière bovine.

Le Bon choix est le résultat de milliers d'heures passées dans les supermarchés mais aussi de conversations avec des ingénieurs de l'industrie agroalimentaire, des chercheurs et des médecins. Nous tenons à les remercier tous pour leur précieuse collaboration : Inès Birlouez, Spectralys, Dr François Mendy, pédiatre, Christian Rémézy, INRA, Jean-Pierre Renou, INRA, Philippe Gatellier, INRA, Pr Jean-François Narbonne, Université Bordeaux 1

Parmi les industriels et les distributeurs qui ont joué la carte de la transparence et fait l'effort de mettre à disposition un service presse efficace, coopératif et un site Internet de qualité : Babybio, Bjorg, HIPP, Fleury Michon, Sodebo, Kellogg's, LU, Mc Cain, Findus, Carrefour, Monoprix, Auchan, McDonald's.

Enfin un grand merci à Élodie pour l'énorme travail fourni et sa ténacité… Grâce au *Bon Choix*, elle a visité les plus beaux supermarchés de la région et fréquenté assidûment les fast-food de Nîmes…

Sommaire

RAYON ÉPICERIE SALÉE

RAYON ÉPICERIE SUCRÉE

RAYON BOISSONS

N'achetez plus les yeux fermés !

Parce qu'il existe en grande surface des centaines d'aliments spécifiquement destinés aux 0-16 ans, parce que les industriels créent sans cesse de nouveaux produits au packaging alléchant pour les enfants, il devient très difficile pour les parents de s'y retrouver et d'acheter le meilleur pour la santé de leurs enfants.

●●● Une maman qui fait ses courses dans un supermarché doit répondre à des dizaines de questions auxquelles en général, elle n'a pas la réponse, tout simplement parce que la plupart des mamans ne sont pas diététiciennes :

- Tous ces petits pots pour bébés sont-ils 100 % naturels ?
- Quels sont les biscuits les plus sains pour le goûter ?
- Ces céréales du petit déjeuner sont enrichies en vitamines et minéraux, est-ce que je dois les préférer aux autres ?
- Il y a de la vitamine D dans ces petits suisses mais pas dans ceux-là. Lesquels choisir ?
- Ma fille adore les fromages à tartiner. Parmi les *Vache-qui-rit*, *P'tits Louis* et autres *Babybel*, quels sont les moins mauvais ?

Le Bon Choix pour les Enfants a été conçu par des experts en nutrition pour répondre à ces questions, pour vous aider à choisir les aliments qui feront grandir vos enfants en pleine santé.

C'est le seul ouvrage qui vous donne un contrôle absolu sur la meilleure manière de remplir votre caddy, vous empêche de tomber dans les pièges des étiquettes alléchantes et des allégations fantaisistes, vous évite de servir à vos enfants des ingrédients, colorants et additifs indésirables.

Comment choisir ? En se fiant à la publicité ? Mauvaise pioche. Les enquêtes menées en France depuis 10 ans montrent que 70 % des aliments pour enfants vantés par la publicité télé favorisent l'obésité, les caries, l'hyperactivité et plus tard des maladies chroniques comme le diabète ou l'ostéoporose !

Faut-il laisser les enfants arbitrer ? En France, six enfants sur dix regardent la télé en rentrant de l'école, et un enfant sur trois a même la télé dans sa chambre. Ces enfants exposés aux publicités sont ceux qui prennent le plus facilement le contrôle du caddy dans le supermarché et le remplissent des aliments vus à la télé – les moins bons pour leur santé !

Faut-il écouter les autorités sanitaires ? Oui pour les recommandations générales comme celles portant sur les fruits et légumes, mais lorsqu'il s'agit de faire le tri entre les aliments, les organismes publics se contentent souvent de conseils vagues (« varier les huiles ») et parfois même ambigus. Par exemple, le conseil bien connu de « *manger moins gras, moins sucré* » laisse penser que tout ce qui n'est ni gras ni sucré est bon pour la santé. Or, comme on le verra dans ce livre, c'est souvent faux.

En définitive, le consommateur qui pénètre dans un supermarché est sans défense. Un peu comme le porcelet dodu et candide qui s'aventurerait seul, de nuit, dans une forêt infestée de loups, il a autant de chances que lui de « passer à la casserole », ou en l'occurrence, passer à la caisse avec un caddy rempli de produits aux couleurs alléchantes, joliment conditionnés, bardés de promesses fabuleuses mais sans aucun intérêt nutritionnel ou pire, néfastes à la santé !

Grâce au *Bon Choix*, vous avez enfin une chance de sortir du supermarché avec les produits les plus sains, pas ceux vantés par la dernière publicité ou ceux qui vous promettent monts et merveilles. Avec ce livre, vous allez non seulement prendre le contrôle de vos achats, mais aussi celui de ce que vous donnez à votre corps et à celui de vos enfants. C'est un grand cadeau que vous allez leur faire, que de nourrir leur croissance avec des ingrédients « amicaux », qui n'abîment ni leurs cellules, ni leurs tissus.

Pour réaliser ce livre, nous avons passé à la loupe des centaines d'aliments pour enfants parmi les plus couramment consommés. Nous avons aussi examiné ceux servis en restauration rapide. Nous avons épluché les listes d'ingrédients, réclamé aux fabricants les valeurs nutritionnelles (calories, protéines, teneur en graisses, en sel…), nous les avons interrogés sur leurs matières premières, tout cela dans un seul but : repérer les produits de bonne qualité nutritionnelle et signaler les plus mauvais. Pour simplifier la vie des parents et leur permettre de faire *Le Bon Choix*.

Illustré et facile à utiliser, ce livre est aussi un guide complet de nutrition pratique. Il rappelle en termes simples les grandes règles d'une bonne alimentation pour que les enfants grandissent bien, en bonne santé et sans carence.

En tant que parent, notre responsabilité est grande. Nos enfants attendent de nous équilibre, protection, assistance, conseil… Rude tâche ! Avec *Le Bon Choix*, au moins, l'une de nos nombreuses responsabilités – choisir une alimentation saine pour ses enfants – va devenir beaucoup plus simple.

Vos bénéfices immédiats

Moins de stress

Fini les courses en forme de parcours du combattant, où l'on n'est jamais sûr(e) de choisir le bon produit, où l'on doit se mesurer aux promesses de la pub ou de l'emballage, se promener avec la liste en clair des additifs (les fameux « E… ») ou se culpabiliser à tort parce qu'on n'est pas sûr d'avoir fait le bon choix.

Plus de temps pour vous

Le Bon Choix vous détaille la composition des aliments, il vous apprend à déchiffrer les étiquettes, à décoder les allégations, vous alerte sur certains ingrédients suspects et les additifs qui peuvent poser problème.

Désormais vous n'aurez plus à réfléchir avant d'empoigner un petit pot pour bébé, plus d'hésitation dans l'allée des céréales du petit déjeuner, plus de cas de conscience au rayon charcuteries. *Le Bon Choix*, nous l'avons fait pour vous. Faire vos courses va devenir un jeu d'enfant, en un temps record vous aurez parcouru toutes les allées de votre supermarché et vous passerez à la caisse avec la satisfaction d'avoir acheté des produits de qualité.

Plus de santé pour toute la famille

- En effectuant *Le Bon Choix*, vous donnerez la priorité aux calories pleines, c'est-à-dire aux aliments nutritionnellement denses qui apportent à vos enfants les nutriments essentiels dont ils ont besoin et éviterez les calories vides, c'est-à-dire sans vitamines, sans minéraux sans antioxydants mais avec du sucre et des graisses bref, de l'énergie et c'est tout.
- Vous rééquilibrerez l'alimentation de vos enfants en oméga-3, ces graisses indispensables à la santé qui se raréfient dans notre assiette, vous éviterez les graisses *trans* qui lorsqu'elles sont consommées au-delà d'un certain seuil, augmentent l'obésité.
- Vous éviterez les aliments qui, à peine avalés, se transforment en glucose dans le sang, augmentent la faim, poussent à manger plus et aboutissent (encore !) à un stockage de graisses.
- Mâcher lentement en savourant chaque bouchée est indispensable, vous le savez bien et le répétez sans cesse à table ! Cette fois, on va vous entendre : le livre vous guide vers les aliments denses et fermes qui incitent à mastiquer et rassasient plus vite.

En faisant *Le Bon Choix*, vous prenez la santé de la famille en main.

Plus de saveur

En achetant des produits dont la liste d'ingrédients est courte, des aliments simples, les moins transformés possible, vous allez faire découvrir à vos enfants que les meilleurs choix pour la santé sont aussi les plus savoureux. En achetant une purée de légumes sans épaississants qui contient juste des légumes, vous leur servez un plat qui s'apparente à celui que vous auriez fait vous-même avec autant de plaisir à la clé.

Plus d'économies

Vous déjouerez les ruses du marketing, un marketing qui a un coût qui se répercute inéluctablement sur le consommateur, vous. Lorsque vous achetez *Actimel*, c'est en partie du marketing que vous payez. Vous privilégierez les produits de qualité à ceux qui promettent la lune. *Le Bon Choix* va vous éviter de gaspiller votre argent.

Comment utiliser ce livre ?

Au fil des pages qui suivent, nous allons vous guider de rayon en rayon et examiner ensemble près de 60 catégories de produits qui correspondent aux aliments pour enfants les plus couramment consommés. Tous ont nécessité à un moment ou à un autre de leur fabrication, l'intervention de l'industrie agroalimentaire. Nous avons laissé volontairement de côté les aliments dits « de base » comme les fruits et légumes frais, les légumes en conserve, la viande, les pâtes, les légumineuses sèches, les huiles, le vinaigre…

Nos sélections

Étant donné le nombre incalculable de références que l'on trouve dans les allées de nos supermarchés, être exhaustif était tout simplement impossible. Nous avons donc été contraints de faire des choix de marques. Les marques les plus représentatives d'une catégorie ont été retenues, marques nationales en priorité pour que vous puissiez faire vos courses dans n'importe quelle enseigne de supermarché ; par exemple, pour les yaourts et fromages blancs nature, Danone, La Laitière, Yoplait, Jockey. Lorsque les marques nationales n'étaient pas suffisamment nombreuses, nous avons élargi notre sélection aux marques de distributeurs, des produits qui présentent l'avantage d'être souvent moins chers que les grandes marques pour une qualité nutritionnelle parfois identique, mais aussi parfois inférieure et, surprenant, parfois supérieure. Preuve encore une fois qu'il est indispensable de lire les étiquettes.

Pour chaque catégorie d'aliments, notre équipe de diététiciens a sélectionné une dizaine de produits dont la composition a été minutieusement analysée (présélection sur les sites de supermarché en ligne (courses.carrefour.fr, leclercdrive.fr, courses.monoprix.fr, etc.) puis sur le terrain dans les super et hypermarchés de la région de Nîmes et Montpellier.

Nos critères

Les aliments sélectionnés ont été classés d'après leur qualité nutritionnelle et leur niveau de transformation.

La plupart des conseils nutritionnels que vous entendez à la télé ou à la radio s'en tiennent à des repères comme la quantité de graisses ou le nombre de calories des aliments. Certes ces informations sont intéressantes mais elles ne sont pas essentielles. La nutrition ne se résume pas à compter des calories, il y a des notions plus importantes dont il faut tenir compte pour pouvoir réellement juger de la qualité nutritionnelle d'un aliment comme par exemple la notion d'équilibre des graisses, d'index glycémique... Ces notions nous vous les expliquerons au fil des pages et pour des informations plus approfondies, nous vous invitons à vous reporter à l'ouvrage *Premiers repas de 6 mois à 3 ans* paru à ces mêmes éditions et à notre site www.lanutrition.fr.

Outre la qualité nutritionnelle, nous nous sommes également intéressés au mode de fabrication de l'aliment afin de donner la priorité aux aliments les moins transformés. Car un aliment qui renferme des ingrédients au nom impossible à prononcer, dont le nombre est supérieur à cinq et qui contient de l'amidon modifié, du sirop de glucose-fructose ou un édulcorant de synthèse n'est pas un véritable aliment. Aucune de ces caractéristiques n'est forcément néfaste (quoi qu'il peut y avoir des interactions entre plusieurs additifs ou des édulcorants et certains colorants) mais toutes sont des marqueurs fiables de produits tellement transformés, tellement éloignés de ce que vous confectionneriez à la maison qu'ils en deviennent suspects à nos yeux. En achetant des aliments hautement transformés, on ne contrôle plus vraiment ce que l'on donne à manger à ses enfants.

Le prix n'a pas été un critère retenu car plus un aliment est bon, qu'il s'agisse de qualité nutritionnelle ou de goût (ce qui va souvent de pair), et plus il coûte cher, généralement parce qu'il a été produit avec plus de soin et de manière moins intensive. Toutefois notre enquête a révélé de bonnes surprises et nous vous les avons signalées.

Nos résultats

À l'intérieur de chaque catégorie, les aliments sélectionnés ont été répartis en deux groupes : page de gauche, *Le Bon Choix* c'est-à-dire les aliments que nous conseillons de consommer dans cette gamme et page de droite, ceux qu'il vaut mieux éviter. Nous vous indiquons

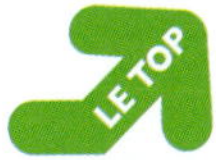

également par cette flèche TOP le produit que nous estimons être le meilleur de la catégorie et par

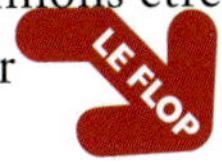

celle-ci FLOP le plus mauvais.

Certains produits seront parfois auréolés d'une couronne de laurier, prix décerné par notre collectif, signe qu'ils font partie du top 10 des meilleurs aliments de cet ouvrage. Ces aliments sont récompensés pour leur qualité nutritionnelle, la simplicité de leur recette et leur innovation.

À noter que ça n'est pas parce qu'un produit est en page de droite qu'il ne faut absolument pas le donner à votre enfant et ça n'est pas parce qu'il est du côté gauche qu'il peut en manger à volonté. Dans la catégorie pâtes à tartiner, le *Nutella* par exemple est un bon produit mais il doit rester occasionnel. Chaque aliment a sa place dans l'alimentation toutefois il doit garder sa juste place. Les grandes règles d'une alimentation saine et équilibrée vous seront données à la fin de ce guide conçu pour mieux acheter et donc, ne l'oublions pas, pour apprendre à votre enfant à **mieux manger**.

Bien manger pour bien grandir

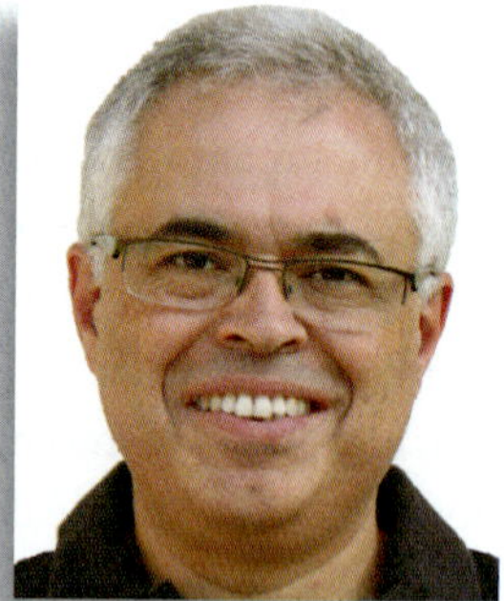

Pour un enfant, la qualité de l'alimentation est primordiale car elle influence sa croissance et le développement de ses organes. Le Dr Eric Ménat est spécialiste de nutrition. Voici quelques règles simples qui pour lui, sont les bases de la santé de l'enfant.

I • De 0 à 6 mois, du lait et que du lait

Et idéalement celui de maman ! La composition du lait maternel est parfaitement adaptée aux besoins de l'enfant tandis que celle des laits industriels n'est qu'une copie imparfaite. Ces laits sont fabriqués à partir du lait de vache et contiennent des protéines qui donnent fréquemment des allergies. L'allaitement maternel réduit le risque d'eczéma, d'asthme et de maladies infectieuses et respiratoires. Pour ces multiples raisons, l'allaitement maternel est très supérieur aux laits artificiels et doit être favorisé dans la mesure du possible.

Si vous optez pour un lait au biberon, il est important de bien faire son choix car ils ne sont pas tous équivalents.

Quoi qu'il en soit, au sein ou au biberon, le lait doit être l'aliment exclusif de bébé au moins jusqu'à l'âge de 4 mois, idéalement jusqu'à 6 mois.

2 Ne pas diversifier l'alimentation de votre enfant trop tôt

Pendant longtemps, on a diversifié l'alimentation des bébés entre 3 et 4 mois. Aujourd'hui on sait qu'une diversification trop précoce favorise les allergies alimentaires et qu'il ne faut réellement diversifier l'alimentation qu'à partir de 6 mois révolus. Avant, les reins du bébé sont immatures et son intestin est trop perméable (certaines molécules vont passer dans le sang du bébé alors qu'elles ne devraient pas s'y trouver et provoquer une réaction du système immunitaire d'où le risque d'allergies).

Les farines : à titre exceptionnel

Idéalement il ne faudrait pas avoir recours aux farines. Ces produits ne devraient être utilisés que si bébé régurgite trop facilement, s'il a du mal à prendre du poids ou bien s'il refuse le biberon et qu'il faut passer à la bouillie. Règle absolue : pas de gluten avant un an ! Le gluten est une protéine du blé très allergisante. Les seules farines que l'on peut donner à cet âge sont les farines 1er âge dites diastasées et sans gluten. Elles sont en général à base de riz ou de quinoa. Elles doivent également être sans lait et sans arômes.

3 Avant un an, pas de chimie

Évitez de mettre l'organisme de votre enfant en contact avec des molécules chimiques comme les colorants, les conservateurs ou les arômes artificiels. Avant l'âge d'un an, l'organisme d'un bébé est fragile.

Il peut devenir facilement allergique. Au-delà de 3 ans, s'il est vrai que ces substances se trouvent dans les aliments industriels à des doses inférieures aux doses journalières réputées sans risque, ces substances s'ajoutent à celles que l'enfant respire ou boit (dans l'eau du robinet). Cela peut donner des cocktails dont on ne connaît pas les effets. Sans vouloir alarmer inutilement les parents, le bon sens commande de limiter au maximum l'exposition de l'enfant à toutes ces substances. Ceci implique de privilégier le bio (fruits, légumes, huiles) (lire page 20) et de bien lire les étiquettes des aliments emballés.

4 Tout doux sur le sel ou le sucre

Il est très important pour la santé future de votre enfant de ne pas rajouter de sucre ou de sel dans ses aliments lorsqu'il est bébé. Les aliments naturels en contiennent des quantités suffisantes. En excès, ils ne feraient que perturber ses goûts. En introduisant trop tôt des desserts avec adjonction de sucre, on risque de le rendre plus dépendant des sucreries à l'âge adulte et de favoriser ainsi le diabète et l'obésité. Et en veillant à lui offrir une alimentation peu salée, vous avez plus de chance de lui épargner une hypertension artérielle à l'âge adulte.

5 Choisir les bonnes huiles

Les graisses sont fondamentales pour l'organisme de l'enfant. Elles lui apportent de l'énergie, du carburant, mais pas seulement :

- elles jouent un rôle essentiel au niveau de chacune de ses cellules : les graisses entrent dans la composition de leur membrane et par là conditionnent leur bon fonctionnement ;
- elles donnent naissance dans le corps à des messagers chimiques qui jouent un rôle dans le rythme cardiaque, la circulation du sang, l'inflammation, l'immunité.

L'huile d'olive et l'huile de colza sont les deux huiles indispensables. Elles apportent les graisses dont le corps a besoin dans les bonnes proportions. Elles peuvent être utilisées indifféremment pour l'assaisonnement et la cuisson mais toutes deux doivent impérativement être présentes dans l'alimentation de votre enfant (et de la vôtre). Choisissez des huiles de qualité, des huiles vierges de première pression à froid si possible biologiques (on en trouve aujourd'hui quasiment dans tous les supermarchés).

6 Lui apprendre à aimer les légumes

Entre 1 et 3 ans, votre enfant est prêt à partir à la découverte de notre patrimoine culinaire. C'est un moment crucial car c'est à cet âge que ses goûts vont s'affirmer. Donc mieux vaut ne pas manquer le coche et l'habituer à sa ration de légumes et de fruits quotidienne, indispensable pour sa santé.

Les fruits et légumes sont notre principale source de vitamine C, de potassium et de fibres qui favorisent la bonne flore intestinale. Plus de fruits et légumes, c'est moins de risque de maladies de civilisation : obésité, diabète et à l'âge adulte, maladies cardiovasculaires et cancers. Plus de fruits et légumes, c'est aussi moins d'aliments industriels.

Pour que les légumes et les fruits soient majoritaires dans son assiette, que cela devienne pour lui un réflexe, il faut profiter de sa curiosité d'enfant et éduquer ses goûts dans le bon sens.

- Proposez-lui le plus souvent possible un mélange de légumes verts + féculents sinon il risque de faire un rejet des légumes verts et réclamer systématiquement des pâtes et de la purée.
- Dès que ses dents le permettent, passez progressivement d'un mélange mixé à des légumes en petits morceaux, d'abord associés à des pâtes ou du riz ou des pommes de terre vapeur puis, progressivement, réduisez la quantité de féculents.
- Pensez à varier les légumes au fil des saisons.
- Si après 3 ans, il rechigne encore, commencez le repas par les aliments qu'il aime le moins (les légumes) et terminez par ceux qu'il préfère (les pâtes ou les pommes de

terre sans doute). S'il ne mange pas les légumes, c'est qu'il n'a plus faim donc il peut sortir de table, le repas est terminé.
- Repérez les légumes qu'il aime le mieux et proposez-les lui plus régulièrement.
- Pensez à lui proposer également des crudités afin qu'il apprenne à les apprécier. Les crudités sont riches en vitamines, minéraux et fibres.
- Les fruits et légumes doivent être de saison et si possible, issus de productions locales (car la plupart des pesticides sont utilisés après récolte pour permettre aux denrées de résister au transport).

Les légumes aident à l'école

Une étude sur un million d'écoliers new-yorkais a trouvé que lorsqu'on leur sert des repas avec plus de fruits et légumes, les résultats scolaires sont améliorés en moyenne de 15 %. Un tel régime apporte des vitamines et d'autres substances qui aident le cerveau à mieux fonctionner.

7• Des protéines toujours, des féculents ça dépend

L'enfant a besoin d'une ration de protéines quotidienne car ce sont les briques de son organisme qui est en pleine croissance. Après 6 ans, si votre enfant bouge beaucoup, s'il pratique un sport, il a besoin d'énergie qu'il trouvera dans les féculents (et les huiles végétales). Dans le cas contraire, vous devrez limiter sa consommation de pâtes et de pommes de terre.

8• Pas de stock de sucreries inutiles dans les placards

Votre enfant va réclamer, et parfois même aller prendre tout seul, les bonbons ou biscuits qui sont dans les placards. Influencé par les copains (ou la pub), il va être attiré par les sodas et autres boissons sucrées. Pour éviter de le tenter, ne remplissez pas vos placards d'aliments sucrés et gras qui n'apportent que des calories vides. Ne prenez pas l'habitude non plus de le récompenser ou le consoler avec des bonbons ou des gâteaux. Si nourriture rime avec émotions, votre enfant risque fort, de réagir plus tard à la moindre contrariété par une compulsion alimentaire.

9 La meilleure boisson, c'est l'eau !

Un enfant en pleine croissance a besoin de boire. Plus il bouge, fait du sport, plus il a besoin de s'hydrater. Les besoins hydriques de l'enfant sont nettement supérieurs à ceux de l'adulte si on les rapporte à sa taille.

L'enfant de poids normal a besoin également de consommer régulièrement du sucre, à la fois pour sa croissance cérébrale et plus encore s'il est très sportif. Mais s'il est important de boire entre les repas, la consommation des sucres doit se faire essentiellement **au cours** des repas. En effet, quand l'enfant mange ou boit du sucre en dehors des repas, cela entraîne une élévation du sucre dans le sang (hyperglycémie) puis 1 à 2 heures plus tard, une chute du taux de sucre dans le sang (hypoglycémie). Cette montée de la glycémie favorise la prise de poids. Elle est source de fringales qui incitent les enfants à manger à nouveau. C'est ce mécanisme qui explique que les boissons sucrées sont source de grignotage et d'obésité. Pour cette raison, la meilleure des boissons reste l'eau.

10 Donner l'exemple

N'oubliez pas que les enfants commencent par copier leurs parents, dans toutes les activités de la vie. Pour les repas, c'est la même chose. Les goûts et les habitudes alimentaires des enfants dépendent surtout de ceux de leurs parents.

Si vous mangez des gâteaux ou du chocolat entre les repas, vos enfants feront de même. Si vous faites attention au choix de vos aliments, que vous mangez souvent des légumes et des fruits, vos enfants ne pourront que suivre votre exemple. Vous aurez le plaisir de les voir grandir en pleine forme. Et eux, vous seront reconnaissants quand, adultes, ils prendront conscience de la bonne santé que vous leur avez offerte.

Bio ou pas bio ?

Le bio progresse. On trouve de plus en plus de produits bio en supermarché et même les cantines scolaires s'y mettent. L'agriculture bio respecte l'environnement et le bien-être des animaux d'élevage ce qui est très bien. Mais est-ce vraiment intéressant pour la santé de nos enfants ?

●●● En agriculture biologique, l'utilisation de produits chimiques de synthèse et d'OGM (Organisme Génétiquement Modifié) est interdite. Ce type d'agriculture s'appuie sur différents principes tels que :

- la fertilisation des sols par des méthodes naturelles comme le recyclage des matières organiques (compost, fumier issus de la ferme…) et la rotation des cultures ;
- la protection des cultures par des techniques naturelles (utilisation de coccinelles pour débarrasser les plantes des pucerons par exemple) ;
- le respect du confort et du bien-être des animaux qui disposent, dans les élevages, d'un espace suffisant et d'un accès au plein air. Ils sont nourris avec des aliments biologiques et les médecines douces sont privilégiées (homéopathie, phytothérapie…).

Nutritionnellement, ça donne quoi ?

La voilà la question que tout le monde se pose : les produits bio sont-ils nutritionnellement plus intéressants que les produits issus de l'agriculture conventionnelle ? Les convaincus de la bio le revendiquent depuis longtemps, les critiques disent que les différences nutritionnelles sont minimes, et qu'il n'existe pas de preuve que les aliments traités représentent un risque pour la santé. Malgré tout, il y a de nombreuses raisons de préférer le bio.

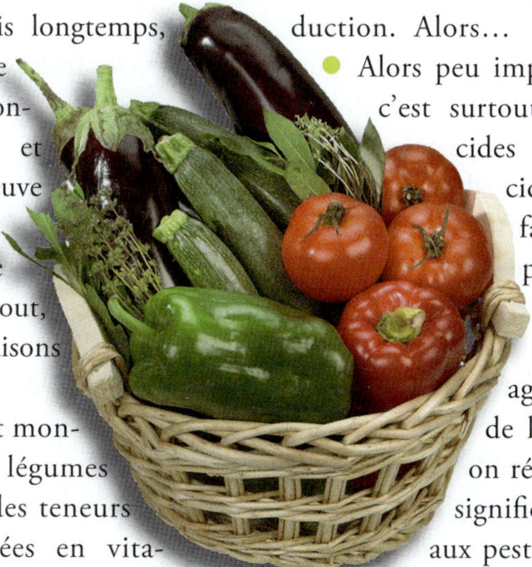

- Plusieurs études ont montré que les fruits et légumes bio peuvent afficher des teneurs légèrement plus élevées en vitamine C, oligo-éléments et antioxydants (polyphénols). La raison ? En l'absence de pesticides, les plantes sont obligées de se défendre « seules ». Elles produisent donc davantage d'antioxydants pour mieux résister contre les agressions (micro-organismes, insectes). Toutefois, il est vrai aussi que d'autres études ont conclu que la qualité nutritionnelle des fruits et légumes dépendait davantage de la variété cultivée que du mode de production. Alors…
- Alors peu importe dirons-nous car c'est surtout l'absence de pesticides (herbicides, fongicides, insecticides) qui fait tout l'intérêt des produits bio. En mangeant bio, non seulement on soutient une agriculture respectueuse de l'environnement mais on réduit aussi de manière significative son exposition aux pesticides. On retrouve 6 à 9 fois moins de pesticides dans les urines des enfants qui mangent des produits bio que dans celles des enfants qui mangent des produits « conventionnels ».

Alors, bio ou pas bio pour nos enfants ?

Cela revient à poser la question de l'impact des pesticides sur un organisme en développement ? Quels sont les effets de ces produits chimiques sur un bébé qui est en train de développer son système nerveux et immunitaire et ses organes reproducteurs ? Les enfants et les fœtus sont plus vulnérables aux pesticides que les adultes. L'exposition massive à un âge précoce peut entraîner des retards de développement, des troubles du comportement, des troubles moteurs. Les pesticides peuvent être transmis de la mère à l'enfant au travers du placenta ainsi que par le lait maternel. Les pesticides peuvent alors affecter le système nerveux de l'enfant, même plusieurs années après l'exposition initiale.

Même si grâce à la législation européenne, l'exposition aux pesticides via l'alimentation est moins importante aujourd'hui qu'il y a trente ans, mieux vaut éviter au maximum ces toxiques. Alors oui, préférez le bio pour vos enfants.

Le frein, c'est que les aliments « bio » sont en moyenne 20 à 30 % plus chers que ceux issus de l'agriculture conventionnelle. Alors que faire ? Acheter bio seulement quand l'avantage sur le conventionnel est bel et bien réel.

Voici les aliments qu'il vaut mieux acheter bio.

- **Parmi les fruits :** raisin, agrumes, pêche, pomme, poire, abricot, cerise, ananas et tous les produits de l'arboriculture en général (hormis le kiwi dont la culture ne nécessite pas de produits phytosanitaires). Les fraises également. Ceci dit, en consommant des produits conventionnels de saison et de proximité, on diminue grandement son exposition aux pesticides car les résidus trouvés dans les fruits proviennent souvent de pesticides appliqués après récolte pour les conserver plus longtemps et pour les transporter. Les produits de proximité ne voyagent pas et contiennent donc beaucoup moins de résidus de pesticides.

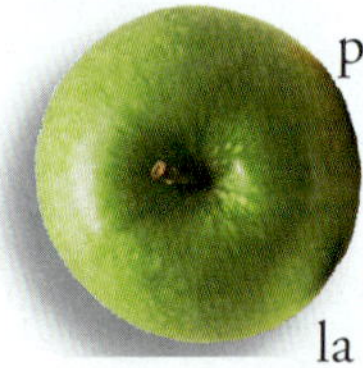

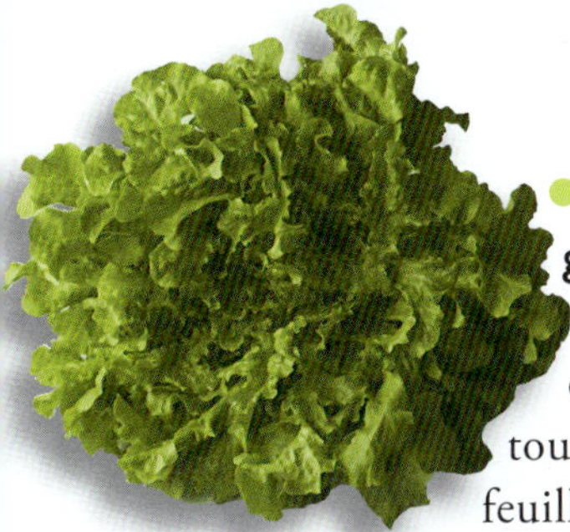

Parmi les légumes : laitue, épinard, bette, chou, persil et tous les légumes à feuille en général. Le haricot vert et tous les légumes à cosse également. En Europe en 2010, 52 % des laitues issues de l'agriculture conventionnelle renfermaient des résidus de pesticides. Dans 3.4 % des cas, la limite maximale était dépassée, en France le plus souvent.

Les aliments préparés prêts à consommer pour bébé : les bébés, nous l'avons vu, sont plus vulnérables aux toxiques. Avant 1 an, mieux vaut éviter de mettre l'organisme d'un enfant en contact avec des molécules chimiques quelles qu'elles soient. Ces molécules sont des substances étrangères qui vont faire réagir son système immunitaire. Des études ont montré que la présence de pesticides et de certains engrais favorise le développement des allergies chez l'enfant.

Le problème du prix

Les produits bio coûtent cher. Pourquoi ? Parce que les fermes biologiques sont souvent plus petites et ont donc un rendement plus faible. Parce qu'il faut plus de main d'œuvre pour cultiver les plantes et élever les animaux sans engrais chimiques, sans pesticides et sans médicaments. Parce que parfois tout simplement les marges des intermédiaires sont plus importantes. Et enfin, parce que les animaux sont nourris avec des aliments bio. Ceci explique cela !

Les huiles végétales : olive, colza car les produits chimiques se concentrent dans les graisses.

Les flocons d'avoine et toutes les céréales complètes. Dans ce cas, le grain de céréale a conservé son enveloppe or c'est justement cette enveloppe qui est arrosée de pesticides et d'engrais.

Apprenez à lire une étiquette

Si le premier critère dans le choix d'un produit est souvent le prix, nous nous attachons davantage ici à la qualité des aliments. Pour cela, les seuls indices dont vous disposez dans votre magasin – hormis ce livre qui a décrypté toutes les étiquettes pour vous – ce sont les renseignements fournis par le fabricant sur l'emballage.

●●● On trouve quatre types d'informations sur l'emballage :

- le tableau nutritionnel
- la liste des ingrédients
- parfois des allégations nutritionnelles (« *bonne source de vitamine C* ») ou des allégations santé (« *réduit le risque cardio-vasculaire* »).

Le tableau nutritionnel

Il n'est obligatoire que pour les aliments portant une allégation nutritionnelle mais on trouve aujourd'hui ce tableau sur la très grande majorité des aliments emballés. Les données sont exprimées le plus souvent pour 100 g (ou 100 ml) d'aliment et comportent :

- la valeur énergétique (en kilocalories et en kilojoules) ;
- les teneurs en protéines, glucides et lipides (graisses) ; le type de graisses et de glucides est parfois détaillé ;
- accessoirement des informations sur la teneur en sodium, en vitamines et minéraux, en fibres.

Si le produit comporte une allégation portant sur des vitamines ou des fibres ou des matières grasses, le tableau doit inclure ces éléments avec leur contribution aux apports journaliers recommandés (AJR). C'est le cas pour l'étiquette des barres de céréales *Nesquik* ci-contre.

Valeurs Nutritionnelles Moyennes	Pour 1 barre	Pour 100 g
Energie	106 kcal 446 kJ	423 kcal 1784 kJ
Protéines	1,8 g	7,1 g
Glucides dont sucres	15,7 g 7,3 g	62,6 g 29,1 g
Lipides dont saturés	3,5 g 2 g	14,1 g 7,9 g
Fibres	0,7 g	2,7 g
Sodium	0,1 g	0,3 g

Vitamines et Minéraux		% AJR(3)		% AJR(3)
Vitamine B1	0,22 mg	20%	0,88 mg	80%
Vitamine B2	0,28 mg	20%	1,12 mg	80%
Vitamine PP	3,2 mg	20%	12,8 mg	80%
Vitamine B6	0,28 mg	20%	1,12 mg	80%
Vitamine B5	1,2 mg	20%	4,8 mg	80%
Vitamine B9	40 µg	20%	160 µg	80%
Vitamine B12	0,5 µg	20%	2 µg	80%
Fer	2,1 mg	15%	8,4 mg	60%
Calcium	264 mg	33%	1056 mg	132%

(3) AJR = Apports Journaliers Recommandés par la CE.
Une barre de céréales NESQUIK de 25g couvre au moins 15% des AJR en 7 vitamines et en fer ainsi que 33% des AJR en calcium.

La liste des ingrédients

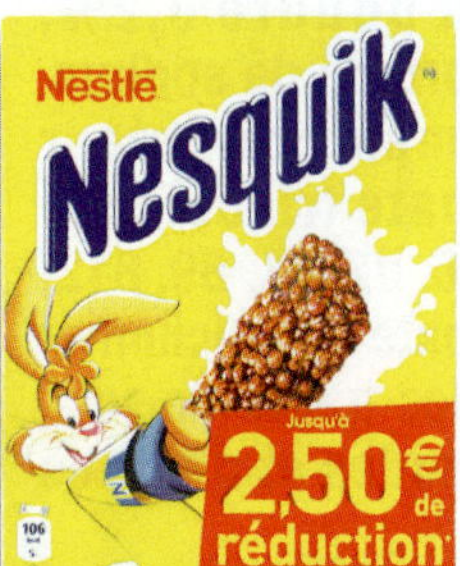

Cette liste donne des informations sur la quantité relative de chaque ingrédient, sur leur qualité, sur les additifs employés et vous renseigne par la même occasion sur un risque potentiel d'allergies alimentaires car l'industriel est tenu de signaler tout aliment pouvant avoir été en contact avec le produit.

• LA QUANTITÉ RELATIVE DE CHAQUE INGRÉDIENT

La liste complète des ingrédients de l'aliment est présentée par **ordre décroissant de poids.** Elle renseigne donc sur le poids relatif de chaque ingrédient. Reprenons notre exemple des barres *Nesquik* (composition ci-dessous). Déjà, on est impressionné par le nombre d'ingrédients. En 1ère position, les céréales représentent à

Ce que les étiquettes ne vous diront pas

- Les pourcentages précis de tous les ingrédients.
- Les doses d'additifs présents.
- Si l'aliment fait grimper la glycémie ou s'il diffuse son énergie lentement, information précieuse pour la santé qui ne peut être renseignée que par l'index glycémique*, et non par la distinction entre sucre et amidon.
- La teneur en fibres.
- La teneur en sel. Le plus souvent, c'est le sodium qui est indiqué car le sel étant chimiquement du chlorure de sodium, 400 mg de sodium sont moins effrayants qu'1 g de sel alors que c'est la même chose.

*Pour en savoir plus sur l'IG lire page 139

INGRÉDIENTS : Céréales 28% (farine de blé complet 20%, semoule de maïs, farine de riz complet 1%), sirop de glucose, huile végétale, lait concentré sucré 10.1% (lait, sucre), lait écrémé en poudre 8,2%, chocolat en poudre 7,8% (sucre, cacao en poudre 2,5%), sirop de sucre inverti, humectants : sirop de sorbitol, glycérol ; sucre, maltodextrine, amidon de maïs, dextrose, extrait de malt d'orge, sel, émulsifiant : lécithine de tournesol; cacao maigre en poudre 0,2%, antioxydants : ascorbate de sodium, tocophérols ; arômes, correcteur d'acidité : phosphate trisodique ; vitamines (PP, B5, B6, B2, B1, B9, B12) et minéraux (carbonate de calcium et fer). Peut contenir des traces de soja, d'arachides, d'amandes et d'autres fruits à coque.

peine le tiers du produit. En 2e et 3e position, arrivent le sirop de glucose et l'huile (avant le lait concentré sucré). Le produit est donc forcément sucré et gras. Les deux tiers restants de la liste d'ingrédients sont des additifs et des sucres divers, sans aucun intérêt nutritionnel. À retenir : plus la liste d'ingrédients est courte, mieux c'est !

LA QUALITÉ DES INGRÉDIENTS

La liste renseigne aussi sur la qualité des ingrédients mis en œuvre : sucre de canne, sirop de glucose-fructose ou sucre inverti, farine ou amidon modifié, beurre, huile végétale ou matière grasse végétale hydrogénée… Petit lexique pour y voir plus clair.

- **Le sucre** est le sucre de table que vous mettez dans votre café ou dans vos gâteaux. Il est extrait de la betterave ou de la canne à sucre. C'est du saccharose. Il contient 50 % de glucose et 50 % de fructose.
- **Le fructose** se trouve à l'état naturel dans les fruits et le miel mais il peut être produit à peu de frais à partir d'amidon de maïs, de blé ou de pomme de terre. Au niveau industriel, il permet, pour une même saveur sucrée de réduire la quantité totale de glucides et donc de diminuer l'apport énergétique. D'où son intérêt pour la biscuiterie et la pâtisserie industrielle. Contrairement au sucre, le fructose a l'avantage de ne pas augmenter la glycémie. En revanche, il entraîne une augmentation des graisses (triglycérides) dans le sang, il favorise la prise de poids et la résistance à l'insuline.
- **Le glucose** a un faible pouvoir sucrant. Dans ce cas pourquoi les industriels y ont-ils recours ? Parce que c'est un bon agent de charge, c'est-à-dire qu'il permet d'augmenter le volume du produit sans lui apporter trop de calories. Seul hic : il fait monter en flèche la glycémie.
- **Le sirop de glucose** est un mélange de glucose seul et de chaînes de glucose. On le trouve dans la liste d'ingrédients de très nombreux produits. Moins cher que le sucre de table, il est obtenu à partir de la dégradation chimique plus ou moins poussée de l'amidon de blé, de maïs ou de pomme de terre. Les industriels y ont recours dans

les sorbets, pour obtenir des textures plus dures, dans les céréales de petit déjeuner pour améliorer la texture et la conservation, dans les viennoiseries pour ajuster le goût sucré, dans les biscuits pour favoriser le brunissement ou améliorer la friabilité.

- **Le sirop de glucose-fructose** est un mélange de glucose et de fructose (maximum 44 %). Il est obtenu à partir du sirop de glucose. Il est utilisé par les industriels en raison de son faible coût par rapport au sucre de table et de ses avantages technologiques :
- dans les sodas et les boissons aux fruits, il augmente la saveur sucrée et exhausse les arômes des fruits,
- dans les glaces, il permet d'obtenir des textures plus souples et plus « cuillérables »,
- dans les biscuits, il améliore la conservation et la texture en permettant de conserver le caractère moelleux et participe à la coloration (cuisson).

- **Le dextrose**, c'est l'autre nom du glucose. On le retrouve très souvent dans les charcuteries car il contribue à donner une couleur rose à la viande de porc plus appétissante que la couleur grise naturelle. On retrouve du dextrose également dans les yaourts, les biscuits apéro, les chips, etc.

- **Le sucre inverti** est un mélange de sirop de glucose et de sirop de fructose à concentration égale (50/50) qui affiche un pouvoir sucrant légèrement supérieur au fructose. Il évite la dessiccation des sirops, des pâtes, des fondants. Le sucre inverti peut également être utilisé en biscuiterie, pâtisserie, car il favorise la conservation du moelleux, la coloration des produits et augmente la saveur sucrée.

- **L'amidon** est issu de la pomme de terre, du maïs, du blé. Pour l'industriel, il est l'équivalent de la *Maïzena* que les cuisinières utilisent pour lier les sauces et alléger les gâteaux. L'amidon supportant mal les milieux acides et les températures élevées, il ne peut pas être utilisé dans toutes les préparations, notamment celles qui sont stérilisées ou pasteurisées. C'est pour cette raison que les fabricants ont recours à des amidons transformés ou modifiés, des amidons natifs qui ont subi divers traitements qui leur confèrent une plus grande stabilité. Ces amidons modifiés se comportent comme du glucose dans l'organisme.

- La **dextrine** et la **maltodextrine** sont des fragments d'amidon. Elles résultent de la transformation de l'amidon (blé, maïs ou fécule de pomme de terre). Elles sont utilisées comme support d'arôme, agent de charge, pour améliorer la solubilité de certains ingrédients ou la texture des produits (épaississants dans la confiserie). On en trouve dans les chips, glaces, salades traiteur, biscuits, plats préparés, sauces…
- **Une huile végétale** est une huile raffinée composée d'une ou plusieurs huiles en mélange (tournesol, colza, arachide, maïs, palme, coco…), mais pas d'huile d'olive.
- **Une huile végétale hydrogénée** est une huile qui a subi un traitement consistant à lui ajouter de l'hydrogène. Rien n'oblige un fabricant à préciser sur l'emballage si l'hydrogénation est partielle ou totale. Or cette information a son importance : lorsqu'elle est partielle, elle favorise la formation de graisses *trans* qui sont néfastes pour la santé cardiovasculaire.

LES ADDITIFS

La liste d'ingrédients indique aussi la présence d'additifs reconnaissables à leur code particulier : E suivi de 3 chiffres. Par exemple : E 620 (acide glutamique).

Les additifs sont des substances ajoutées intentionnellement aux aliments dans le but, soit d'en améliorer la conservation, la couleur, le goût, l'aspect, soit de faciliter la fabrication de l'aliment sans remplir aucune fonction dans l'aliment. Par exemple : la lécithine de soja que l'on

Les grandes familles d'additifs

- E 100 : colorants
- E 200 : conservateurs
- E 300 : antioxydants ou antioxygènes
- E 400 : agents de texture
- E 500 : anti-agglomérants
- E 600 : exhausteurs de goût
- E 700 : agent de sapidité
- E 800 : arômes
- E 900 : édulcorants

LES ADDITIFS À ÉVITER EN CAS DE TERRAIN ALLERGIQUE

Les additifs de ce tableau peuvent entraîner des réactions allergiques diverses.

E 102	Tartrazine	Colorant	Boissons, merguez, gâteaux, bonbons ou enrobages de sucreries
E 104	Jaune de quinoléine	Colorant	Sodas, confiseries, confitures, boissons alcoolisées
E 120	Rouge carmin	Colorant	Charcuteries
E 132	Indigotine	Colorant	Confiseries et glaces
E 210 à E 213	Acide benzoïque et dérivés	Conservateurs	Boissons aromatisées, confitures allégées, fruits confits, condiments…
E 220 à E 229	Additifs soufrés, sulfites	Conservateurs	Fruits secs, crevettes fraîches, vin
E 202	Sorbate de potassium	Conservateurs	Fruits secs
E 1105	Lysozyme	Conservateurs	Fromages à pâte cuite pressée
E 621	Glutamate	Exhausteur de goût	Soupes en sachet, cuisine asiatique…

trouve dans le chocolat ou les margarines est un émulsifiant. Elle sert à mélanger une matière grasse avec de l'eau.

Avant d'être utilisés dans l'industrie agro-alimentaire, les additifs font l'objet de tests toxicologiques qui permettent de dire dans quels produits ils peuvent être incorporés et à quelle dose (en fonction de la Dose Journalière Admissible ou DJA).

Parmi les additifs, certains sont d'origine naturelle comme le E 302 (une forme de vitamine C), d'autres sont issus de la chimie. Certains additifs peuvent provoquer des allergies ou des réactions chez des personnes sensibles comme le E 212 (benzoate de sodium) ou le E 221 (sulfite de sodium), des conservateurs. Sachez que la plupart des additifs sont interdits dans les aliments pour bébés

LES ADDITIFS À CONSOMMER AVEC MODÉRATION

Les additifs de ce tableau sont soupçonnés, sur la base d'études expérimentales parfois contradictoires de favoriser des cancers chez l'animal. Mieux vaut par précaution en limiter la consommation.

E 104	Jaune de quinoléine	Colorant	Sodas, confiseries, confitures, boissons alcoolisées
E 950	Acésulfame K	Édulcorant	Produits allégés, confiseries
E 951	Aspartame	Édulcorant	Produits allégés, confiserie
E 123	Amarante	Colorant	Vins apéritifs, spiritueux, œufs de poisson
E 124	Rouge Ponceau 4R / rouge cochenille	Colorant	Pâtisseries fraîches ou sèches, entremets, fruits au sirop, confiseries, chorizo
E127	Erythrosine	Colorant	Cerises pour cocktail, confites ou bigarreaux au sirop
E 128	Rouge 2G	Colorant	Saucisses et viandes pour hamburger
E129	Rouge « allura »	Colorant	Sodas, apéritifs, saucisses et viandes pour hamburger
E151	Noir brillant BN	Colorant	Harengs fumés
E 110	Jaune orangé sunset	Colorant	Confiseries, sirops, conserves, confitures, pâtisseries
E 122	Azorubine/carmoisine	Colorant	Charcuteries
E 249 à E 251	Nitrites	Conservateurs	Charcuteries, viandes industrielles
E 214 à E 219	Parabens	Conservateurs	Charcuteries industrielles, pâtes à tarte, biscuits apéritifs et confiseries
E 320	BHA	Antioxydant	Plats cuisinés, chewing-gum
E 310	Gallate de propyle	Antioxydant	Boissons pour sportifs, confiseries, céréales de petit déjeuner, crèmes desserts, yaourt aux fruits…

ADDITIFS À ÉVITER DANS TOUS LES CAS

E 338	acide phosphorique	Charcuterie, fromages, lait en poudre, crème, boissons aromatisées, boissons gazeuses, pâtes à tartiner, produits à base de pommes de terre (purée, frites, chips), chewing-gums, farines et produits de boulangerie, céréales du petit déjeuner, pâtes, poissons, coquillages et crustacés surgelés, surimi, soupes et bouillons, pots pour bébés, lait artificiel premier âge et lait de suite (E338, E339, E340), biscuits (sauf E451 et E452), aliments de régime, aliments sans gluten, cidre, spiritueux, glaces et sorbets
E 339	phosphates de sodium	
E 340	phosphates de potassium	
E 341	phosphates de calcium	
E 343	phosphates de magnésium	
E 450	diphosphates	
E 451	triphosphates	
E 452	polyphosphates	

(colorants, édulcorants notamment) ainsi que dans les produits issus de l'agriculture biologique.

Concernant les arômes, on trouve deux cas de figure :

- arôme naturel de X (fraise, vanille…) signifie que l'arôme utilisé contient au moins 90 % de la source mentionnée, les 10 % restant provenant de produits naturels extraits chimiquement ;
- arôme naturel goût X (fraise, vanille…) signifie que l'arôme a pu être élaboré chimiquement, sans aucun apport de la source « X ».

Les allégations nutritionnelles

« *Riche en vitamine C* », « *Source de fibres* », « *Source de calcium* »… les allégations nutritionnelles sont de plus en plus nombreuses. Comment s'y retrouver dans cette jungle ? Revue de détails.

Une allégation **quantitative** suggère qu'un aliment possède des propriétés bénéfiques particulières de par l'énergie, les nutriments ou d'autres substances qu'il renferme ou qu'il renferme en faible proportion ou encore dont il est exempt. L'emballage doit alors comporter obligatoirement un tableau nutritionnel faisant figurer l'élément sur lequel repose l'allégation. Une allégation **comparative** positionne le produit par rapport à d'autres de la même catégorie ou par rapport à un « produit de référence » dit classique. Par exemple le jambon à teneur réduite en sel (moins 25 % par rapport à la moyenne des produits existants).

SI L'ALLÉGATION DIT	CELA SIGNIFIE :
Pauvre/faible en calorie/énergie	moins de 40 kcal pour 100 g d'aliment solide
Source de fibres	au moins 3 g pour 100 g ou 1,5 g pour 100 kcal
Source de protéines	au moins 12 % des calories proviennent des protéines
Riche en protéines	au moins 20 % des calories proviennent des protéines
Sources de vitamines/ minéraux	au moins 15 % des AJR pour 100 g
À teneur garantie en vitamines	entre 80 et 200 % de la teneur en vitamines de la matière première
Riche en vitamines/ minéraux	au moins 30 % des AJR pour 100 g
Source d'acides gras oméga-3	au moins 15 % de l'ANC pour 100 g
Sans sucre(s)	moins de 0,5 g de sucre par 100 g

SI L'ALLÉGATION DIT	CELA SIGNIFIE :
Allégé en..., Light Ex : compote allégée en sucre	au moins 30 % en moins 30 % de sucre en moins par rapport à une compote classique
Allégé en graisses	au moins 30 % de graisses en moins par rapport à un produit similaire
Sans matières grasses	moins de 0,5 g pour 100 g
Enrichi en...	au moins 30 % en plus
Teneur réduite en sel	au moins 25 % en moins

Les allégations qualitatives

Ces allégations sont liées à l'origine, la nature, la composition, la production, et la transformation des produits.

- **Naturel** : désigne un produit tel qu'on le trouve dans la nature, c'est-à-dire non traité, sans additif.

- **Frais :** utilisé pour un produit présentant au moment de la vente les caractéristiques gustatives et hygiéniques qu'il présentait au moment de sa production. Le produit ne doit pas avoir subi de traitement (hors réfrigération, pasteurisation et conservation sous vide) et comporter une date limite de consommation inférieure à 30 jours.
- **Pur :** le produit est composé d'un seul élément.
- **Artisanal :** produit par un fabricant qualifié d'« artisan » selon la réglementation.
- **À l'ancienne, traditionnel :** fabriqué selon des usages anciens répertoriés, selon des recettes traditionnelles sur le plan des dénominations et de la composition, et sans additif.
- **Fermier :** produit préparé à la ferme, à petite échelle sous certaines conditions et selon des techniques traditionnelles.
- **Sans colorant, sans additif :** alors que les additifs et les colorants sont autorisés pour ce produit, le fabricant a décidé de ne pas en utiliser. Certains fabricants mettent aussi la mention « *Sans colorants ni conservateurs conformément à la législation en vigueur* » : le produit n'a alors aucun avantage spécifique, puisque c'est le mode de fabrication qui l'impose.

Les allégations santé

Elles informent des effets bénéfiques éventuels de la consommation d'un aliment. En France et dans l'UE, les allégations qui précisent qu'un produit ou l'un de ses ingrédients permet de prévenir, traiter ou guérir une maladie sont interdites. En revanche il est possible de mettre en avant qu'un aliment ou un de ses ingrédients améliore le fonctionnement d'un organe ou d'une fonction du corps. Ces allégations dites fonctionnelles sont autorisées. Par exemple il est possible d'écrire sur l'emballage « *le calcium améliore la densité osseuse* » mais il est interdit d'affirmer « *le calcium prévient l'ostéoporose* ».

Les industriels trouvent néanmoins toujours des pirouettes pour nous suggérer, sans se faire taper sur les doigts, que leur produit a des bénéfices santé. Les messages concernant l'amaigrissement ou le contrôle

LES ALLÉGATIONS ENREGISTRÉES

NUTRIMENT PRÉSENT	FONCTION POUVANT ÊTRE ALLÉGUÉE
Acide folique (ou vitamine B9)	Division cellulaire
Calcium	Maintien de l'ossature
Magnésium	Système nerveux, fonction musculaire…
Fer	Fonction cognitive, globules rouges…
Zinc	Division cellulaire, synthèse de l'ADN
Vitamine A	Maintien des muqueuses, peau, vision…
Vitamines B1, B2, B3 ou PP, B6	Utilisation des nutriments dans le métabolisme
Vitamine C	Formation du collagène, système nerveux…
Vitamine D	Construction osseuse, absorption du calcium
Vitamine E	Protection des graisses contre l'oxydation
Iode	Système nerveux, peau, thyroïde
Fluor	Solidité de l'émail ou des dents

du poids sont interdits. Or de nombreuses marques utilisent des slogans subliminaux du style « *Votre capital minceur* ».

Seules les allégations prouvées scientifiquement sont autorisées. La Commission Européenne a défini une liste précise des allégations bien établies qui peuvent être utilisées. Pour toute nouvelle allégation, le fabricant doit soumettre un dossier scientifique auprès des autorités sanitaires européennes.

Étiquettes : 5 pièges à éviter, 5 bons réflexes pour choisir

1 • Sachez où sont vos priorités

Comment choisir entre des aliments similaires ? Lisez l'étiquette et privilégiez les points suivants dans l'ordre :

1 • Celui qui est fabriqué avec des ingrédients « naturels » (farine plutôt qu'amidon modifié, œufs plutôt que jaunes d'œufs ou blancs en poudre, lait entier plutôt que lait en poudre ou protéines de lait, sucre plutôt que sirop de glucose, etc.)

2 • Celui dont la liste d'ingrédients est la plus courte (celui qui a le moins de colorants, d'arômes, de stabilisants, de gélifiants...)
3 • Celui qui contient le moins de sucre ajouté (saccharose, glucose, fructose, sucre inverti, sirop de glucose-fructose...)
4 • Celui dont les graisses sont de meilleure qualité : olive ou colza de préférence
5 • Le moins calorique
6 • Celui qui contient le plus de fibres (céréales complètes plutôt que raffinées, teneur en fruits ou en légumes plus élevée)
7 • Celui qui ne renferme pas les additifs que vous voulez éviter

2 • Repérez la position des ingrédients dans la liste

La position de l'ingrédient dans la liste est également importante. On trouve ainsi quasiment dans tous les produits du sirop de glucose-fructose. Repérez-le sur l'étiquette : s'il est numéro 2 dans le produit A, préférez le produit B dans lequel il est numéro 7.

3 • Mais ne vous laissez pas abuser !

Puisque l'ingrédient principal doit apparaître en premier, la tentation est forte pour l'industriel de modifier la composi-

Diviser la liste pour brouiller les pistes

Les industriels peuvent brouiller les pistes en séparant la liste d'ingrédients en groupes. Prenons l'exemple de ce moelleux à la fraise.

• **Biscuit moelleux 50 % :**
farine de blé, œufs, sucre, stabilisant : glycérol, matière grasse végétale, lait écrémé en poudre, sel, cacao maigre en poudre

• **Fourrage à la fraise 50 % :**
sirop de glucose-fructose, pulpe de fruits 12 % (purée de fraise, purée de pomme, jus de fraise concentré)

Avec une telle présentation, le consommateur a vite fait de confondre « fraise 50 % » et « fourrage à la fraise 50 % », ce qui nutritionnellement fait une sacrée différence !

tion du produit pour que le premier ingrédient paraisse meilleur pour la santé que le deuxième. Ainsi, dans le cas d'un gâteau où le premier ingrédient serait le sucre, le fabricant peut remplacer une partie du sucre par du sirop de glucose-fructose.

Résultat : la farine apparaît en premier. Pour se faire une idée de la teneur en sucre d'un tel produit, il faudrait donc repérer dans la liste tous les sucres présents : sucre, sirop de glucose-fructose, dextrose, maltodextrine, miel, fructose, lactose, etc.

4 • Attention aux fausses bonnes propriétés ...

L'ajout de vitamines ou de minéraux est aberrant quand le produit est visiblement mauvais pour la santé, par exemple trop sucré. Attention donc aux précisions qui détournent l'attention des mauvaises qualités d'un produit, ou qui, pour consommer du magnésium, vous font avaler plus de calories.

5 • Vitamines et minéraux : oui, mais...

Certains aliments enrichis en vitamines et ou minéraux peuvent être intéressants. Mais ce n'est pas toujours le cas.

- Vitamine D : les aliments enrichis en vitamine D en apportent des quantités infimes, sans aucun intérêt pour la santé. Inutile.
- Fer : de nombreux aliments (notamment céréales du petit déjeuner) sont enrichies en fer. Ce fer est susceptible de réagir avec d'autres nutriments et d'endommager cellules et tissus. Mieux vaut donner à un enfant un aliment qui contient naturellement du fer comme la viande ou le poisson.

À nous les bibs !

Des dizaines de boîtes cylindriques qui s'étalent sur les rayons : de quoi donner le tournis ! Pas moins de 160 références, dont une cinquantaine rien que pour les laits premier âge et elles se ressemblent toutes à première vue. Difficile dans ces conditions de savoir comment faire le bon choix. Tentons d'y voir plus clair.

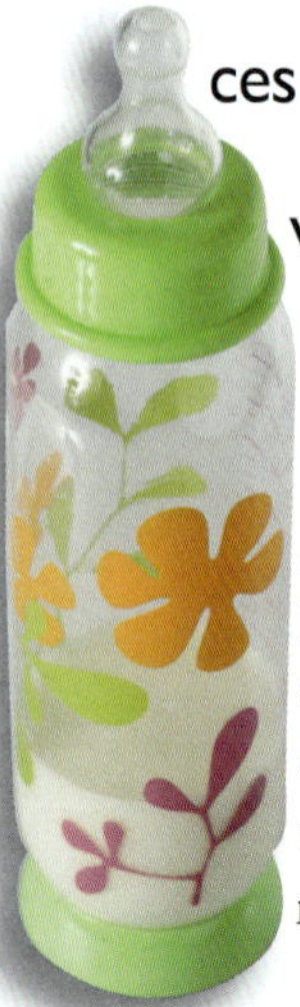

●●● Le lait maternel, tout le monde le sait aujourd'hui, est l'aliment idéal pour le bébé. Les enfants allaités au sein sont moins sensibles aux infections (gastro-entérites, otites…), ont moins de risque de surpoids et d'allergie, sans compter les bénéfices psychoaffectifs qu'ils tirent de la relation de proximité avec leur mère. Cependant, il arrive que la maman ne puisse ou ne veuille pas allaiter. Pour elle, une seule alternative : le lait infantile. Tous les laits du commerce n'étant pas équivalents, il est important de bien faire son choix.

Quel lait infantile pour quelle période ?

Trois types de laits infantiles sont proposés en fonction des besoins et de l'âge du bébé.

- Les **laits 1er âge** sont destinés aux nourrissons, de la naissance jusqu'au début de la diversification alimentaire, c'est-à-dire jusqu'à l'âge de 4-6 mois.
- Les **laits 2e âge**, appelés aussi « préparations de suite », correspondent à la période de transition vers une alimentation diversifiée (purées de légumes, bouillies…). Ils sont plus riches en protéines et graisses mais renferment moins de lactose que les laits 1er âge.
- Enfin, les **laits de croissance** (liquides ou en poudre) prennent le relais de l'âge de 1 an à 3 ans. Ils contiennent plus de protéines, de minéraux et moins de graisses que les laits 2e âge.

À côté des laits classiques, on trouve également en grande surface des **laits spéciaux**.

- Les **laits anti-régurgitations « AR »** ou **« Confort »** épaissis avec de l'amidon (riz, maïs) ou de la farine de caroube.
- Les **laits « Digest »** pour les régurgitations légères.
- Les **laits « Satiété »** pour les bébés gloutons et insatiables, qui renforcent la satiété sans apport calorique supplémentaire.
- Les **laits « Transit »** pour les problèmes de transit et de constipation.

Les laits spéciaux sont généralement conseillés par le pédiatre. C'est donc lui qui vous orientera avant de faire votre choix. Attention aux laits AR, Satiété et Confort qui ont une teneur élevée en caséine. La caséine est une grosse protéine qui ralentit

Nestlé et Blédina dominent le marché

Sur un marché de 375 millions d'euros, la part de marché de Blédina (groupe Danone) représente 41 % avec les produits Gallia et Blédilait.

Celle de Nestlé (Guigoz, Nidal) est de 29.9 %.

En troisième position arrive Lactel avec Milumel.

la vidange gastrique et « cale » mieux bébé, vous laissant plus tranquille entre les biberons. Cependant, plus la teneur en caséine d'un lait est élevée, plus votre bébé risque d'être constipé !

Pourquoi si peu de préparations à base de soja ?

Les préparations pour nourrisson à base de soja sont très minoritaires en France (2 % des laits infantiles) mais représentent 1 lait sur 4 aux États-Unis. L'Agence nationale de sécurité sanitaire de l'alimentation (ANSES) estime que ces laits ne doivent pas être privilégiés en raison de leur teneur relativement élevée en isoflavones. Egalement appelés phyto-œstrogènes, ces substances proches des hormones féminines ont montré, chez l'animal, des effets néfastes sur le développement des systèmes hormonal et immunitaire. À ce jour pourtant, aucun de ces effets n'a été observé dans la population des enfants américains nourris avec des préparations au soja.

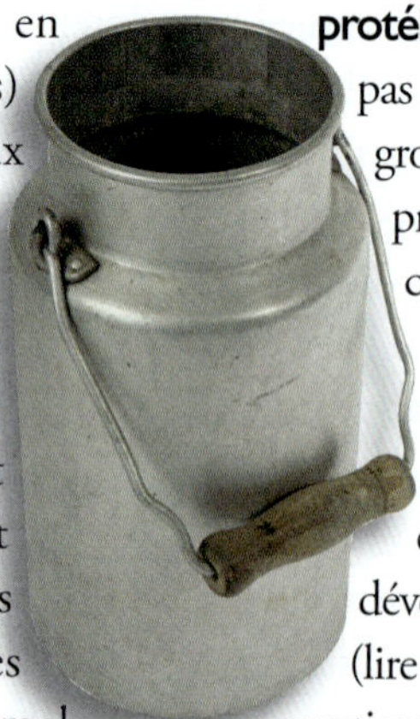

Pourquoi le lait de vache ne convient pas aux tout petits ?

Le lait de vache a plusieurs défauts qui expliquent qu'il n'est pas adapté à la petite enfance. Il contient d'abord **3 fois plus de protéines** que le lait maternel et ce ne sont pas les bonnes : trop de caséines de trop grosse taille (indigestes) et pas assez de protéines solubles (voir graphique ci-contre). Côté lipides, le lait de vache est riche en graisses saturées mais n'apporte **pas suffisamment de graisses polyinsaturées** (oméga-6 et oméga-3) indispensables au développement du cerveau et de la vision (lire encadré page 43). Côté glucides : il contient **moins de lactose**. Enfin, le lait de vache est déficitaire en vitamines et en fer. En revanche il renferme trop de certains minéraux comme le sodium et le calcium.

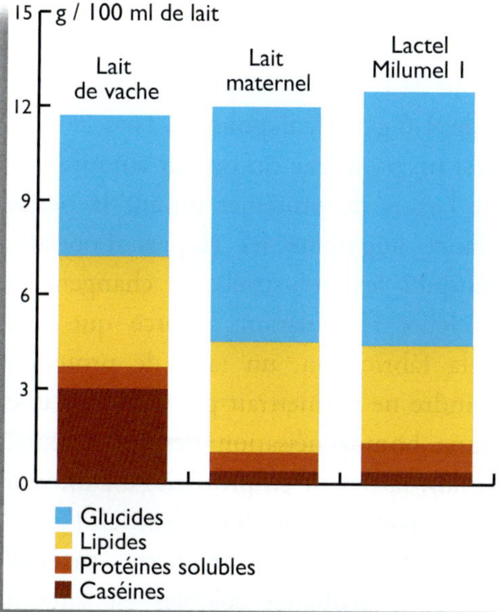

Comment sont fabriqués les laits infantiles ?

La composition des laits pour bébé est déterminée de façon réglementaire et les fabricants ont tous le même objectif : fabriquer, à partir du lait de vache, un lait dont la composition s'approche le plus possible du lait maternel. Pour les **laits en poudre 1er et 2e âge** : le lait est d'abord totalement écrémé, puis pasteurisé pour être stabilisé, puis dilué. Pour obtenir la composition protéique adéquate, on l'enrichit en protéines solubles et en poudre de lait. Sont ensuite ajoutés du lactose et/ou du glucose, de la maltodextrine, des vitamines (B1, B3, B5, B6, B9, C, D, E), des minéraux (sodium, magnésium, calcium, fer, zinc, cuivre, potassium, manganèse) et des acides aminés (arginine, histidine, taurine, carnitine). La mixture est à nouveau pasteurisée avant d'être homogénéisée avec différentes matières grasses végétales : colza, tournesol, palme, coco, maïs… qui apporteront les graisses dont a besoin le nourrisson pour bien se développer. Pour que le mélange huile/liquide se fasse bien, les fabricants utilisent des émulsifiants comme la lécithine de soja. Ensuite le mélange est concentré puis séché par atomisation (passage dans un courant d'air chaud à 75 °C).

Le fabricant peut intégrer à la recette :

- de l'huile de poisson pour enrichir la préparation en **DHA** (lire encadré page 43),

- des souches de bactéries vivantes bénéfiques, les fameux **probiotiques**,
- des fibres favorisant l'équilibre de la flore intestinale, appelées **prébiotiques**,
- de la **choline**, une substance trouvée dans le lait maternel qui intervient dans le développement cérébral du bébé,
- des **nucléotides**, des composés également présents dans le lait maternel qui contribuent à la santé intestinale du bébé et à ses défenses immunitaires.

Pour les **laits de croissance**, les ingrédients sont mis ensemble, homogénéisés, puis le mélange subit une stérilisation à 130-140 °C durant 2 à 3 secondes.

On est encore loin de la perfection

S'il est vrai que les laits infantiles sont bien plus proches du lait maternel que du lait de vache, ils ne sont pas pour autant équivalents. Quels sont leurs principaux défauts ?

- Même si de gros progrès ont été faits depuis 20 ans, les laits infantiles sont encore **trop riches en protéines** : ils devraient dans l'idéal en apporter 1 g/100 ml, or dans la réalité, les teneurs tournent plutôt autour de 1,4 g/100 ml pour les laits 1er âge et de 1,6 g/100 ml pour les laits 2e âge. C'est un problème car on sait aujourd'hui que l'excès de protéines durant la petite enfance augmente les risques d'obésité. Pourquoi les industriels ne changent-ils pas leurs formulations ? Parce que lors de la fabrication, un taux de protéines moindre ne permettrait pas d'obtenir une bonne homogénéisation des ingrédients. En fait, la teneur en protéines est un vrai casse-tête pour les industriels !

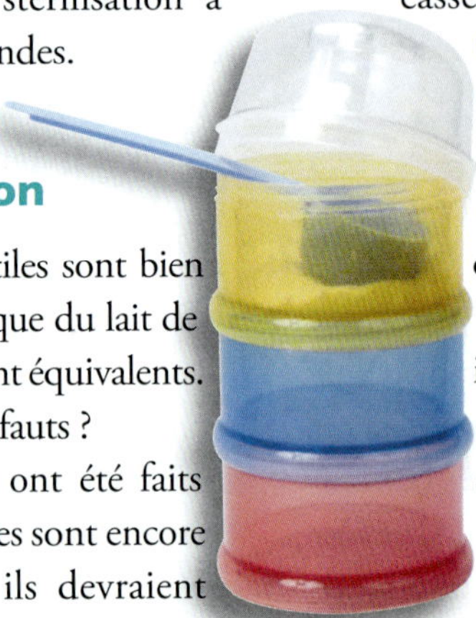

- Leur rapport **caséine/protéines solubles** est souvent **trop important**, en moyenne de 1,2 pour le lait 1er âge et de 1,9 pour le lait 2e âge. Si la quantité de caséine est trop importante, bébé risque d'être constipé. Les protéines solubles sont au contraire plus digestes ; ce sont elles qui dominent dans le lait maternel.

- Ils ont globalement un rapport **oméga-6/oméga-3 défavorable**, souvent supérieur à 8 (lire encadré ci-contre). À cette période de la vie, la moitié de l'apport calorique doit provenir des lipides et ces lipides doivent être de bonne qualité. Le rapport oméga-6/oméga-3 doit être équilibré et le plus bas possible.
- Ils contiennent des **substances potentiellement toxiques**. En effet, le lait chauffé est particulièrement propice à un processus chimique appelé réaction de Maillard, aggravé par la présence de vitamine C et de fer. Recherchée par les cuisiniers – c'est elle qui génère les arômes des aliments grillés ou frits – elle est le cauchemar des nutritionnistes car elle altère la qualité des protéines et donne naissance à des substances toxiques appelées composés de Maillard. Selon Inès Birlouez, chercheuse en chimie de la nutrition, la réglementation actuelle impose aux industriels de contrôler l'effet des traitements thermiques sur les vitamines mais pas sur les protéines ! Elle ne prévoit pas non plus le dosage des

Oméga-3 et -6, des graisses essentielles

Certains nutriments doivent obligatoirement être fournis par l'alimentation car l'organisme humain est incapable de les fabriquer. C'est le cas de deux graisses : l'acide alpha-linolénique (ALA) et de l'acide linoléique (AL), respectivement une graisse de la famille des oméga-3 et une graisse de la famille des oméga-6. Ces deux nutriments sont dits « essentiels ». Ils doivent être apportés dans les bonnes proportions : idéalement 5 fois plus d'AL que d'ALA. Dans les formules infantiles, ces graisses sont apportées par les huiles végétales.
Deux autres graisses doivent également être apportées : l'acide docosahexaénoïque (DHA) et l'acide arachidonique (AA). Ces deux graisses sont des composants fondamentaux des cellules du cerveau et de la rétine.

Les Françaises préfèrent le biberon

Malgré les recommandations de l'OMS qui prône 6 mois d'allaitement maternel exclusif, la France est le pays d'Europe où on allaite le moins. Selon une étude publiée en 2012, près de 69 % des Françaises donnent le sein à la maternité, mais à peine plus de la moitié des bébés sont encore allaités à un mois et 32 % à 3 mois. Le chiffre à un mois est encore plus bas si on considère les mères qui allaitent exclusivement au sein, sans compléter avec du lait industriel : 35 %. Plus la mère est jeune, moins elle a fait d'études, plus elle fume et plus elle renonce…

composés de Maillard or ces derniers sont bel et bien absorbés par les nourrissons et sont soupçonnés d'être un facteur possible de résistance à l'insuline et donc de diabète.

- Enfin, ces laits en poudre ne contiennent **ni cholestérol** pourtant indispensable puisqu'il entre dans la composition des membranes cellulaires, qu'il participe à la digestion des graisses et qu'il est un précurseur de la vitamine D, **ni anticorps de la maman** qui protègent l'enfant des infections.

Bébés Bibendum

Plusieurs études ont mis en évidence qu'avec des laits infantiles, les bébés grossissent et grandissent plus vite qu'avec du lait maternel. L'une d'entre elles, menée sur 88 nourrissons et publiée en 2009, a comparé les deux modes d'alimentation. Résultats à 1 an : les bébés nourris au lait infantile pesaient 600 g de plus et mesuraient 1.7 cm de plus en moyenne que les bébés nourris au sein. Comment expliquer cette différence ? Nourris au biberon, les bébés auraient plus de mal à réguler leur appétit et consommeraient de plus grandes quantités d'un lait déjà trop riche en protéines (lire page 42). Ainsi, selon certains chercheurs, la quantité de protéines ingérées serait en moyenne de 1.5 à 1.8 fois plus importante qu'avec le lait maternel.

Les laits de croissance ne sont pas un passage obligé

Ils sont moins riches en protéines que le lait de vache, 7 fois plus riches en acides gras essentiels, 20 fois plus riches en fer, plus riches en vitamines D et E... Mais sont-ils pour autant indispensables ? La question est importante car les laits de croissance sont chers : environ 1,40 € pour une marque de distributeur et 1,70 € pour le lait *Eveil* de Lactel, un des plus onéreux de la gamme. Selon Inès Birlouez, ils n'ont « *aucun intérêt si l'enfant prend du lait de vache écrémé, s'il mange normalement une alimentation variée avec un peu de viande et de poisson et si l'on assaisonne régulièrement ses purées et ses crudités avec de l'huile de colza source d'oméga-3, vierge de préférence. En plus, cela permet d'éviter les risques associés à la présence des produits de Maillard !* » (lire page 43).

Faites LE BON CHOIX

Choisissez les laits avec :

- une teneur en protéines la plus basse possible,
- un rapport caséine/protéines solubles le plus faible possible,
- un rapport oméga-6/oméga-3 idéalement de l'ordre de 5 sinon inférieur à 8.

Concernant les composés de Maillard, aucune règlementation n'existe à ce jour. Seul moyen pour limiter la casse : choisir les laits en poudre les plus blancs possible car on sait qu'ils contiennent moins de ces substances. Évitez les laits liquides, notamment les laits de croissance, car ce sont ceux qui en contiennent le plus en raison de traitements thermiques plus agressifs (stérilisation UHT).

Si vous achetez des boîtes de lait à l'avance, l'idéal serait de les stocker dans un frigo à 4 °C car à température ambiante les composés de Maillard continuent de se former.

Laits 1er âge

OUI

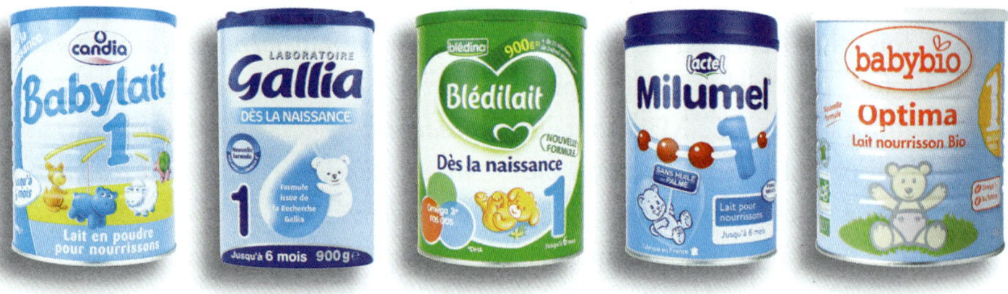

Babylait Candia

- Protéines : 1.5 g
- Caséines/prot. solubles : 0.7
- Oméga-6/oméga-3 : 7.2

Une teneur correcte en protéine, pas trop de caséines et 92 mg d'om-3 qui permet d'avoir un bon équilibre om-6/om-3.

- Cal : 67
- Prot : 1.5 g
- Glu : 7.7 g
- Lip : 3.3 g

Dès la naissance Gallia

- Protéines : 1.4 g
- Caséines/prot. solubles : 0.4
- Oméga-6/oméga-3 : 5.4

Il satisfait tous les critères de sélection et contient le DHA et l'AA, graisses indispensables au développement de bébé : bravo !

- Cal : 68
- Prot : 1.4 g
- Glu : 7.6 g
- Lip : 3.5 g

LE TOP

Blédilait Dès la naissance Blédina

- Protéines : 1.3 g
- Caséines/prot. solubles : 0.6
- Oméga-6/oméga-3 : 5.4

On apprécie son rapport om-6/om-3 proche de 5 et la présence de prébiotiques bons pour l'intestin !

- Cal : 66
- Prot : 1.3 g
- Glu : 7.4 g
- Lip : 3.3 g

Milumel 1 Lactel

- Protéines : 1.3 g
- Caséines/prot. solubles : 0.4
- Oméga-6/oméga-3 : 6

Un lait qui valide tous les critères et qui est sans huile de palme, contrairement à certains de ses concurrents.

- Cal : 66
- Prot : 1.3 g
- Glu : 8.1 g
- Lip : 3.1 g

Optima Babybio

- Protéines : 1.35 g
- Caséines/prot. solubles : 0.7
- Oméga-6/oméga-3 : 8.8

Une faible teneur en protéines totales et en caséines, un rapport om-6/om-3 satisfaisant : un bon lait bio.

- Cal : 67
- Prot : 1.35 g
- Glu : 8.1 g
- Lip : 3.24 g

LE FLOP

Doucéa Modilac

- Protéines : 1.4 g
- Caséines/prot. solubles : 0.8
- Oméga-6/oméga-3 : 13.3

Pas trop de caséines et de protéines, mais un rapport om-6/om-3 totalement déséquilibré ! C'est non !

- Cal : 68
- Prot : 1.35 g
- Glu : 7.6 g
- Lip 3.4 g

Blédilait Relais Blédina

- Protéines : 1.36 g
- Caséines/prot. solubles : 1
- Oméga-6/oméga-3 : 10.6

Trop de caséines et trop d'oméga-6, décidément les équilibres ne sont pas respectés. Pas l'idéal !

- Cal : 66
- Prot : 1.36 g
- Glu : 8.6 g
- Lip : 3 g

Gallia Calisma

- Protéines : 1.4 g
- Caséines/prot. solubles : 2.5
- Oméga-6/oméga-3 : 10.3

Avec une telle proportion de caséines bébé sera, certes, bien « calé » mais il risque d'être constipé ! À laisser en rayon.

- Cal : 69
- Prot : 1.4 g
- Glu : 8.8 g
- Lip : 3.1 g

Milumel Lémiel Lactel

- Protéines : 1.5 g
- Caséines/prot. solubles : 4
- Oméga-6/oméga-3 : 5.4

Un lait avec du miel, est-ce vraiment nécessaire pour bébé ? Ce lait renferme la teneur la plus importante en caséines...

- Cal : 66
- Prot : 1.5 g
- Glu : 8.2 g
- Lip : 3 g

Galliagest Gallia

- Protéines : 1.5 g
- Caséines/prot. solubles : 1
- Oméga-6/oméga-3 : 10.3

Autant de caséine que de prot. solubles mais surtout un rapport om-6/om-3 trop élevé. À laisser en rayon.

- Cal : 69
- Prot : 1.5 g
- Glu : 8.6 g
- Lip : 3.2 g

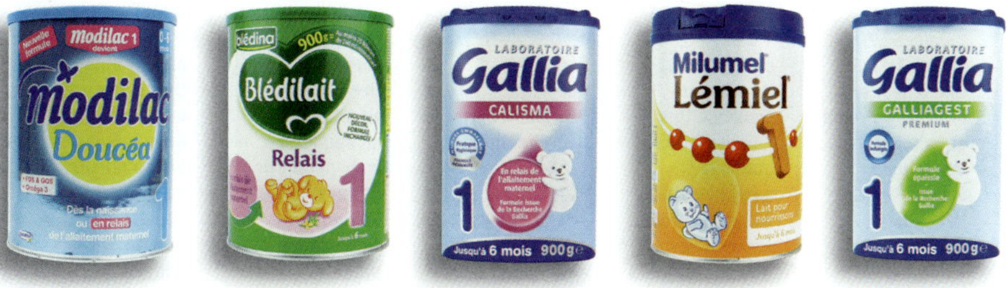

NON

Laits 2e âge

OUI

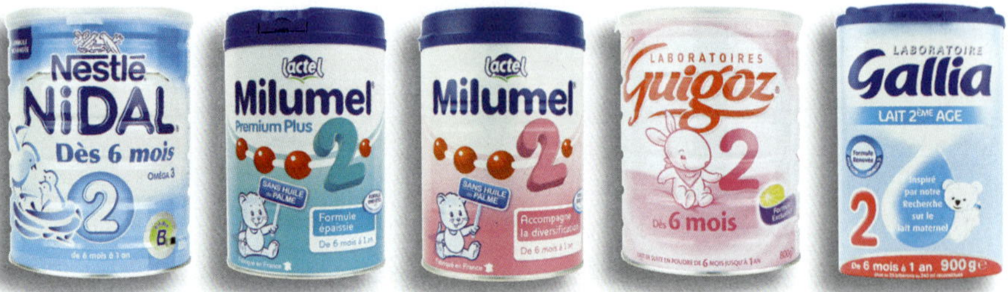

Dès 6 mois Nestlé Nidal

- Protéines : 1.34 g
- Caséines/prot. solubles : 1
- Oméga-6/oméga-3 : 7.9

Une teneur en protéine correcte et un rapport om-6/om-3 acceptable. Ce lait satisfait aux critères mais il y a mieux.

- Cal : 67
- Prot : 1.34 g
- Glu : 8.2 g
- Lip : 3.2 g

Milumel 2 Premium plus Lactel

- Protéines : 1.3 g
- Caséines/prot. solubles : 0.75
- Oméga-6/oméga-3 : 6.1

Un lait bien équilibré. Une formule épaissie que vous conseillera votre médecin si votre enfant a des troubles digestifs.

- Cal : 69
- Prot : 1.4 g
- Glu : 7.7 g
- Lip : 3.6 g

Milumel 2 Lactel

- Protéines : 1.4 g
- Caséines/prot. solubles : 0.75
- Oméga-6/oméga-3 : 6

Le juste équilibre entre om-6 et om-3 (81 mg d'om-3) et un teneur en protéines satisfaisante. Un bon produit.

- Cal : 69
- Prot : 1.4 g
- Glu : 7.8 g
- Lip : 3.6 g

Dès 6 mois Guigoz

- Protéines : 1.6 g
- Caséines/prot. solubles : 1
- Oméga-6/oméga-3 : 7.8

Une teneur en protéines un peu élevée mais autant de caséines que de protéines solubles. Un bon produit.

- Cal : 67
- Prot : 1.3 g
- Glu : 8.3 g
- Lip : 3.2 g

Lait 2eme âge Gallia

- Protéines : 1.3 g
- Caséines/prot. solubles : 1
- Oméga-6/oméga-3 : 5.5

Un rapport om-6/om-3 bien équilibré et une bonne teneur en protéines. Présence de DHA et d'AA. Un très bon lait !

- Cal : 66
- Prot : 1.3 g
- Glu : 8.4 g
- Lip : 2.9 g

LE TOP

Galliagest Gallia

- Protéines : 1.6 g
- Caséines/prot. solubles : 1.5
- Oméga-6/oméga-3 : 10.2

Pas trop de caséines mais beaucoup d'om-6 (479 mg) et peu d'om-3 (47 mg). On est loin des équilibres optimaux.

- Cal : 67
- Prot : 1.6 g
- Glu : 8.9 g
- Lip : 2.7 g

LE FLOP

Doucéa 2 Modilac

- Protéines : 1.6 g
- Caséines/prot. solubles : 1
- Oméga-6/oméga-3 : 13.4

Malgré un bon rapport entre caséines et prot. solubles, le rapport om-6/om-3 est désastreux. À éviter !

- Cal : 69
- Prot : 1.6 g
- Glu : 8.3 g
- Lip : 3.1 g

Blédilait Relais Blédina

- Protéines : 1.5 g
- Caséines/prot. solubles : 1.1
- Oméga-6/oméga-3 : 10.75

Seul le rapport om-6/om-3 n'est pas optimal (52 mg d'oméga-3). C'est décevant puisque les autres critères sont remplis.

- Cal : 70
- Prot : 1.5 g
- Glu : 9 g
- Lip : 3.1 g

Optima Babybio

- Protéines : 1.44 g
- Caséines/prot. solubles : 4.1
- Oméga-6/oméga-3 : 6.4

Un bon rapport om-6/om-3 entaché par la forte teneur en caséines. Résultat : un rapport catastrophique !

- Cal : 66
- Prot : 1.44 g
- Glu : 8.2 g
- Lip 3.1 g

Blédilait 2e âge Blédina

- Protéines : 1.4 g
- Caséines/prot. solubles : 3
- Oméga-6/oméga-3 : 5.4

Un rapport om-6/om-3 très bien équilibré mais trop de caséines par rapport aux prot. solubles. Dommage...

- Cal : 68
- Prot : 1.4 g
- Glu : 8.6 g
- Lip : 3 g

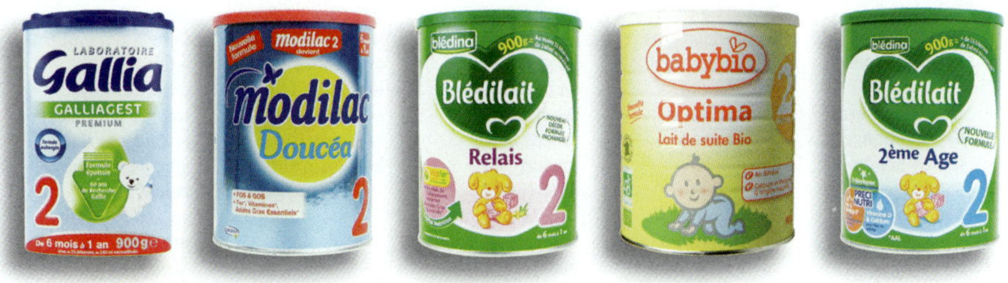

NON

Laits de croissance

OUI

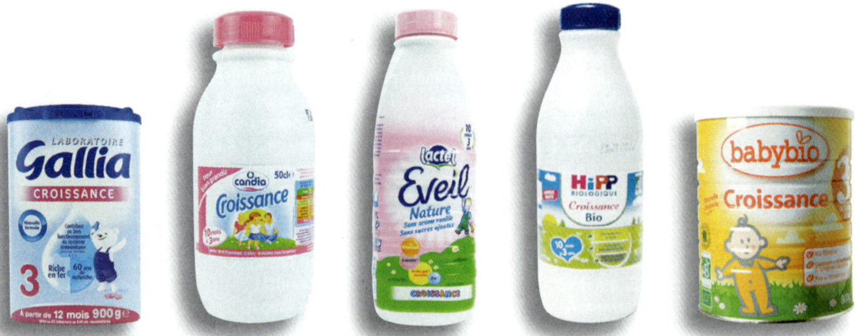

Gallia Croissance (poudre)

- Protéines : 1.5 g
- Glucides : 8 g
- Oméga-6/oméga-3 : 5.6

Avec de bonnes valeurs pour tous les critères de sélection, ce lait en poudre est de meilleure qualité que son équivalent sous forme liquide.

- Cal : 63
- Prot : 2 g
- Glu : 8 g
- Lip : 2.8 g

Candia Croissance

- Protéines : 2 g
- Glucides : 8 g
- Oméga-6/oméga-3 : 5.6

Les acides gras essentiels sont en parfaite proportion et les teneurs en glucides et protéines sont tout à fait correctes. Un lait de bonne qualité.

- Cal : 63
- Prot : 2 g
- Glu : 8 g
- Lip : 2.6 g

LE TOP

Eveil de Lactel Nature

- Protéines : 1.7 g
- Glucides : 7.7 g
- Oméga-6/oméga-3 : 6.7

Des teneurs en glucides et en protéines relativement faibles et un rapport om-6/om-3 satisfaisant, un bon produit pour bébé.

- Cal : 65
- Prot : 1.7 g
- Glu : 7.7 g
- Lip : 3 g

Hipp Croissance

- Protéines : 1.9 g
- Glucides : 8.5 g
- Oméga-6/oméga-3 : 7.1

Un lait de croissance bio tout à fait convenable qui respecte les besoins de bébé.

- Cal : 70
- Prot : 1.9 g
- Glu : 8.5 g
- Lip : 3.1 g

Croissance Babybio

- Protéines : 1.6 g
- Glucides : 8 g
- Oméga-6/oméga-3 : 6.4

Ce lait satisfait à tous les critères : pas trop de protéines, juste assez de glucides et une bonne teneur en oméga-3. On prend !

- Cal : 66
- Prot : 1.6 g
- Glu : 8 g
- Lip : 3 g

Blédilait Croissance Chocolat Blédina

- Protéines : 1.8 g
- Glucides : 8.7 g
- Oméga-6/ oméga-3 : 10.4

Un lait au chocolat qui risque d'habituer bébé à des saveurs sucrées qu'il voudra retrouver dans d'autres aliments.

- Cal : 66
- Prot : 1.8 g
- Glu : 8.7 g
- Lip : 2.7 g

Gallia Croissance (liquide)

- Protéines : 1.7 g
- Glucides : 8 g
- Oméga-6/ oméga-3 : 9.8

Une teneur en protéines correcte mais un rapport om-6/om-3 déséquilibré. Il y a mieux pour les enfants de 10 mois à 3 ans.

- Cal : 61
- Prot : 1.7 g
- Glu : 8 g
- Lip : 2.5 g

LE FLOP

Modilac Croissance

- Protéines : 1.6 g
- Glucides : 8 g
- Oméga-6/ oméga-3 : 11.7

Une teneur en protéines et en glucides correcte mais un rapport om-6/om-3 de 11.7, décidément trop élevé. Préférez un autre lait !

- Cal : 66
- Prot : 1.6 g
- Glu : 8 g
- Lip : 3.1 g

Blédilait Croissance

- Protéines : 1.7 g
- Glucides : 8 g
- Oméga-6/ oméga-3 : 10.4

Un lait qui se vante d'apporter 30 fois plus de fer que le lait de vache, mais associé à la vitamine C cela n'est pas vraiment l'idéal pour bébé !

- Cal : 61
- Prot : 1.7 g
- Glu : 8 g
- Lip : 2.5 g

Nidal Croissance Nestlé

- Protéines : 1.6 g
- Glucides : 9.1 g
- Oméga-6/ oméga-3 : 8

Un lait qui se vante d'être « sans sucre ajouté » mais c'est tout de même le lait le plus riche en glucides de la sélection ! C'est trop pour bébé...

- Cal : 70
- Prot : 1.6 g
- Glu : 9.1 g
- Lip : 3 g

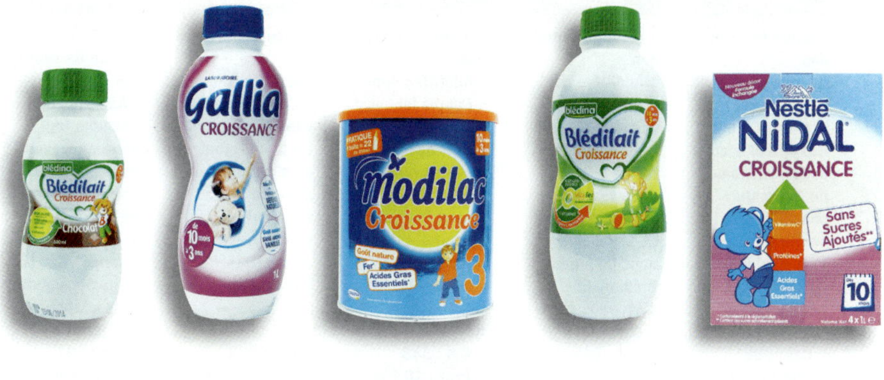

NON

OUI

Céréales et farines préparées

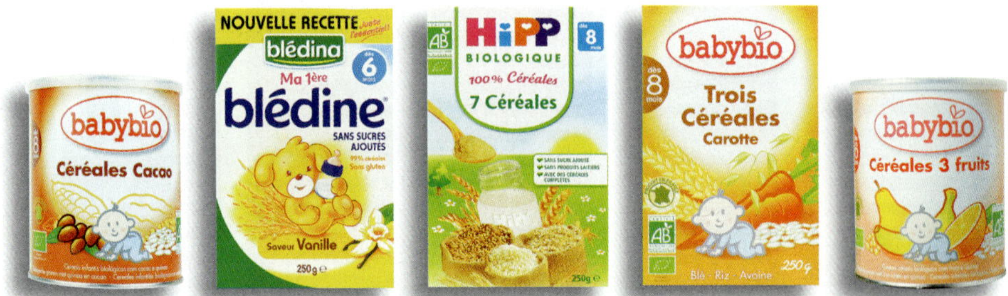

Céréales Cacao Quinoa Babybio

- Ajout de sucre : non
- Additifs : non
- Couple fer/vitamine C : non

Des céréales au cacao sans ajout de sucre. Ou comment ravir les papilles de bébé sans l'habituer au goût sucré.

- Cal : 389
- Prot : 8.5 g
- Glu : 84.7 g
- Lip : 1.8 g

Ma 1ère Blédine Vanille Blédina

- Ajout de sucre : non
- Additifs : non
- Couple fer/vitamine C : non

De la farine de riz, un arôme et de la vitamine B1. Enfin un peu de simplicité dans un produit Blédina. Et c'est sans sucre ajouté !

- Cal : 381
- Prot : 7.6 g
- Glu : 84.7 g
- Lip : 1 g

100 % Céréales 7 Céréales Hipp

- Ajout de sucre : non
- Additifs : non
- Couple fer/vitamine C : non

100 % de céréales variées (blé, orge, avoine, maïs, riz, épeautre, seigle) et un soupçon de vitamine B1. Un produit de qualité.

- Cal : 383
- Prot : 10.8 g
- Glu : 74.2 g
- Lip : 2.9 g

LE TOP

3 Céréales Carotte Babybio

- Ajout de sucre : non
- Additifs : non
- Couple fer/vitamine C : non

Un produit tout en simplicité : de la farine de blé, de riz et de quinoa avec 5 % de carottes. Un bon produit !

- Cal : 373
- Prot : 11.2 g
- Glu : 77 g
- Lip : 1 g

Céréales 3 Fruits Babybio

- Ajout de sucre : non
- Additifs : non
- Couple fer/vitamine C : non

De la farine de riz et de quinoa mélangée à de la banane, de l'orange et de la poire. Sans gluten donc adapté aux plus jeunes.

- Cal : 394
- Prot : 6.9 g
- Glu : 88.4 g
- Lip : 1.4g

LE FLOP

Blédicao Blédina

- Ajout de sucre : oui
- Additifs : oui
- Couple fer/vitamine C : oui

1er ingrédient : maltodextrines, 2e ingrédient : sucre. Mais où sont passées les céréales ? Après le cacao ! Seulement 5 % de farine de blé.

- Cal : 379
- Prot : 2.2 g
- Glu : 91 g
- Lip : 0.7 g

Blédine Croissance Caramel

- Ajout de sucre : oui
- Additifs : oui
- Couple fer/vitamine C : non

Des céréales trop sucré pour bébé ! Le caramel est en fait un arôme naturel. En termes de qualité nutritionnelle, il y a mieux.

- Cal : 392
- Prot : 10.3 g
- Glu : 83.1 g
- Lip : 1.4 g

Blédidej Céréales Biscuité Blédina

- Ajout de sucre : oui
- Additifs : oui
- Couple fer/vitamine C : oui

90 % de lait avec 10% d'un mélange céréales, sucres et graisses (dont l'huile de palme). Du sucre ajouté, des additifs et le couple fer/vitamine C.

- Cal : 93
- Prot : 2.5 g
- Glu : 14 g
- Lip : 3 g

P'tit souper Céréales Nestlé

- Ajout de sucre : oui
- Additifs : oui
- Couple fer/vitamine C : oui

44 % de farine de riz petits pois, courgette, carotte. Mais aussi : du sirop de glucose, un émulsifiant et le couple fer/vitamine C.

- Cal : 396
- Prot : 8 g
- Glu : 84.1 g
- Lip : 1.2 g

Babivanille Nestlé

- Ajout de sucre : oui
- Additifs : non
- Couple fer/vitamine C : non

Un produit très sucré qui contient de la vitamine C et du fer, le couple diabolique. Du blé comme unique céréale. Pas très original...

- Cal : 387
- Prot : 9 g
- Glu : 85.3 g
- Lip : 0.7 g

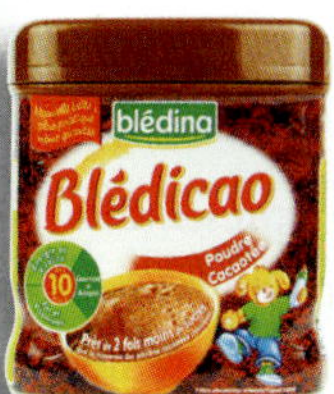

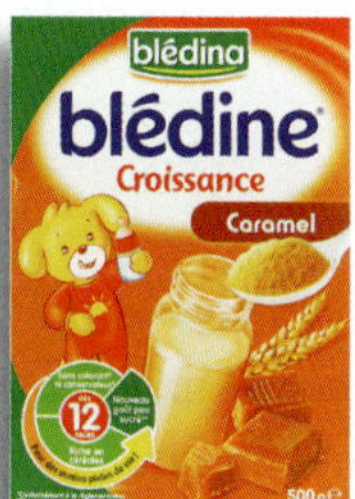

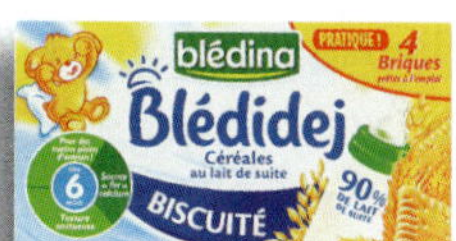

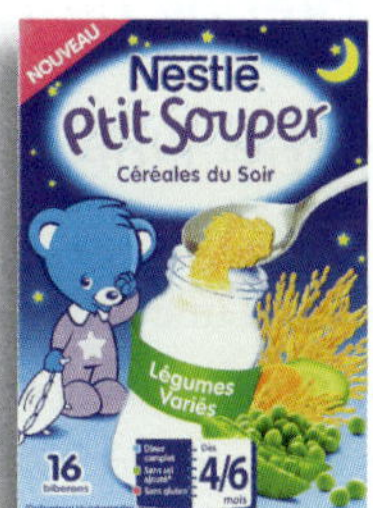

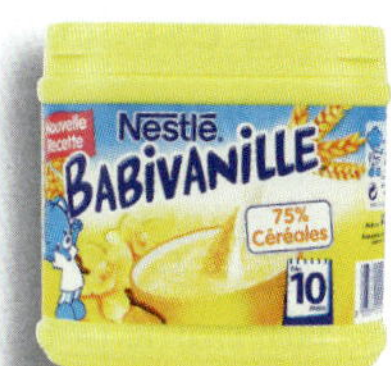

NON

Les petits plats de bébé

Soulevez le couvercle, enlevez l'opercule, remettez le couvercle, placez 1 minute au four à micro-ondes : c'est prêt ! Lorsque le temps ou l'énergie manque, les plats préparés pour bébés, c'est bien… mais seulement pour dépanner. Car du point de vue nutritionnel – et contrairement à ce que laisse entendre le marketing de Blédina qui domine très largement le rayon – c'est loin d'être l'idéal.

●●● En raison d'une offre très diversifiée, le rayon bébé du supermarché est un vrai labyrinthe pour les mamans. À côté des deux leaders historiques Blédina et Nestlé qui occupent respectivement 49 et 23 % du marché, on trouve trois marques nationales bio : Good Goût, Hipp et Babybio qui ne représentent que 4 % du marché mais sont en pleine ascension. On trouve ensuite un nombre croissant de marques de distributeurs (MDD) : Carrefour baby (produits bio), Baby Auchan, Casino Famili, Bout'chou (Monoprix), U Tout petits...

Je blédine, tu blédines, nous blédinons...

La difficulté pour se repérer vient du fait que les deux marques nationales proposent plusieurs gammes de plats, chacune déclinée en un nombre incalculable de saveurs ! Le grand spécialiste de la déclinaison, c'est Blédina. L'entreprise inonde littéralement le rayon d'une multitude de produits adaptés aux différents âges et aux différents moments de la journée : *Mon Premier Petit Pot, Blédîner, Blédina du jour...* à partir de 4-6 mois, *Blédidej, Blédichef, Blébiscuit, Blédidélice...* à partir de 6-9 mois, *Assiettes Blédina, Les Idées de maman, Blédicao...* à partir de 9-12 mois, *Blédi'Fruit gourde, Blédi'Brassé...* à partir de 12-18 mois et même des produits pour la tranche 18 mois-3 ans comme *Les Petits Grands*, des assiettes avec les légumes d'un côté et la viande de l'autre. Ajoutez à cela pour chaque gamme de produits, une vaste palette de saveurs (bœuf/carottes, épinard/colin, pomme, poire, etc.) et vous comprenez comment votre supermarché parvient à remplir un linéaire entier d'aliments pour bébé. Nestlé fait plus simple. La firme suisse a choisi d'être présente essentiellement sur le créneau des 0-1 an avec sa gamme *NaturNes*. Celle-ci propose (seulement) 4 types de produits (purées de légumes, légumes/viande, légumes/poisson, compotes de fruits) pour 4 tranches d'âge (4-6 mois, 6 mois, 8 mois et 12 mois). Avouons que c'est un peu plus facile de s'y retrouver même si la gamme de desserts est tout de même assez large (*P'tit Brassé, Fromage Blanc, Ma recette...*) et occupe le terrain.

Nutritionnellement, ça donne quoi ?

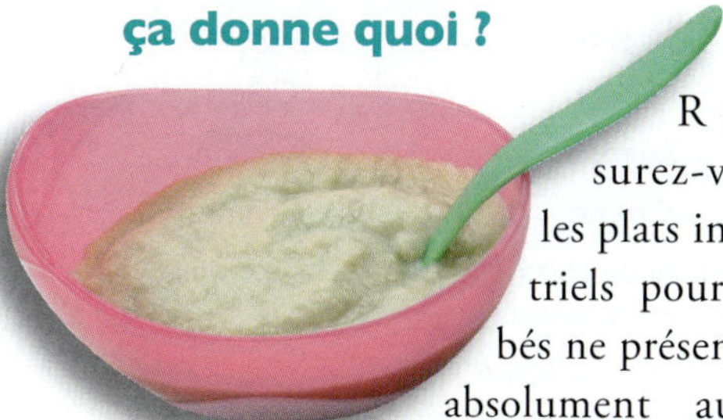

Rassurez-vous, les plats industriels pour bébés ne présentent absolument aucun risque pour la santé de votre enfant. D'abord, parce qu'ils obéissent à une réglementation très stricte et possèdent un

PLAT PRÉPARÉ : QUELLE DIFFÉRENCE AVEC UN PLAT « MAISON » ?

BLÉDICHEF « PURÉE AUX ÉPINARDS ET SAUMON »	RECETTE MAISON ÉPINARDS SAUMON
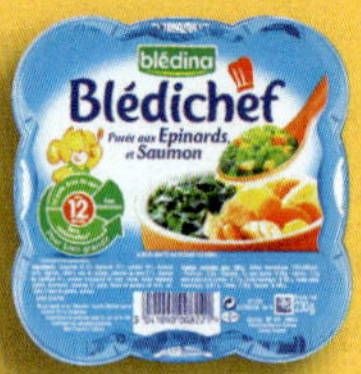	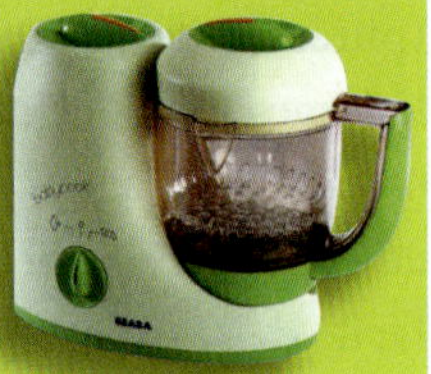
Pomme de terre	Pomme de terre
Épinards	Épinards
Carottes	Carottes
Haricots verts	Haricots verts
Oignon	Oignon
Céleri	Céleri
Saumon	Saumon
Crème	Crème
Huile de colza et de tournesol	Huile d'olive
Amidon transformé de maïs, sucre, fécule de pomme de terre, sel, blanc d'œuf en poudres, arômes.	Et c'est tout !

niveau de sécurité sanitaire supérieur aux aliments pour adultes : absence de conservateur, de colorant, d'édulcorant, d'arôme artificiel, teneur en pesticides proche de 0, teneur très faible et maîtrisée en nitrates. Ensuite parce que les ingrédients utilisés sont soigneusement sélectionnés et doivent respecter un cahier des charges très strict à tous les niveaux (productions dédiées aux aliments infantiles, contrôle des matières premières avant utilisation, règles d'hygiène draconiennes, traçabilité...). Chez Nestlé par exemple, plus de 100 contrôles sont effectués sur chaque produit.

Ne vous laissez donc pas abuser par des phrases comme « *sans colorant, sans conservateur* ». Ce sont tout simplement des obligations !

Si dans l'ensemble, on peut saluer la qualité des plats préparés pour bébés, on peut reprocher à certains d'entre eux, en particulier aux plats type purée de légumes, légumes/viande ou poisson, la présence d'**ingrédients discutables** : amidon modifié pour épaissir, arômes, lait en poudre ou de suite reconstitué… Des ingrédients transformés sans grand intérêt nutritionnel. Un autre défaut observé concerne l'ajout de sel ou de sucre. Ponctuellement, cela ne pose guère de problème mais le risque est de formater les goûts culinaires de bébé à des saveurs (le salé et le sucré) généralement associées à de mauvais réflexes alimentaires.

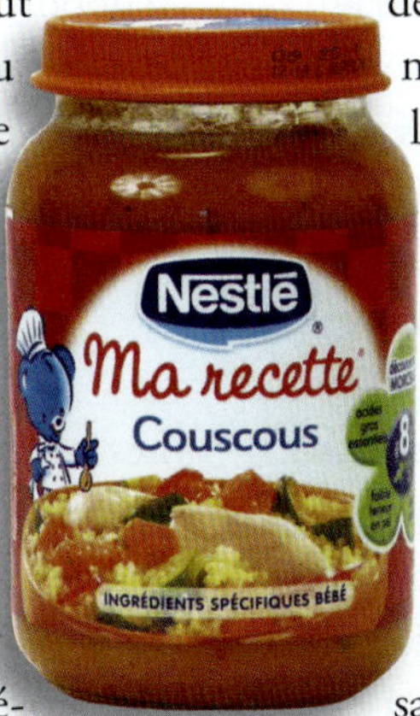

Enfin, dernier reproche que l'on peut formuler – et à notre sens le principal – c'est la présence en proportion souvent importante de **pomme de terre**, de fécule de pomme de terre, de farine ou de semoule de **riz**, des ingrédients pauvres en vitamines, minéraux, fibres donc sans grand intérêt nutritionnel. Et surtout, des ingrédients qui augmentent l'index glycémique (IG) du produit, or on sait qu'une consommation excessive d'aliments à IG élevé est un facteur de risque de surpoids et de diabète.

Quel est le meilleur moment pour diversifier ?

Dans les années 1960 et 1970, l'introduction des premières bouillies se faisait dès 2 mois. Aujourd'hui, on considère que le meilleur moment pour commencer à diversifier l'alimentation se situe après 6 mois révolus. À cet âge, bébé a la capacité de faire passer la nourriture de l'avant de la langue vers l'arrière de la bouche et de coordonner ce mouvement avec la déglutition. En outre il produit suffisamment de salive. Mais surtout, sa muqueuse intestinale est efficiente et joue son rôle de barrière.

Pour les enfants à haut risque d'allergie, les recommandations pourraient évoluer. En effet, suite à la publication d'études de suivi de nouveau-nés dans différents pays, la société européenne de nutrition pédiatrique recommande de débuter la diversification alimentaire de ces enfants à partir de quatre mois révolus et de ne plus différer l'introduction des

Le marché des « baby-food » en berne

Après avoir carburé entre 2001 et 2008, avec une croissance de 6 à 7 % chaque année, le marché des « baby-foods » stagne depuis maintenant plusieurs années. En 2012, les ventes ont diminué de 4,9 % en volume et de 4,2 % en valeur. En cause : la qualité des produits proposés par les grandes marques dont les nouvelles générations de parents semblent se lasser. Ceux-ci attendent aujourd'hui des produits plus sains, plus naturels… et à petits prix ! La stratégie des fabricants pour répondre à cette demande : se rapprocher du « fait maison ». Des progrès ont été faits par les grands groupes du côté des cuissons (lire page 59) mais les idées affluent aussi du côté de petites entreprises innovantes qui commencent à proposer aujourd'hui des produits bio surgelés (plats préparés Yooji, légumes natures, déjà lavés et coupés Ma boîte à légumes) ou encore cuisinés sans amidon, sel ou arôme (Good Goût).

aliments les plus allergéniques (œuf, poisson, kiwi…). La période de 4 à 6 mois correspondrait en fait à une « fenêtre d'opportunité » qui faciliterait la tolérance alimentaire. Si plusieurs personnes sont allergiques dans votre famille, demandez conseil à votre médecin.

Les produits bio s'en sortent bien

Les produits Good Goût et Babybio sont les plus riches en légumes. Ils renferment généralement beaucoup moins de pomme de terre (ou de riz) et d'ingrédients hautement transformés que les produits Nestlé et Blédina. Les listes d'ingrédients sont également nettement plus courtes. Finalement, ils sont très proches d'un plat « fait maison ». Chez Hipp, les recettes sont un peu plus « complexes » que chez Good Goût et Babybio mais les ingrédients restent naturels (aromates plutôt qu'arômes, pas d'amidon modifié ni de lait reconstitué) ce qui en fait une marque tout à fait recommandable.

S'il faut choisir parmi les géants du rayon, notre préférence va à la gamme *NaturNes* (Nestlé) qui se démarque des produits Blédina (*Blédichef* et *Les Idées de maman*) par la simplicité de ses recettes même si la présence de pomme de terre est systématique.

Les marques de distributeurs s'en sortent assez bien, parfois même mieux que les marques nationales, avec une mention spéciale pour *Carrefour Baby* qui propose des produits bio très bien formulés. Mais là aussi, il est indispensable de bien lire les étiquettes !

Vous l'aurez compris, les produits Blédina sont en réalité les mauvais élèves du rayon en raison de la longueur des listes d'ingrédients dont certains sont hautement transformés. Ils renferment en outre peu de légumes et systématiquement des pommes de terre ou du riz.

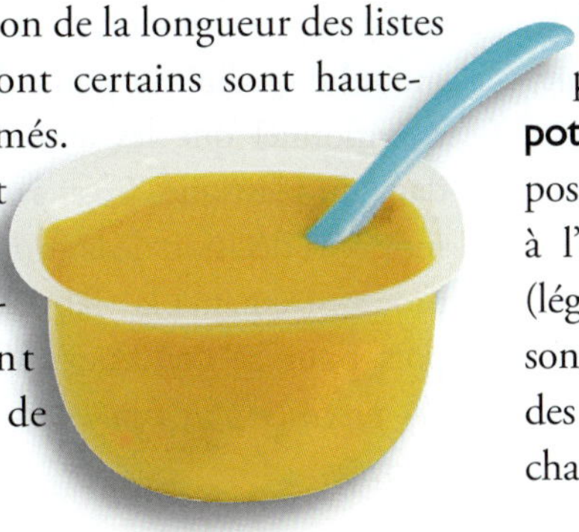

Avec l'eau de cuisson, c'est mieux

Si vous lisez attentivement les étiquettes, vous noterez que les listes d'ingrédients mentionnent souvent la présence d'eau de cuisson. Rassurez-vous, le fabricant ne cherche pas à faire des économies sur le dos de votre enfant ! C'est un moyen de récupérer les vitamines et les minéraux qui ont fui dans l'eau lors de la cuisson des légumes.

Le verre moins bien que le plastique

Il existe deux modes de fabrication des plats pour bébé. L'un pour les **petits pots en verre** et les **soupes en bouteilles** possédant un couvercle qui fait « ploc » à l'ouverture ; dans ce cas les ingrédients (légumes, viande, poisson, huile, aromates…) sont cuits ensemble, puis conditionnés dans des récipients en verre, sertis, à nouveau chauffés pour être stérilisés. L'autre mode de fabrication concerne les **assiettes** en plastique (type *Blédichef*) et les **coupelles** (*Les Idées de maman*, *NaturNes*), les sachets (Good Goût) et les produits trouvés au rayon frais (*Blédina du jour*). Les ingrédients subissent un traitement thermique plus léger que les produits classiques (10 fois moins intense pour Blédina du jour) avant d'être conditionnés. Or on sait que plus un aliment cuit longtemps et à haute température, plus il perd en saveur et en qualité nutritionnelle : destruction des vitamines (d'où l'enrichissement de nombreuses préparations), apparition de composés potentiellement néfastes appelés composés de Maillard, dégradation de la qualité des protéines (lire page 43). Les aliments conditionnés dans du verre ont généralement subi un traitement thermique plus poussé (cuisson + stérilisation) et en cela sont de moindre qualité du point de vue gustatif et nutritionnel que les aliments conditionnés dans du plastique. C'est sans doute ce qui a motivé la décision de la firme Nestlé d'arrêter progressivement la fabrication des petits pots pour se concentrer affirme-t-elle « *sur des procédés plus innovants du point de vue nutritionnel* ».

Allergies : bon à savoir

Hipp se démarque avec une gamme de produits particulièrement adaptés aux enfants possédant un terrain allergique. Les produits portent le logo AA (Allergies Alimentaires) et se repèrent ainsi facilement. Leur composition est simple et exempte des principaux allergènes comme le gluten, les œufs, les produits laitiers ou encore l'arachide. Hipp joue la carte de la totale transparence en donnant la composition exacte de chaque produit sur son site internet www.hipp.fr.

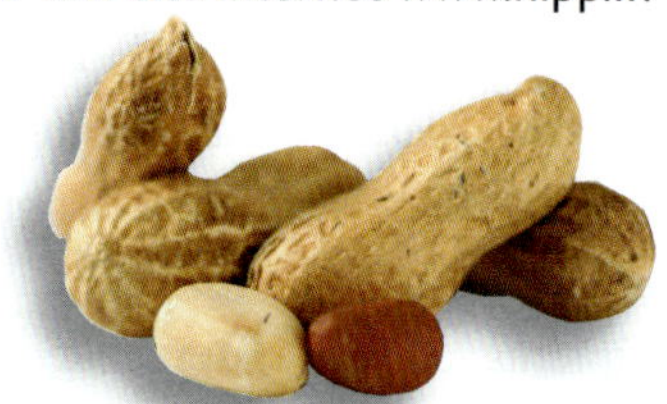

Faites LE BON CHOIX

Les aliments industriels pour bébés doivent rester occasionnels. Évitez d'en donner de manière exclusive à votre enfant, ce qui grèverait de surcroit lourdement votre budget ! Privilégiez les produits contenant plus de légumes que de pomme de terre et de riz. Dans la mesure du possible, évitez ceux contenant du sel ajouté et des amidons modifiés.

- Préférez les marques Good Goût, Babybio ou Hipp, qui proposent des produits de bonne qualité nutritionnelle exempts de pesticides. Évitez les produits Blédina qui cumulent trop de défauts. Ne négligez pas les marques de distributeurs qui sont souvent équivalentes voire supérieures aux marques nationales.
- Préférez les coupelles en plastique aux petits pots en verre.
- Pour des préparations maison rapides, pensez aux légumes bio surgelés « nature » et aux purées 100 % légumes du rayon surgelés qui sont généralement de bonne qualité. Vous aurez ensuite un total contrôle sur ce que vous ajoutez (beurre, huile de colza ou d'olive, jambon, poisson...).
- Côté desserts, un seul mot d'ordre : simplicité. Tous les produits contenant d'autres ingrédients que des fruits, du lait, des ferments et à la rigueur du sucre – mais en faible quantité – peuvent être laissés en rayon. Les compotes 100 % fruits doivent être privilégiées. Enfin, gardez à l'esprit que les produits laitiers du rayon bébé n'ont rien de spécifique à part leurs prix souvent plus élevés. Les petits suisses, les yaourts et le fromage blanc nature du rayon frais classique conviennent très bien, même aux plus jeunes.

OUI

Petits pots de légumes

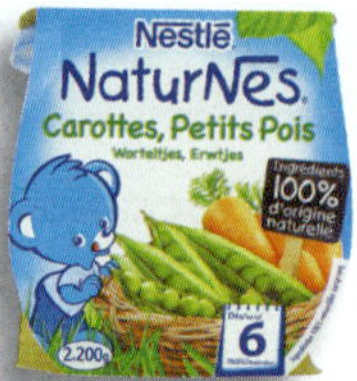

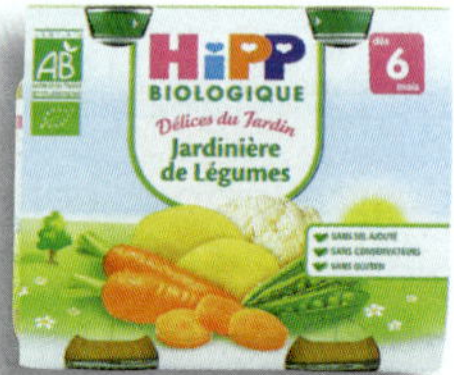

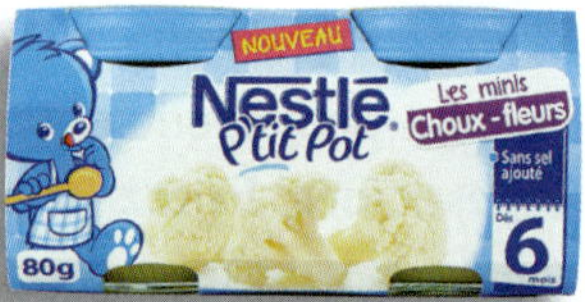

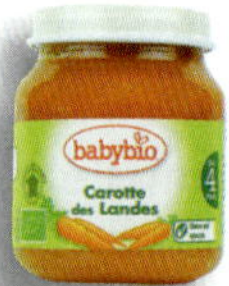

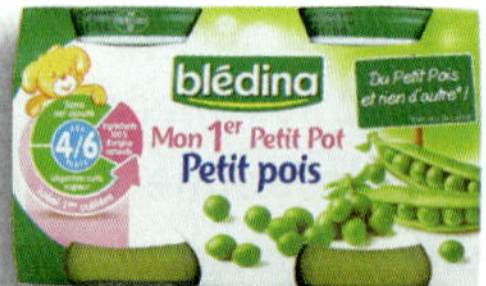

P'tit Pot Choux fleur Nestlé

- Légumes : 84 %
- Ajout de sel : non

84 % de chou-fleur et l'eau de cuisson : un produit simple et sans superflu. Cela permet à bébé de découvrir le goût d'un seul légume à la fois.

- Cal : 74
- Prot : 1.3 g
- Glu : 1.8 g
- Lip : 0.3 g

Carottes, petits pois NaturNes

- Légumes : 53 %
- Ajout de sel : non

Malgré la présence de pommes de terre et de semoule de riz dont on aurait pu se passer, ce bol carotte, petits pois est un bon produit.

- Cal : 47
- Prot : 1.7 g
- Glu : 7.1 g
- Lip : 0.8 g

Carottes Babybio

- Légumes : 90 %
- Ajout de sel : non

Un produit tout ce qu'il y a de plus simple. Avec 90 % de carottes et un peu d'eau, c'est une purée comme à la maison.

- Cal : 29
- Prot : 0.5 g
- Glu : 4.9 g
- Lip : 0.4 g

LE TOP

Jardinière de légumes Hipp

- Légumes : 60 %
- Ajout de sel : non

Une jardinière avec carotte, chou, petits pois et un peu de pomme de terre. Ajout d'huile de colza qui est une matière grasse de bonne qualité.

- Cal : 40
- Prot : 1.2 g
- Glu : 4.7 g
- Lip : 1.3 g

Mon 1er petit pot Petit-pois Blédina

- Légumes : 60 %
- Ajout de sel : non

60 % de petits pois et l'eau de cuisson. Le petit pois apporte 2 fois plus de glucides que la carotte mais aussi 2 fois plus de fibres. Un bon produit.

- Cal : 56
- Prot : 3.9 g
- Glu : 6.9 g
- Lip : 0.6 g

LE FLOP

Purée Pomme de terre & Brocolis Blédina

- Légumes : 19.2 %
- Ajout de sel : oui

Deux fois plus de pomme de terre que de brocoli (32 % contre seulement 13 %), le tout mélangé à de l'amidon transformé et du sel. C'est non !

- Cal : 67
- Prot : 1.9 g
- Glu : 10 g
- Lip : 2.2 g

Potiron Carottes Blédina du jour

- Légumes : 58 %
- Ajout de sel : oui

Un produit qui a subi un traitement thermique doux. Malheureusement, il contient peu de légumes, de l'amidon transformé de maïs et du sel ajouté.

- Cal : 35
- Prot : 0.6 g
- Glu : 6.1 g
- Lip : 0.6 g

Purée de légumes du jardin Blédina

- Légumes : 20 %
- Ajout de sel : oui

50 % de pomme de terre et seulement 20 % de légumes avec du lait, de la crème, de l'amidon, du beurre, du sel et... du sucre ! Quel intérêt ?

- Cal : 57
- Prot : 1.4 g
- Glu : 9.4 g
- Lip : 1.3 g

Printanière de légumes Blédina

- Légumes : 52.9 %
- Ajout de sel : oui

Un petit pot Blédina sans additifs mais qui contient malheureusement trop de pomme de terre (27 %) et du sel ajouté. Il y a mieux !

- Cal : 44
- Prot : 1.6 g
- Glu : 7.2 g
- Lip : 0.5 g

Purée de légumes du sud Blédina

- Légumes : 42 %
- Ajout de sel : oui

Autant de légumes que de pomme de terre. On apprécie la présence d'huile d'olive mais on aime moins le lait écrémé, l'amidon transformé, le sucre et le sel.

- Cal : 76
- Prot : 1.5 g
- Glu : 11.7 g
- Lip : 2.2 g

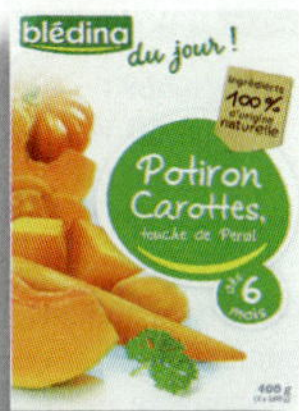

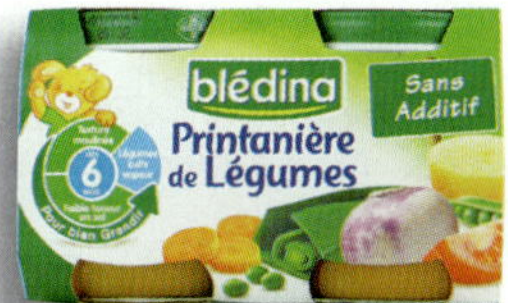

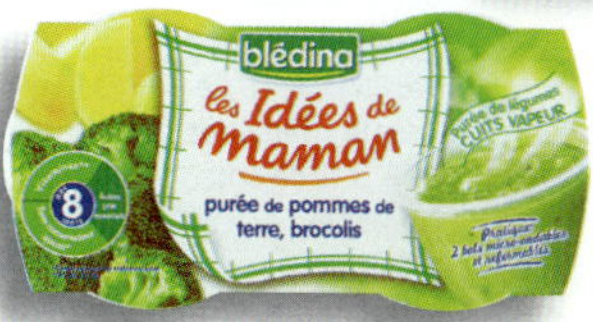

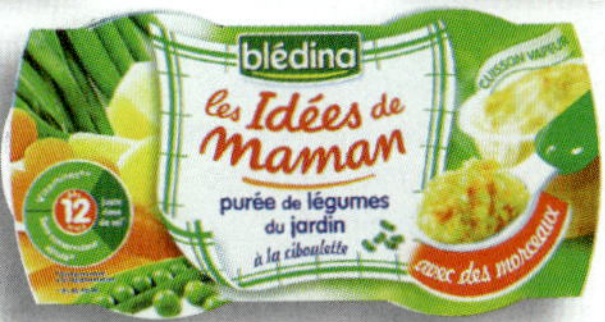

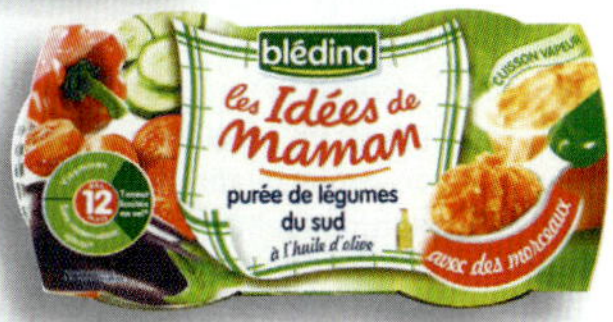

NON

Petits pots de viande et poisson

OUI

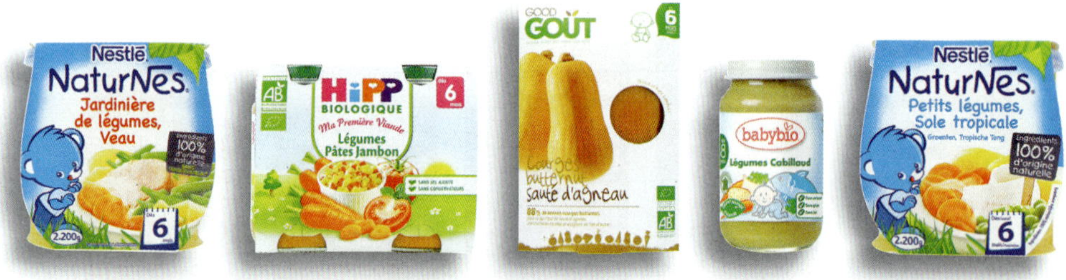

Jardinière de Légumes et Veau NaturNes	Légumes Pâtes Jambon Hipp	Courges et Agneau Good Goût	Légumes et Cabillaud Babybio	Petits Légumes Sole tropicale NaturNes
• Légumes : 48 %	• Légumes : 62 %	• Légumes : 92 %	• Légumes : environ 50 %	• Légumes : 36 %
• Ajout de sel : non	• Ajout de sel : non	• Ajout de sel : non	• Ajout de sel : non	• Ajout de sel : non
Une teneur en légumes correcte (48 %) et 8 % de veau. Un mélange de 3 huiles (colza, tournesol et olive). Un produit de bonne qualité nutritionnelle.	Des ingrédients en nombre restreint : 62 % de légumes, 27 % de pâtes, 9 % de jambon et de l'huile de colza. Un très bon produit !	De la courge, de la viande d'agneau et c'est tout ! Un produit simple qui fait découvrir à nos bébés la véritable saveur des légumes sans ajout de pomme de terre !	Petits pois, carottes, oignons, un peu de pomme de terre, 8 % de cabillaud et un peu de persil. C'est simple et c'est pas mal.	Des pommes de terre (23.5 %) un peu trop présentes dans les produits de cette marque mais cela reste correct. 36 % de « vrais » légumes et 9.3 % de sole tropicale.
• Cal : 59	• Cal : 66	• Cal : 55	• Cal : 53	• Cal : 60
• Prot : 2.7 g	• Prot : 2.8 g	• Prot : 2.9 g	• Prot : 3.9 g	• Prot : 2.7 g
• Glu : 6.5 g	• Glu : 7.2 g	• Glu : 7.7 g	• Glu : 7.8 g	• Glu : 6.5 g
• Lip : 2.1 g	• Lip : 2.6 g	• Lip : 1.4 g	• Lip : 0.1 g	• Lip : 2.2 g

LE TOP

LE FLOP

Brocolis Pâtes Poulet Blédina du jour

- Légumes : environ 36 %
- Ajout de sel : oui

Pas de pomme de terre à l'horizon mais seulement 26 % de brocoli ! Comme souvent chez Blédina, on trouve de l'amidon transformé et du sel. À éviter !

- Cal : 62
- Prot : 2.9 g
- Glu : 7.7 g
- Lip : 1.9 g

Epinards Saumon NaturNes

- Légumes : 17 %
- Ajout de sel : non

17 % d'épinards, c'est peu. Une recette composée majoritairement de pommes de terre. 8 % de saumon et de la semoule de riz. Nature des huiles non précisée.

- Cal : 64
- Prot : 2.9 g
- Glu : 8 g
- Lip : 2 g

Petites Courgettes riz Veau Blédina

- Légumes : environ 20 %
- Ajout de sel : oui

La pomme de terre est le 2e ingrédient (24 %) après l'eau. Avec 8,4 % de riz, ça fait beaucoup d'amidon pour seulement 15 % de courgettes. Pas terrible !

- Cal : 64
- Prot : 2.3 g
- Glu : 8.7 g
- Lip : 2 g

Ma recette Blanquette Nestlé

- Légumes : 15 %
- Ajout de sel : non

Une teneur correcte en viande mais on retrouve autant de carottes que de riz (12 %). Présence d'amidon et de graisses de dinde. Ça manque de légumes !

- Cal : 65
- Prot : 2.3 g
- Glu : 8.3 g
- Lip : 2.3 g

Légumes verts Riz Colin Blédina du jour

- Légumes : environ 40 %
- Ajout de sel : oui

40 % de légumes, 9 % de colin, une cuisson douce, c'était correct. Malheureusement, le fabricant a ajouté de l'amidon de maïs et du sel !

- Cal : 60
- Prot : 3 g
- Glu : 7.5 g
- Lip : 1.6 g

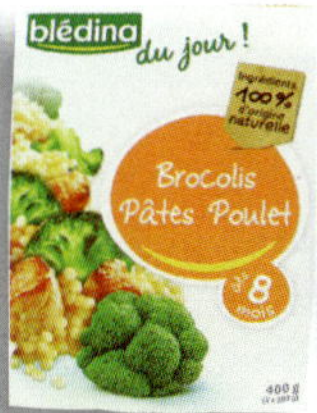

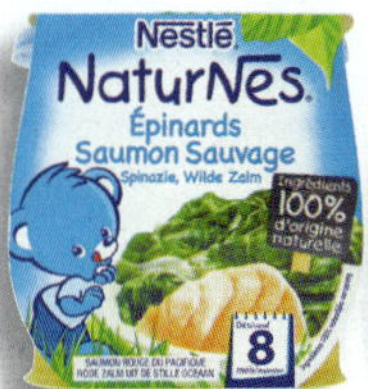

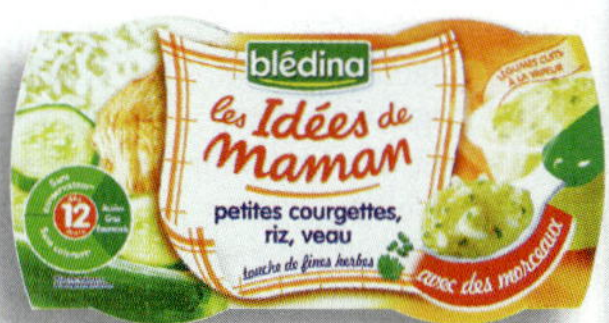

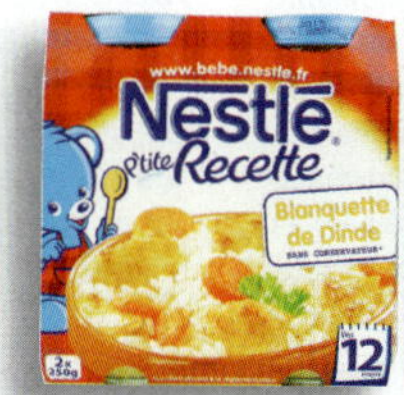

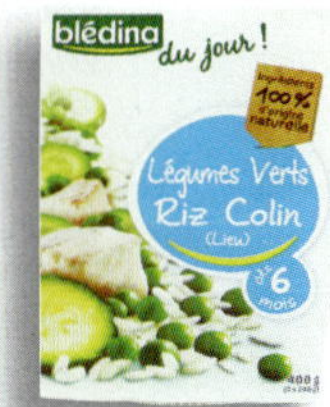

NON

OUI

Assiettes légumes et féculents

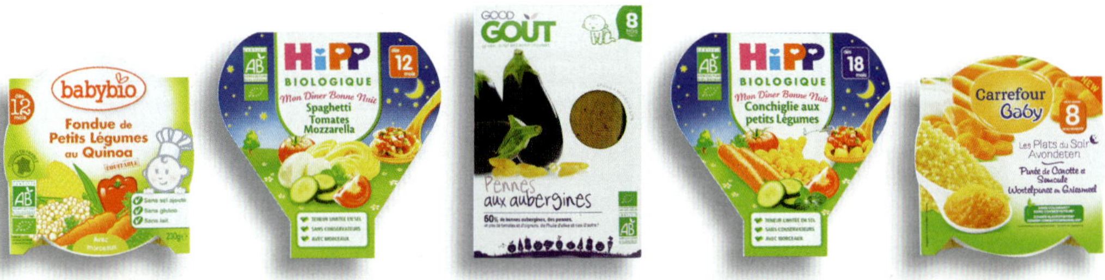

Fondue de Petits Légumes au Quinoa Babybio

- Légumes : 62 %
- Additifs : non

62 % de légumes et 6.5 % de quinoa meilleur pour la santé osseuse que les céréales. Le tout assaisonné d'huile d'olive et de persil. C'est tout simple et c'est bon.

- Cal : 53
- Prot : 1.3 g
- Glu : 7.7 g
- Lip : 1.4 g

LE TOP

Spaghetti Tomates Mozzarella Hipp

- Légumes : 60 %
- Additifs : oui

À la rigueur. 56 % de légumes et 26 % de spaghetti. Du riz et de l'amidon de riz dont on aurait pu se passer et de l'huile de tournesol.

- Cal : 86
- Prot : 4.1 g
- Glu : 10.3 g
- Lip : 2.9 g

Pennes aux Aubergines Good Goût

- Légumes : 76.5 %
- Additifs : non

Un plat préparé comme à la maison avec aubergine, tomate, oignon, quelques pâtes et un peu d'huile d'olive. Enfin un produit qui met en avant le goût des légumes !

- Cal : 63
- Prot : 1.9 g
- Glu : 10 g
- Lip : 1.7 g

Conchiglie aux Petits légumes Hipp

- Légumes : 40 %
- Additifs : non

Des petites pates mélangées à des tomates, des courgettes, de l'huile de tournesol et des aromates. Présence d'antioxydant. C'est acceptable même s'il y a mieux.

- Cal : 81
- Prot : 2.5 g
- Glu : 11.2 g
- Lip : 2.7 g

Purée de Carotte et Semoule Carrefour Baby

- Légumes : 41 %
- Additifs : non

Un produit d'une marque de distributeur qui n'a rien à envier à ses concurrents : 41 % de carottes, 7 % de semoule, de l'huile de colza. Un bon produit.

- Cal : 72
- Prot : 2.1 g
- Glu : 9.1 g
- Lip : 2.6 g

LE FLOP

Blédichef Épinard Carotte Pâtes Blédina

- **Légumes :** environ 35 %
- **Additifs :** oui

Environ 30 % de liquides (eau de cuisson + lait), des pommes de terre, de l'amidon modifié, de la crème et à peine 35 % de légumes. Miam !

- Cal : 70
- Prot : 2.5 g
- Glu : 9.4 g
- Lip : 2.2 g

Blédichef Potiron, Carottes Blédina

- **Légumes :** environ 40 %
- **Additifs :** oui

Le potiron, les carottes et le blé ne représentent que 50 % du produit. Le reste c'est du lait, de la pomme de terre, de l'amidon transformé, du sel. C'est non !

- Cal : 66
- Prot : 2 g
- Glu : 9.1 g
- Lip : 2.1 g

Blédichef Courgettes et Macaroni Blédina

- **Légumes :** environ 20 %
- **Additifs :** oui

Les courgettes et les macaronis ne représentent que 30 % du produit. Le reste c'est de l'eau, des pommes de terre, du lait, des maltodextrines, de l'amidon transformé, etc.

- Cal : 69
- Prot : 2.4 g
- Glu : 9.5 g
- Lip : 2.

Blédîner Rizotto de Petits légumes Blédina

- **Légumes :** 30.3 %
- **Additifs :** oui

Beaucoup de lait écrémé (39 %) et peu de légumes (30.3 %). Une longue liste d'ingrédients : riz, pommes de terre, amidon transformé de maïs, sel... À éviter.

- Cal : 80
- Prot : 2.6 g
- Glu : 11 g
- Lip : 2.5 g

Blédichef Semoule et Carottes Blédina

- **Légumes :** 35.5 %
- **Additifs :** oui

35.5 % de légumes, c'est pas mal. Mais pour les autres ingrédients c'est moins bien : pommes de terre, lait, maltodextrines, crème, amidon transformé...

- Cal : 72
- Prot : 2.4 g
- Glu : 9.4 g
- Lip : 2.3 g

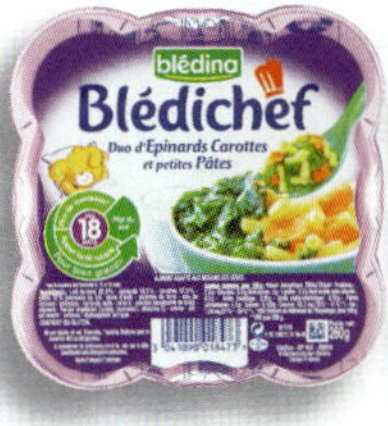

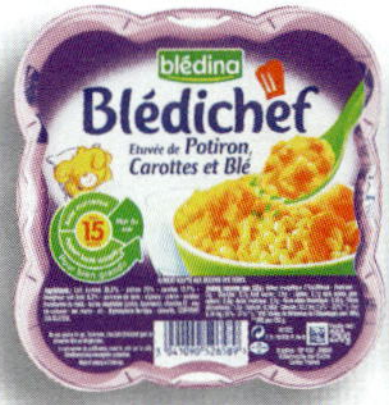

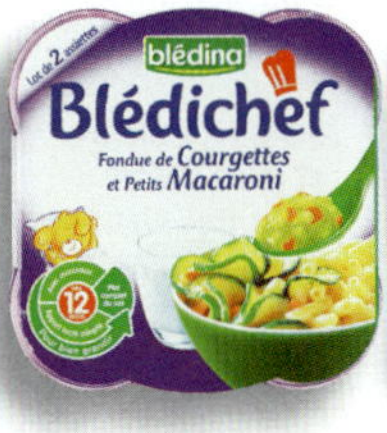

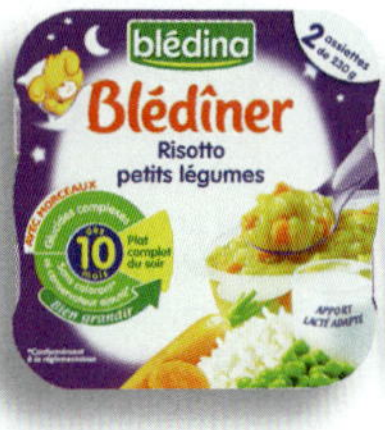

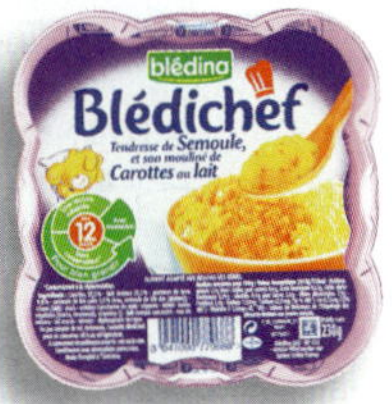

NON

RAYON BÉBÉ ET PREMIER ÂGE

OUI

Assiettes légumes et/ou féculents + viande ou poisson

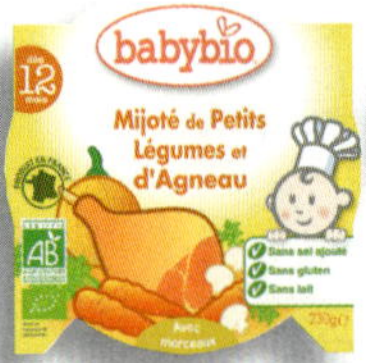

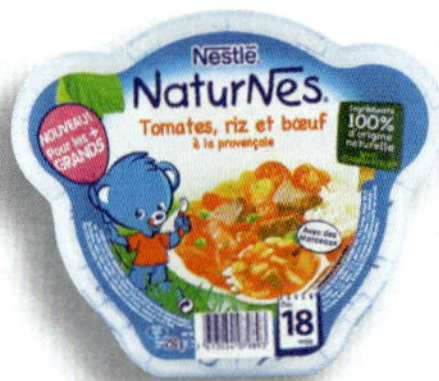

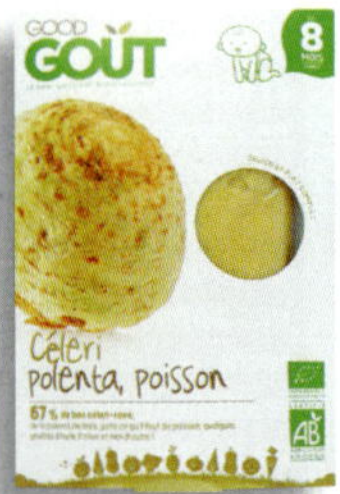

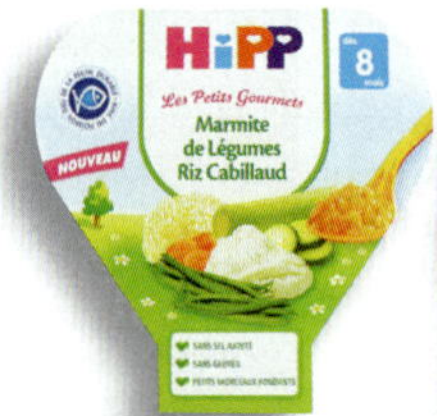

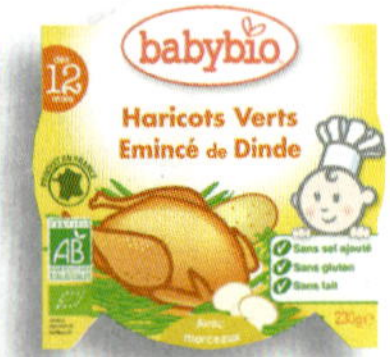

Petits Légumes et Agneau Babybio

- **Légumes : 55 %**
- **Additifs : non**

Presque 55 % de légumes dont le potimarron : un légume qui change un peu de l'ordinaire. 10 % de viande et du persil. Pas de graisse ajoutée. C'est simple.

- **Cal : 48**
- **Prot : 2.8 g**
- **Glu : 5 g**
- **Lip : 1.4 g**

NaturNes Tomates Riz Bœuf Nestlé

- **Légumes : 63.2 %**
- **Additifs : oui**

Presque 65 % de légumes, pas de pomme de terre, 16 % de riz. Dommage pour l'ajout de sel et d'amidon transformé... C'était presque parfait !

- **Cal : 68**
- **Prot : 3.2 g**
- **Glu : 8.4 g**
- **Lip : 2.1 g**

Céleri Polenta Poisson Good Goût

- **Légumes : 67 %**
- **Additifs : non**

Une liste d'ingrédients très courte : céleri, eau de cuisson, poisson, polenta et huile d'olive. C'est très bien ! Dommage que la nature du poisson ne soit pas indiquée.

- **Cal : 63**
- **Prot : 2.9 g**
- **Glu : 8.4 g**
- **Lip : 2 g**

LE TOP

Marmite de légumes Riz Cabillaud Hipp

- **Légumes : 32 %**
- **Additifs : oui**

32 % de légumes : il y a mieux. Cependant, pas de trace de pomme de terre et uniquement des ingrédients naturels. Un antioxydant comme seul additif. C'est bien.

- **Cal : 78**
- **Prot : 3 g**
- **Glu : 9.2 g**
- **Lip : 3g**

Haricot vert et Emincé de Dinde Babybio

- **Légumes : 40 %**
- **Additifs : non**

La pomme de terre en premier ingrédient, mais une recette simple, sans sel ajouté et cuisinée à l'huile d'olive. 10 % de dinde. C'est bien.

- **Cal : 58**
- **Prot : 3.5 g**
- **Glu : 7.2 g**
- **Lip : 1.3 g**

NaturNes légumes Merlu blanc

- Légumes : environ 40 %
- Additifs : oui

10 % de merlu et un mélange carotte, petits pois, chou-fleur. Malheureusement, comme toujours dans cette gamme, présence d'amidon transformé et ajout de sel.

- Cal : 64
- Prot : 2.6 g
- Glu : 9.1 g
- Lip : 2.4 g

Blédichef Mitonné de Carottes Macaroni Bœuf

- Légumes : 32.4 %
- Additifs : oui

Peu de légumes (carottes, oignons et poivrons), 15 % de pâtes, toujours des pommes de terre et de l'amidon de maïs. Il y a mieux et plus simple.

- Cal : 73
- Prot : 2.9 g
- Glu : 8.5 g
- Lip : 2.7 g

LE FLOP

Blédichef Fondue de légumes et Colin

- Légumes : environ 15 %
- Additifs : oui

Principalement des pommes de terre et du riz avec quelques légumes et 8 % de poisson. Pas assez de légumes et trop d'additifs. Pas terrible...

- Cal : 66
- Prot : 2.4 g
- Glu : 9.7 g
- Lip : 1.7 g

Blédichef Printaniere de légumes et Jambon

- Légumes : 32.1 %
- Additifs : oui

Une longue liste d'ingrédients, seulement 32 % de légumes, beaucoup de pomme de terre (23 %) et de l'amidon transformé de maïs. C'est non !

- Cal : 63
- Prot : 2.8 g
- Glu : 7.8 g
- Lip : 1.9 g

NaturNes Mijoté de légumes Porc au romarin

- Légumes : 37 %
- Additifs : oui

De la pomme de terre en 1er ingrédient, peu de « vrais légumes », de l'amidon, du sel... Privilégier les produits qui ont moins d'additifs !

- Cal : 67
- Prot : 2.8 g
- Glu : 9.2 g
- Lip : 1.9 g

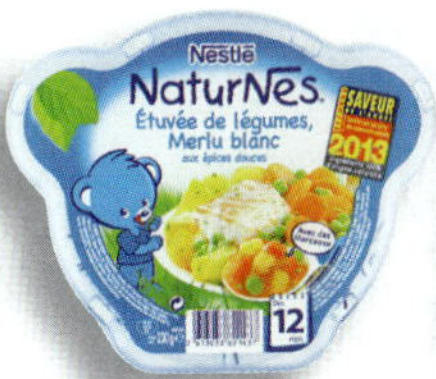

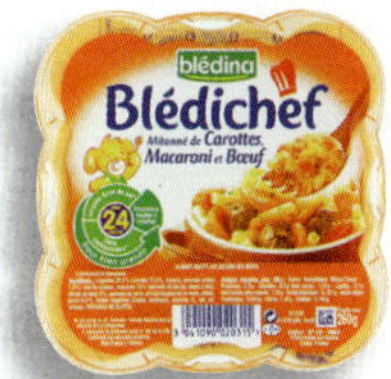

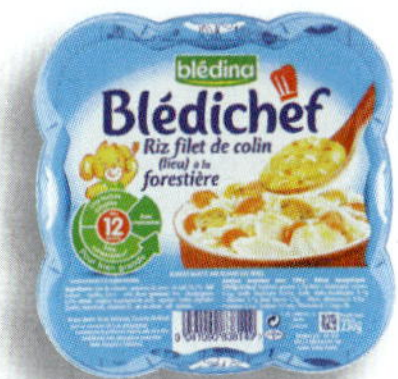

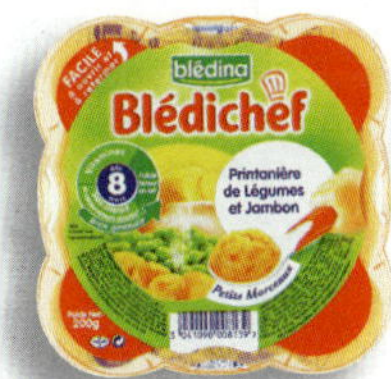

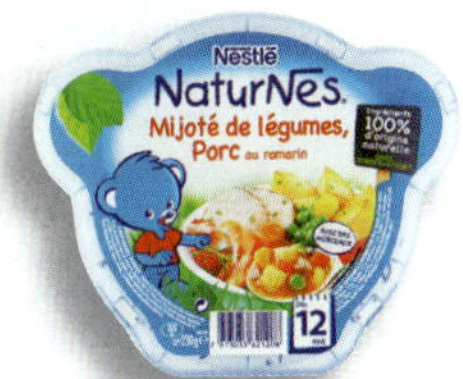

NON

Soupes

OUI

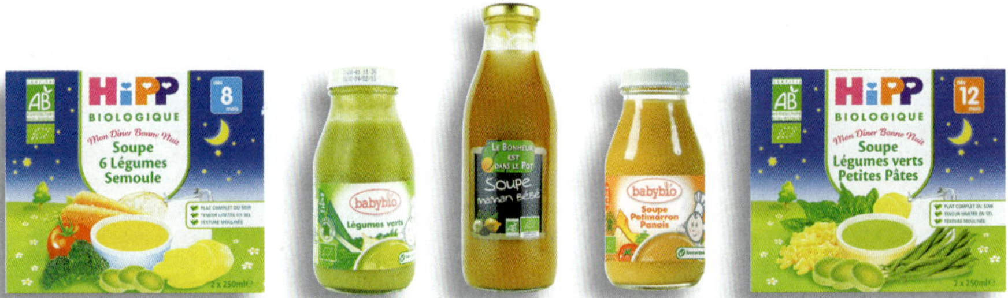

Soupe aux 6 Légumes et Semoule Hipp

- Légumes : environ 30 %
- Amidon modifié : non

Plutôt une soupe aux 5 légumes quand on enlève la pomme de terre. Des aromates plutôt originaux tels que la livèche et la marjolaine. Un bon produit.

- Cal : 68
- Prot : 2.5 g
- Glu : 7.2 g
- Lip : 3 g

Soupe Légumes verts Babybio

- Légumes : 50 %
- Amidon modifié : non

50 % de légumes (petits pois, poireaux, haricots verts, oignons), de l'eau, du riz pour épaissir et du persil. Il ne vous reste plus qu'à ajouter l'huile de colza.

- Cal : 37
- Prot : 1.3 g
- Glu : 6.8 g
- Lip : 0.4 g

Soupe Maman-bébé Le bonheur est dans le Pot

- Légumes : 60 %
- Amidon modifié : non

Un mélange carottes, brocolis, potimarron et un peu de sel. Pas de matière grasse. Une soupe comme à la maison ! En magasin bio.

- Cal : NC
- Prot : NC
- Glu : NC
- Lip : NC

Soupe Potimarron Panais Babybio

- Légumes : 50 %
- Amidon modifié : non

Une soupe avec du panais : un vieux légume remis au goût du jour, plus riche en vitamines et minéraux que sa cousine la carotte. Un peu d'huile de colza et c'est prêt.

- Cal : 37
- Prot : 0.8 g
- Glu : 7 g
- Lip : 0.4 g

LE TOP

Soupe Légumes verts Petites pâtes Hipp

- Légumes : 24 %
- Amidon modifié : non

24 % de légumes verts, c'est peu comparé aux 20 % de pommes de terre. Mais la recette reste simple, sans additifs et contient de l'huile de colza.

- Cal : 66
- Prot : 2.3 g
- Glu : 6.8 g
- Lip : 3 g

LE FLOP

Velouté de Légumes Blédina

- Légumes : 28.3 %
- Amidon modifié : oui

Peu de légumes (28.3%), le reste de la liste se compose de pommes de terre, de lait écrémé en poudre, d'amidon transformé, de sucre... Aucun intérêt.

- Cal : 40
- Prot : 0.8 g
- Glu : 6.6 g
- Lip : 1 g

P'tit souper Légumes variés Riz Nestlé

- Légumes : 24 %
- Amidon modifié : oui

Des maltodextrines et de l'amidon transformé de maïs inutiles. Dommage car, pour une fois, il n'y avait pas de pommes de terre mais de la semoule (10 %).

- Cal : 60
- Prot : 0.6.1 g
- Glu : 8.8 g
- Lip : 2.4 g

Mouliné de Légumes variés Blédina

- Légumes : 24.7 %
- Amidon modifié : oui

Peu de légumes, 10 % de pomme de terre et des ingrédients transformés : l'amidon, maïs et lait en poudre. Préférez les soupes de gauche.

- Cal : 32
- Prot : 0.7 g
- Glu : 5.2 g
- Lip : 0.8 g

P'tit Souper Légumes Semoule Nestlé

- Légumes : 26.5 %
- Amidon modifié : oui

Pour une fois, pas de pommes de terre et de l'huile de colza. Mais des maltodextines et de l'amidon transformé. Il y a mieux.

- Cal : 60
- Prot : 0.7 g
- Glu : 8.2 g
- Lip : 2.6 g

Blédîner Légumes et Semoule Blédina

- Légumes : 20.2 %
- Amidon modifié : oui

De l'eau, du lait, à peine 20 % de légumes et 8 % de pommes de terre. De l'amidon transformé et de l'huile de tournesol. Rien d'intéressant.

- Cal : 63
- Prot : 2.1 g
- Glu : 7.1 g
- Lip : 2.7 g

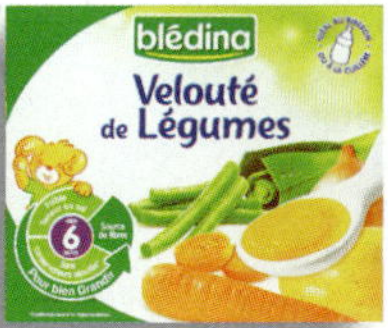

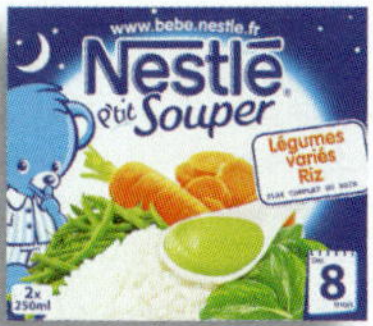

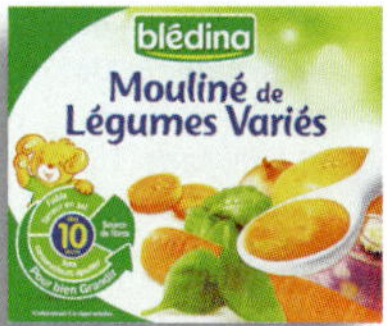

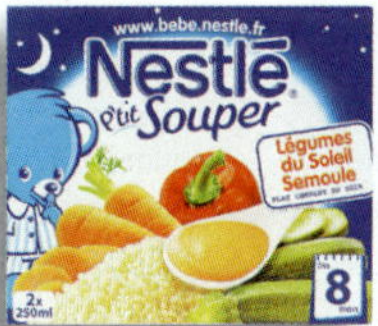

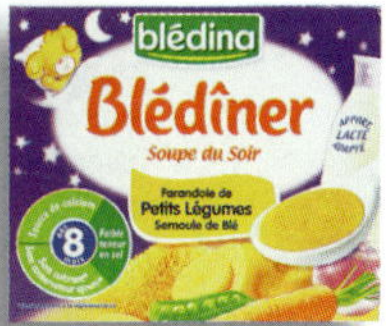

* NC = non communiqué

NON

Produits laitiers et crèmes desserts

OUI

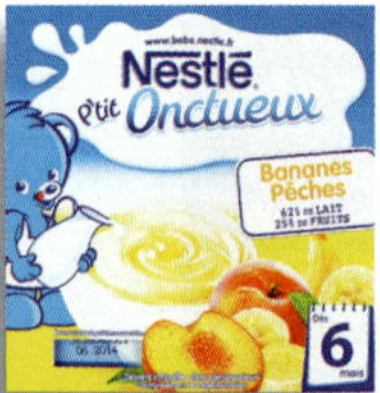

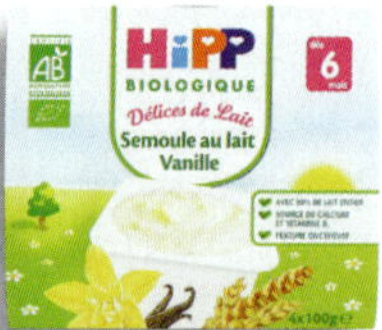

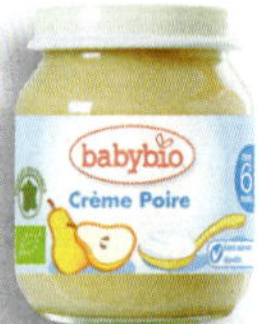

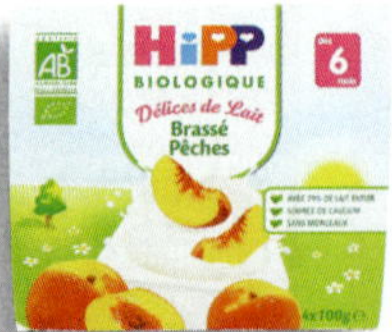

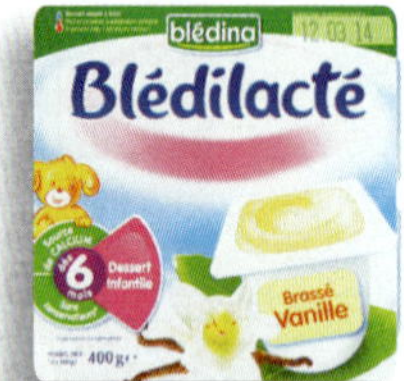

P'tit onctueux Banane Pêche Nestlé

- Teneur en sucre : modérée
- Additifs : 3

Une bonne teneur en fruit (15 % de banane et 10 % de pêche), pas trop de sucre. Quelques additifs. C'est correct.

- Cal : 80
- Prot : 2.7 g
- Glu : 12.2 g
- Lip : 2.1 g

Semoule au lait Vanille Hipp

- Teneur en sucre : modérée
- Additifs : 3

90 % de lait entier mélangé à de la semoule, un peu de sucre et un arôme vanille. Correct malgré l'amidon de riz et l'épaississant.

- Cal : 94
- Prot : 3.5 g
- Glu : 12.8 g
- Lip : 3.2 g

Crème Poire Babybio

- Teneur en sucre : modérée
- Additifs : 0

90 % de fruits (poire et pomme) avec 8 % de crème fraîche et un peu de riz. Un produit naturel et bon, sans additifs ! Rien à dire.

- Cal : 91
- Prot : 0.8 g
- Glu : 13.6 g
- Lip : 3.1 g

LE TOP

Délices de Lait Brassé Pêche Hipp

- Teneur en sucre : modérée
- Additifs : 3

Du lait, de l'eau, du sucre, 5 % de pêches, de l'amidon et de la pectine pour épaissir et des jus de fruits. Pourquoi pas de temps en temps...

- Cal : 84
- Prot : 2.7 g
- Glu : 11.9 g
- Lip : 2.7 g

Blédilacté Brassé Vanille Blédina

- Teneur en sucre : modérée
- Additifs : 4

Une recette assez simple. 61 % de lait fermenté, du sucre et de l'arôme naturel de vanille. Quelques additifs. À la rigueur.

- Cal : 78
- Prot : 2.8 g
- Glu : 11.9 g
- Lip : 2.2 g

LE FLOP

Yaourt Framboise Poire Abricot Blédina du jour

- Teneur en sucre : élevée
- Additifs : 9

10 % de fruits mais aussi une liste d'ingrédients à rallonge, beaucoup de sucre ajouté et un nombre d'additifs impressionnant. On oublie !

- Cal : 118
- Prot : 4.3 g
- Glu : 15.3 g
- Lip : 4.3 g

P'tit gourmand Crème Chocolat Nestlé

- Teneur en sucre : modéré
- Additifs : 3

Pas un yaourt mais une crème dessert à base de lait de suite reconstitué, de sucre, d'huile végétale et d'épaississant. Ça manque de naturel !

- Cal : 93
- Prot : 3.2 g
- Glu : 13.4 g
- Lip : 2.7g

P'tit Onctueux Fromage Blanc Nature Nestlé

- Teneur en sucre : élevée
- Additifs : 5

Un fromage blanc nature, avec de l'eau comme premier ingrédient et 5 additifs. Aucun intérêt et pas spécifique du tout pour le bébé. Préférer un fromage blanc classique.

- Cal : 86
- Prot : 2.8 g
- Glu : 14 g
- Lip : 1.9 g

Petit Brassé Abricot Nestlé

- Teneur en sucre : modéré
- Additifs : 4

Un yaourt au lait entier avec très peu d'abricot (3.5 %), sucré et épaissi avec de l'amidon transformé inutile. Mieux vaut choisir un yaourt de la page de gauche.

- Cal : 93
- Prot : 3.1 g
- Glu : 13 g
- Lip : 3 g

Blédilacté Croissance Nature Blédina

- Teneur en sucre : élevée
- Additifs : 9

Un yaourt nature pour bébé plus sucré et gras que les yaourts classiques (ajout de crème et d'huiles). De l'amidon de maïs et de manioc pour épaissir le tout. C'est non !

- Cal : 108
- Prot : 2.7 g
- Glu : 15.6 g
- Lip : 3.8 g

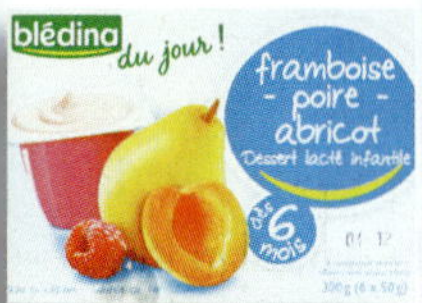

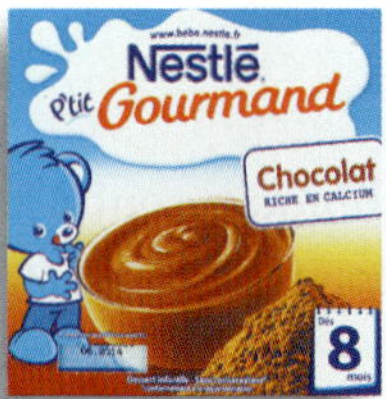

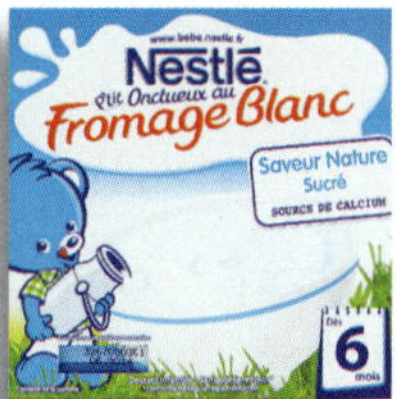

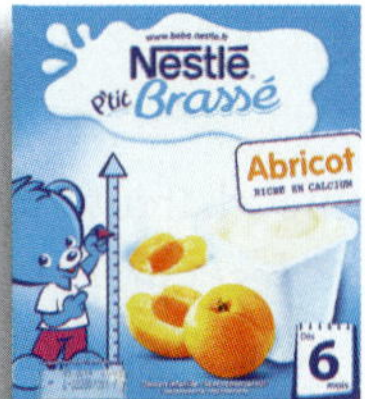

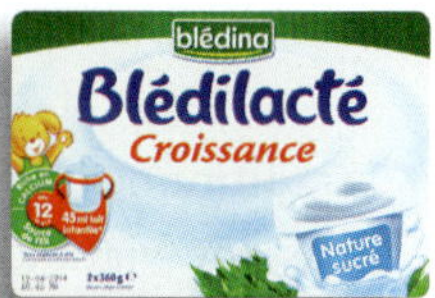

NON

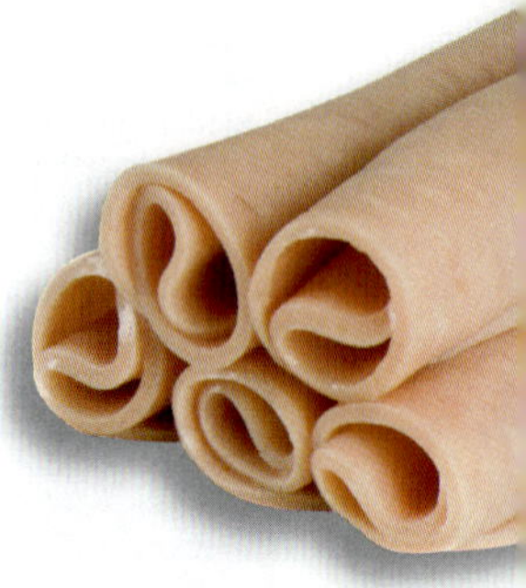

Du lard ou du cochon ?

Les charcuteries ont le vent en poupe : pas trop chères, faciles à consommer, riches en protéines… elles cumulent de nombreux atouts. Mais toutes ne se valent pas. Avec plus de 400 spécialités (autant que les fromages), elles ont, du point de vue nutritionnel, quelques différences. Et le jambon s'en sort plutôt bien !

●●● Le terme charcuterie désigne traditionnellement les préparations à base de viande de porc. Aujourd'hui il se réfère également à des produits à base de volaille, bœuf, veau, mouton (merguez, saucisse de volaille, jambon de dinde…). Cinq techniques sont à la disposition des charcutiers pour traiter la viande et la conserver : le salage (sel), la salaison (sel + sucre + nitrates et/ou sel nitrité), le séchage, la cuisson et le fumage. Outre la viande, les charcuteries peuvent contenir

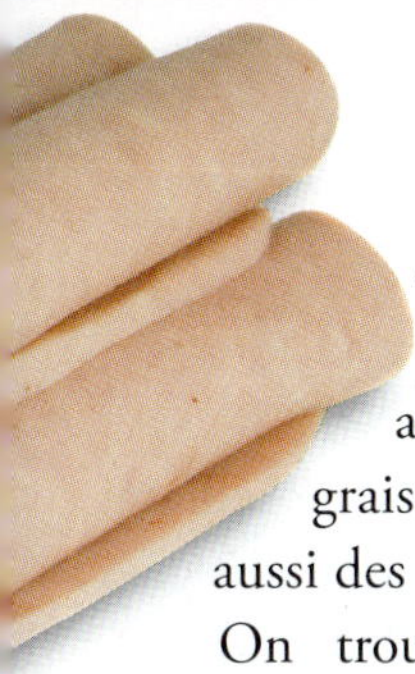

d'autres ingrédients selon les recettes tels que des aromates et épices, sucres, graisses, alcools, condiments et aussi des additifs.

On trouve dans les supermarchés quatre gammes de charcuterie :

- la charcuterie sèche (jambon cru, saucisson, saucisse sèche, lardons, copa, bacon…),
- le jambon cuit (de porc, de dinde, de poulet, fumé…),
- les pâtés (mousses de foie, rillettes, pâtés de campagne…)
- et les saucisses (saucisses de Strasbourg, chipolatas, Montbéliard, boudins, andouillettes...).

Nutritionnellement, ça donne quoi ?

Les charcuteries sont souvent mises à l'index en raison de leurs teneurs excessives en graisse et en sel. Ce reproche n'est pas complètement infondé mais les charcuteries ont de quoi se défendre. Regardons de plus près leur composition nutritionnelle.

Côté graisse, on constate de grandes variations d'un produit à l'autre. Le jambon blanc découenné par exemple présente des teneurs variant entre 1.5 et 5 g de lipides aux 100 g alors que certains salamis, mousses de foie ou foies gras flirtent avec les 50 g/100 g (voir tableau page suivante). Sur le plan nutritionnel, ces graisses ne sont pas si inintéressantes que l'on pourrait le croire. Si la moitié d'entre-elles ne sont pas de très bonne qualité (40 % d'acides gras saturés et 10 % des oméga-6), l'autre moitié est constituée de graisses monoinsaturées bénéfiques pour la santé.

Côté sel, même constat, de grandes variations d'un produit à l'autre. Si le jambon cru, la saucisse sèche et le saucisson présentent des teneurs très élevées (5 à 6 g aux 100 g), les rillettes, les pâtés et toutes les charcuteries cuites (jambon, rôti de porc, épaules ou jambonneaux)… ont des teneurs plus raisonnables (1.5 à 2 g).

Côté protéines, les charcuteries en contiennent de grandes quantités et elles sont de bonne qualité. Les jambons cuits, secs, les filets de bacon, les saucissons secs et saucisses sèches en contiennent plus de 20 %. Viennent ensuite les rillettes, andouilles et andouillettes dont la teneur se situe entre 15 et 20 %. Le boudin, la saucisse, les mousses, les pâtés et les terrines sont les produits qui en contiennent le moins (10 à 15 %).

PRODUIT	TENEUR EN SEL (G/100 G)	TENEUR EN GRAISSES (%)
Jambon cuit	2 1.5 pour l'allégé en sel	7 à 15 pour le jambon avec couenne 3 pour le jambon découenné, dégraissé
Jambon sec	6	19
Lardons	3	20
Pâté de foie, pâté de campagne	1.8	29
Saucisson sec	5	33
Saucisse de Francfort, Strasbourg…	1.5	26

Source : Connaissance des Aliments, E. Fredot, Lavoisier 2005.

Des ingrédients indésirables

Les nitrites et les nitrates

Les sels nitrités (salpêtre, nitrite de sodium, nitrate de sodium ou de potassium), désignés sous les codes E249, E250, E251 ou E252, entrent quasiment systématiquement dans la composition des charcuteries. Ils sont utilisés comme conservateurs et pour donner une couleur rose. Le problème des nitrites et des nitrates c'est qu'une fois dans le tube digestif, ils sont susceptibles de se transformer en nitrosamines, des composés potentiellement cancérigènes. Ces composés peuvent aussi se former à la cuisson, lorsque l'on fait par exemple revenir du bacon ou des lardons. Peut-on se passer de nitrites ? D'après Lionel Rostain, boucher-charcutier bio à Gap, c'est tout à fait possible car les nitrites n'apportent rien à la conservation. Mais est-ce que le consommateur achètera un jambon gris ?

La fumée

Un certain nombre de charcuteries sont fumées. C'est le cas des Knacki, de certains jambons, des lardons... Le problème,

Jambon cuit au bouillon de légumes

Jusqu'en 2009, on trouvait dans les supermarchés des jambons ne comportant pas de nitrites. En fait, les industriels utilisaient un bouillon riche en céleri et en carotte fournissant naturellement des nitrates. Ils rajoutaient à la cuisson des ferments capables de transformer ces nitrates en nitrites. Ce procédé totalement naturel permettait d'assurer une bonne conservation du jambon, le développement de la couleur rose appréciée des consommateurs et l'apparition de saveurs aromatiques. Cependant, depuis 2009, la DGCCRF impose la mention « nitrites » dans le cas de ce genre de fabrication. Devant ce flou réglementaire, les industriels ont préféré retourner à la fabrication classique, avec des sels nitrités.

c'est que le fumage génère des composés cancérigènes. Les études montrent que dans les régions du monde où l'on consomme beaucoup de produits fumés, les cancers digestifs sont plus fréquents. En revanche, les charcuteries au « goût fumé » ne posent aucun problème ; celles-ci ne sont pas fumées mais aromatisées grâce à l'utilisation de fumées liquides débarrassées de leurs composés toxiques.

Les polyphosphates

Ils sont utilisés par les industriels pour augmenter les capacités d'hydratation des protéines de la viande ainsi que leur capacité de rétention de l'eau. Pour que l'absorption d'eau soit maximale, le jambon est généralement « barraté » : il est malaxé pendant plusieurs heures pour en casser les fibres et le rendre plus perméable à l'humidité. Les polyphosphates permettent d'obtenir une meilleure tenue des produits lors de la coupe et retardent le rancissement. Ces composés posent quelques problèmes pour la santé (lire page 224) et ils « trompent » le consommateur car, à poids égal, un produit avec des polyphosphates renferme plus d'eau et donc moins de viande qu'un produit qui n'en contient pas.

Le jambon ne connait pas la crise

Le poids lourd du rayon charcuterie est incontestablement le jambon cuit. Ça tombe bien : avec des teneurs en sel et en graisses tout à fait raisonnables (voir tableau page 76), il constitue une bonne source de protéines. Selon la Fédération française des Industriels Charcutiers Traiteurs (FICT), ¼ des achats de charcuterie des ménages français sont consacrés au jambon cuit avec un budget annuel moyen de 80 euros. Il faut dire que le contexte économique actuel lui est très favorable : le jambon est d'abord une viande peu chère par rapport aux autres (prix moyen d'environ 14 euros par kilo). Ensuite, il répond parfaitement aux contraintes qui se posent en ces temps de crise : sorties au restaurant remplacées par les repas maison, produits simples préférés aux préparations industrielles... Les achats se font davantage au rayon libre-service qu'à la coupe et s'orientent de plus en plus vers les marques de distributeurs (MDD) – malgré des prix parfois supérieurs – et vers le jambon de volaille.

Une tranche de jambon apporte 8.5 g de protéines ayant une excellente valeur biologique (comme la plupart des protéines animales). En donner de temps en temps à son enfant contribue à couvrir ses besoins. Par exemple, un enfant de 9 ans pesant 27 kg a des besoins en protéines d'environ 24 g par jour : il verra donc 1/3 de ses besoins en protéines couverts avec une seule tranche de jambon !

BESOINS EN PROTÉINES DE L'ENFANT

ÂGE	QUANTITÉ PAR JOUR
1 à 2 ans	1 g/kg/jour
2 à 10 ans	0.9 g/kg/jour
10 à 18 ans	0.8 à 0.9 g/kg/jour

LE MARCHÉ DU JAMBON

MARQUE	PART DE MARCHÉ (EN VALEUR)
Marques de distributeurs	56.7 %
Fleury Michon	21.3 %
Herta	7.8 %
Premiers prix	7.4 %
Autres marques	4.5 %

Source : Symphony IRI

Les tendances du jambon

- **Allègement des teneurs en sel :** les industriels tendent à limiter l'incorporation du sel dans les produits et en font un argument marketing : de plus en plus de jambons de porc ou de volaille (mais aussi de lardons, de mousses…) portent la mention « 25 % de sel en moins ».
- **Enrichissement en oméga-3 (filière Bleu-Blanc-Cœur) :** en introduisant des graines de lin dans l'alimentation des porcs, on change le profil lipidique de la viande et on augmente les teneurs en oméga-3, même si les teneurs restent faibles comparées à celles des poissons gras par exemple.
- **Maintien du jambon bio** issu de porcs élevés en plein air ou sur de la paille, soignés avec des médecines douces (homéopathie, extraits de plantes, oligo-éléments) et nourris avec une alimentation produite en majorité à la ferme et ne contenant ni produit chimique, ni pesticide. Attention, bio ne veut pas dire parfait ! Car même s'il est bio, le jambon peut contenir des nitrites et du sucre.

Les différentes qualités de jambon

- Jambon « supérieur » : le produit a plus d'ingrédients nobles et moins d'additifs que les produits standards. Le jambon cuit supérieur ne contient ni polyphosphates, ni gélifiants. On trouve en revanche souvent du dextrose (glucose), des arômes, des nitrites et enfin des antioxydants (ascorbate de sodium) destinés à empêcher les graisses de rancir.
- Jambon « choix » : en plus de tous les additifs trouvés dans le jambon supérieur, il contient des polyphosphates mais pas de gélifiants.
- Jambon « standard » (1er prix) : il contient systématiquement en plus des polyphosphates et des gélifiants.

Ces différentes qualités sont également retrouvées dans les jambons de dinde ou de poulet qui peuvent contenir ou non des gélifiants et des polyphosphates. En revanche, les recettes n'intègrent pas systématiquement des antioxydants.

Chouchou des enfants : la Knacki

Les saucisses de poulet ou de porc type Knacki, Strasbourg ou Francfort n'arrivent pas à la cheville du jambon : elles sont 2 fois moins riches en protéines mais aussi 5 à 6 fois plus riches en graisses ! Elles sont aussi nettement plus transformées. Comment sont-elles fabriquées ?

Pour les saucisses de porc, les compositions sont peu ou prou les mêmes. En premier ingrédient : de la viande de porc. Après une brève salaison, cette viande est hachée puis malaxée avec du gras de porc. Les teneurs en viande varient de 34 à 80 % selon les marques (la viande contenant elle-même de la graisse, on ne connaît pas la quantité réelle de viande maigre dans le produit). Une chose est sûre, à l'arrivée, l'ensemble est gras (la teneur moyenne en graisses est d'environ 25 g/100 g).

L'eau arrive généralement en 2e ou 3e position dans la liste d'ingrédients (avant ou après le gras de porc), ce qui signifie qu'il y en a… beaucoup ! Comment faire pour la retenir et obtenir une pâte à texture fine et homogène ? Eh bien on y ajoute (selon les marques et les types de saucisse) :

- des protéines de lait : elles retiennent l'eau et émulsifient ;
- du plasma de porc : il permet de lier les différentes particules de viande et de gras dispersées ;
- des polyphosphates : ils retiennent l'eau et stabilisent l'ensemble lors de la cuisson ;
- des fibres de blé ou des protéines de pois qui lient et remplacent le traditionnel plasma de porc ;
- du lactose : utilisé pour compléter l'apport en matière sèche, il « assèche » le produit.

Viennent ensuite les substances qui vont contribuer au goût : les arômes (dont la nature est rarement précisée), parfois des épices et des aromates et très souvent des exhausteurs de goût. Enfin viennent les substances destinées à la conservation : les nitrites bien-

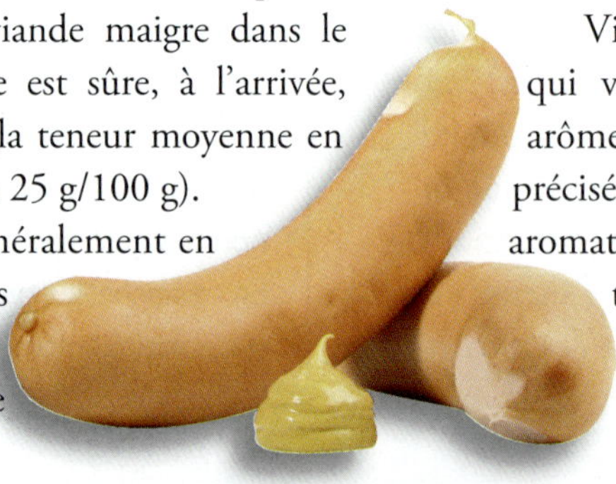

sûr que l'on retrouve systématiquement dans tous les produits, les antioxygènes (acide ascorbique, érythorbate de sodium) qui retardent le rancissement des graisses ou encore les fumées dont on ne sait pas toujours si elles ont été débarrassées de leurs composés toxiques (HAP). Bilan des courses : la Knacki emballée, tout comme la saucisse de Strasbourg ou de Francfort, est loin d'être un produit naturel.

Faites LE BON CHOIX

- Évitez les jambons bas de gamme. Ils sont bourrés de polyphosphates, de gélatine... et d'eau ! Autant que possible, consommez des jambons allégés en sel et évitez ceux qui sont fumés de manière « traditionnelle » – ceux au « goût fumé » sont plus sûrs. Pour varier les plaisirs, n'hésitez pas à opter pour les jambons de volaille. Ceux de Herta et Fleury Michon sont globalement de meilleure qualité que ceux des MDD.
- Préférez les pâtés en bocaux plutôt qu'emballés sous plastique ; ils contiennent moins de nitrites, surtout si leur couleur est plus grise que rose.
- Si votre enfant apprécie la rosette, le salami, le saucisson et la saucisse sèche, choisissez des produits avec des teneurs en graisses modérées (pas plus de 35 g/100 g) et surtout dont la composition est la plus simple possible : sans colorants, exhausteurs de goût, dérivés du lait, sirop de glucose, etc.
- Choisissez un jambon sec peu salé (3,5 g/100 g) comme le Véritable jambon sec d'Auvergne de Leclerc (Nos régions ont du talent).
- Enfin, prenez l'habitude d'accompagner la charcuterie en entrée d'une salade de crudités assaisonnée d'huile et de jus de citron car la vitamine C (apportée par les légumes et le citron) limite la formation de nitrosamines cancérigènes.

Jambons

OUI

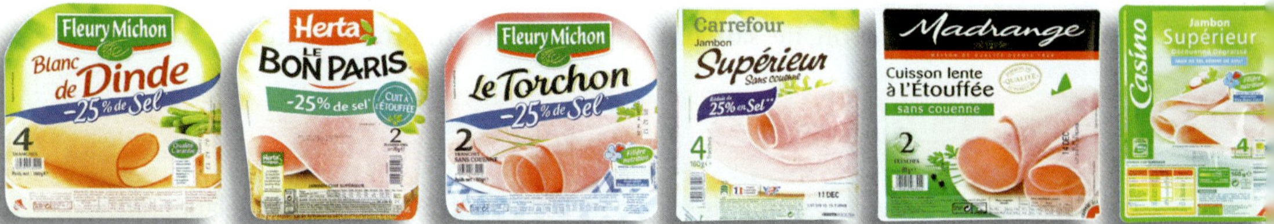

Blanc de dinde -25% de sel Fleury Michon

- Additifs : 3
- Teneur en sel : 1.35 g

Une teneur en sel réduite de 25 % par rapport à la moyenne du marché. Un produit plutôt naturel avec néanmoins du dextrose (glucose) et du caramel.

- Cal : 102
- Prot : 21 g
- Glu : 1 g
- Lip : 1.5 g

Le Bon Paris à l'étouffée -25% de sel Herta

- Additifs : 3
- Teneur en sel : 1.5 g

Un classique de la catégorie allégé en sel : pas de polyphosphates, pas de gélifiant, des additifs en nombre limité et du dextrose. C'est correct.

- Cal : 108
- Prot : 21 g
- Glu : 0.4 g
- Lip : 2.5 g

Le Torchon - 25 % de sel Fleury Michon

- Additifs : 2
- Teneur en sel : 1.4 g

Un jambon label Bleu-Blanc-Cœur avec moins de sel et un peu plus d'oméga-3 qu'un jambon classique (0.11 g/100 g), ce qui n'est pas énorme, il faut le reconnaître.

- Cal : 119
- Prot : 21 g
- Glu : 0.8 g
- Lip : 3.5 g

LE TOP

Jambon supérieur -25 % de sel Carrefour

- Additifs : 3
- Teneur en sel : 1.4 g

Un jambon MDD qui n'a rien à envier aux grandes marques : une teneur en sel correcte et 2 additifs dont des nitrites pour la conservation, comme dans tous les jambons.

- Cal : 110
- Prot : 20 g
- Glu : 0.8 g
- Lip : 3 g

Jambon cuit à l'étouffée Madrange

- Additifs : 2
- Teneur en sel : 1.8 g

Un jambon plutôt simple, quelques arômes et des conservateurs. La teneur en sel est correcte. C'est pas mal !

- Cal : 108
- Prot : 20.5 g
- Glu : 0.8 g
- Lip : 2.5 g

Jambon supérieur -25% de sel Casino

- Additifs : 3
- Teneur en sel : 1.38 g

Ce jambon présente en faible teneur en sel et en plus il est issu de la filière Bleu-Blanc-Cœur : un apport supplémentaire en oméga-3 non négligeable. Un bon produit !

- Cal : 114
- Prot : 21 g
- Glu : 1 g
- Lip : 2.9 g

LE FLOP

Jambon Carrefour Discount

- Additifs : 5
- Teneur en sel : 2.3 g

84 % de jambon de porc, du sirop de glucose en 2e ingrédient et de nombreux additifs. On comprend mieux pourquoi ce jambon est moins cher que les autres !

- Cal : 113
- Prot : 19.2 g
- Glu : 2.4 g
- Lip : 2.9 g

Jambon fumé Le Bon Paris Herta

- Additifs : 2
- Teneur en sel : 1.9 g

Seulement 2 additifs et une teneur en sel correcte. Mais ce jambon est fumé, donc contient des HAP, potentiellement cancérigènes. On laisse en rayon.

- Cal : 107
- Prot : 21 g
- Glu : 0.4 g
- Lip : 2.4 g

Emincé de poulet rôti Fleury Michon

- Additifs : 2
- Teneur en sel : 1.9 g

2 additifs et 1.9 g de sel, c'est correct. Mais, une faible proportion de poulet (83 %), beaucoup d'eau, présence de sirop de glucose et de fécule de manioc. C'est non !

- Cal : 175
- Prot : 22 g
- Glu : 1.6 g
- Lip : 9 g

Rapé de jambon Herta

- Additifs : 9
- Teneur en sel : 2.6 g

Riche en eau (2e ingrédient) et en sel ! On y retrouve aussi du sucre et pas moins de 9 additifs. Un produit de mauvaise qualité, comme les allumettes de Fleury Michon.

- Cal : 110
- Prot : 20 g
- Glu : 2 g
- Lip : 2.3 g

Bloc de jambon cuit sandard Eco+ (Leclerc)

- Additifs : 13
- Teneur en sel : NC

2/3 de jambon, 1/3 d'eau et 13 additifs : polyphosphates, gélifiants, nitrites, sirop de glucose... On laisse en rayon !

- Cal : NC
- Prot : NC
- Glu : NC
- Lip : NC

Filet de dinde Monique Ranou (Intermarché)

- Additifs : 4
- Teneur en sel : 2.3 g

Du blanc de dinde avec 83 % de viande, de l'eau, une teneur élevée en sel pour ce type de produit et 4 additifs. Il y a vraiment mieux !

- Cal : 96
- Prot : 19.9 g
- Glu : 1.3 g
- Lip : 1.2 g

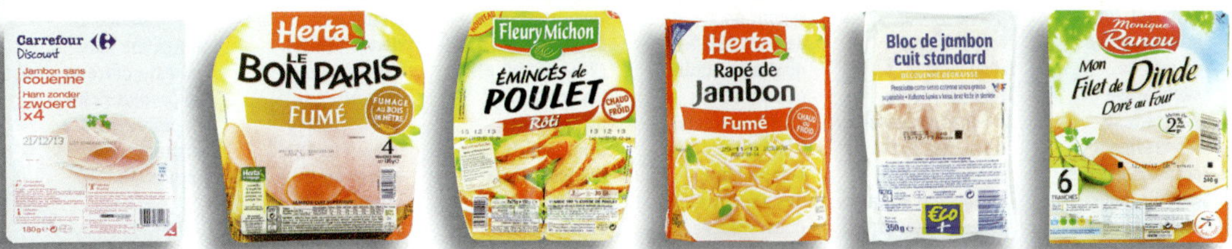

NON

Saucisses et saucissons

OUI

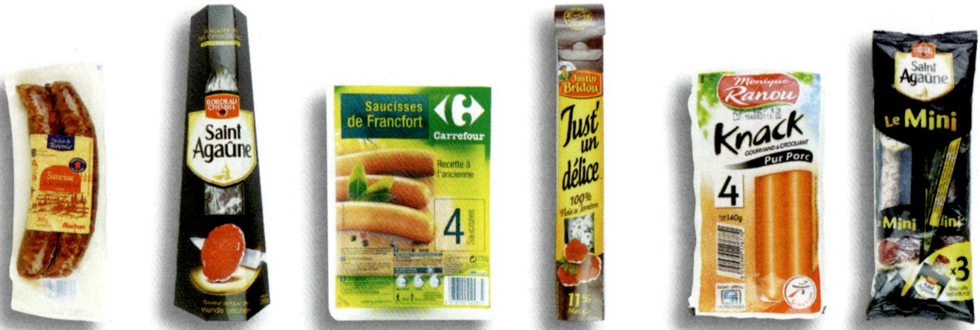

Saucisses de Montbéliard Auchan

- Additifs : 1
- Teneur en sel : 1.8 g

Viande de porc, sel, boyau naturel, épices, un peu de saccharose et de dextrose.
À consommer occasionnellement car la teneur en lipides est importante.

- Cal : 321
- Prot : 16.4 g
- Glu : 0.5 g
- Lip : 28.2 g

Délice de St Agaûne Bordeau Chesnel

- Additifs : 3
- Teneur en sel : 4,8 g

Une très bonne teneur en protéines d'où un apport raisonnable en calories. Présence de nitrites mais cet additif est systématique dans les charcuteries. Un bon produit.

- Cal : 273.4
- Prot : 40.1 g
- Glu : 0.8 g
- Lip : 12.2 g

LE TOP

Saucisses de Francfort Carrefour

- Additifs : 5
- Teneur en sel : 2.4 g

Une bonne teneur en viande de porc (88 %), quelques additifs et une teneur en sel correcte. C'est mieux que bon nombre des saucisses concurrentes.

- Cal : 225
- Prot : 13.4 g
- Glu : 1.1 g
- Lip : 18.6 g

Just'un délice Justin Bridou

- Additifs : 2
- Teneur en sel : NC

La meilleure teneur en viande de la sélection (230 g/100 g). Un bon apport en protéines avec peu de lipides. Mieux que les autres charcuteries Justin Bridou !

- Cal : 271
- Prot : 41 g
- Glu : 1 g
- Lip : 11 g

Knacks Monique Ranou

- Additifs : 5
- Teneur en sel : 1

Une bonne teneur en viande (74 %), des arômes naturels, pas d'HAP (arôme fumée) et une teneur en sel très correcte. C'est pas mal pour des knacks !

- Cal : 281
- Prot : 12 g
- Glu : 2 g
- Lip : 25 g

Le mini Saint Agaune

- Additifs : 3
- Teneur en sel : NC

Un peu plus gras que le Délice de St Agaûne mais ça reste correct. Un produit riche en protéines, à grignoter pour l'apéro.

- Cal : 355
- Prot : 41 g
- Glu : 4.25 g
- Lip : 19.3 g

LE FLOP

Mini saucisson sec pur porc U

Additifs : 2
Teneur en sel : 4.37 g
Des mini-saucissons avec une faible teneur en viande (168 g/100 g) et peu de protéines. Un produit vraiment gras et donc très calorique. Passez votre chemin !

- Cal : 528
- Prot : 24.2 g
- Glu : 4.3 g
- Lip : 45.9 g

Knacki Ball original Herta

Additifs : 5
Teneur en sel : NC
70 % de viande de porc. Le reste c'est de l'eau, des protéines de lait, du dextrose, des colorants, des nitrites et la possible présence d'HAP. Ça en fait du monde !

- Cal : 263
- Prot : 11.5 g
- Glu : 2 g
- Lip : 23 g

La saucisse traditionnelle Cochonou

- Additifs : 1
- Teneur en sel : NC

La teneur en viande au départ est faible (159 g/100 g) et celle en graisses à l'arrivée élevée. Avec une viande de meilleure qualité, on aurait pu conseiller ce produit.

- Cal : 455
- Prot : 27 g
- Glu : 3.6 g
- Lip : 37 g

Knacki Herta

- Additifs : 5
- Teneur en sel : 1.8 g

Ces saucisses ont été fumées au bois de hêtre. Elles contiennent probablement des HAP qui s'ajoutent aux nitrites, colorants, dextrose... Pas grand-chose de bon...

- Cal : 265
- Prot : 12 g
- Glu : 2 g
- Lip : 23 g

Bâton de berger Justin Bridou

Additifs : 3
Teneur en sel : NC
Un saucisson avec peu de viande (165 g/100 g) donc moins de protéines et plus de graisses. La teneur en sel n'est pas communiquée. On laisse.

- Cal : 458
- Prot : 26 g
- Glu : 3 g
- Lip : 38 g

Saucisses de Francfort Stoeffler

- Additifs : 9
- Teneur en sel : < 2 g

Pas moins de 9 additifs dont des polyphosphates, des exhausteurs de goût et du nitrite de sodium. Des saucisses très (trop !) chargées en additifs.

- Cal : NC
- Prot : NC
- Glu : NC
- Lip : NC

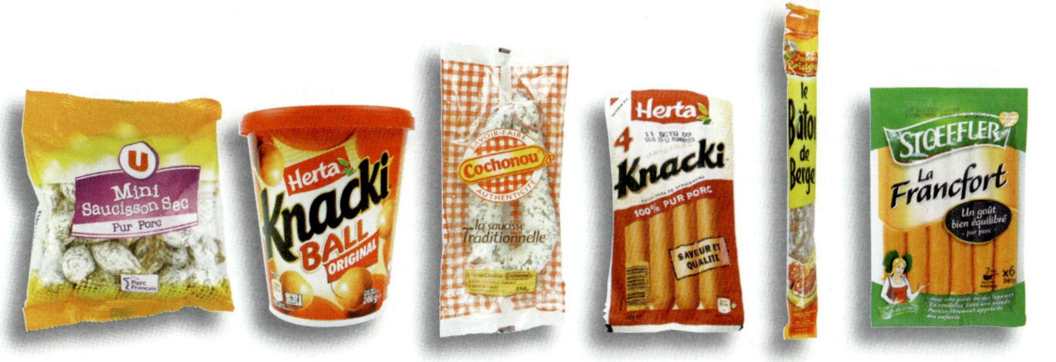

* NC = non communiqué

NON

RAYON FRAIS

Cordons bleus, panés, nuggets

OUI

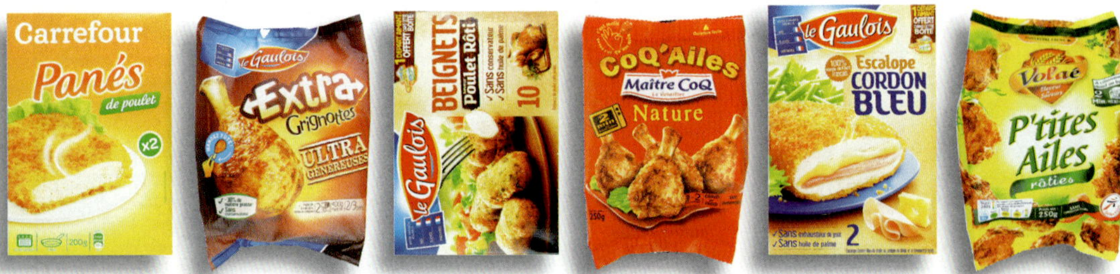

Panés de poulet Carrefour

- Viande : 55 %
- Nitrites : non

Une liste d'ingrédients plutôt courte pour ce type de produit. Un arôme naturel de poivre comme seul additif. Pas trop de sel (1 g). Un bon produit de marque de distributeur !

- Cal : 254
- Prot : 12.4 g
- Glu : 16.1 g
- Lip : 15.1 g

Extra Grignottes nature Le Gaulois

- Viande : 87 %
- Nitrites : non

87 % de viande, seulement 1 épaississant, pas d'ajout de graisse, un peu de glucose. Une liste d'ingrédients plus courte que la majorité des produits de cette gamme.

- Cal : 150
- Prot : 21 g
- Glu : 2 g
- Lip : 6.3 g

LE TOP

Beignets saveur Poulet rôti Le Gaulois

- Viande : 52 %
- Nitrites : non

Une teneur en viande un peu limite mais une recette assez simple, arômes naturels. Quelques additifs et de l'huile de tournesol. Tout juste correct.

- Cal : 244
- Prot : 10.9 g
- Glu : 16.5 g
- Lip : 14.6 g

Coq'Ailes Nature Maître Coq

- Viande : 83 %
- Nitrites : non

Un produit constitué essentiellement de viande avec un peu de glucose, de protéines de soja, d'arôme et d'amidon transformé. Ça va...

- Cal : 199
- Prot : 22 g
- Glu : 3 g
- Lip : 11 g

Escalope cordon bleu Le Gaulois

- Viande : 58 %
- Nitrites : non

Un certains nombre d'additifs : gélifiants, sels de fonte, arômes... mais pas de nitrites. 5,1 % de fromage, 58 % de viande et une panure comme à la maison. À la rigueur...

- Cal : 231
- Prot : 15 g
- Glu : 15 g
- Lip : 12 g

P'tites Ailes rôties Volaé (Intermarché)

- Viande : 85 %
- Nitrites : non

La viande est largement majoritaire, les additifs sont présents mais pas trop nombreux (3). C'est correct pour ce type de produit.

- Cal : 200
- Prot : 21.6 g
- Glu : 2.8 g
- Lip : 11.4 g

LE FLOP

Nuggets de poulet Père Dodu

- Viande : 34 %
- Nitrites : non

Peu de viande de poulet, de l'eau en 2e ingrédient et beaucoup trop d'additifs : stabilisants, conservateur, émulsifiant... Voulez-vous vraiment donner ca à vos enfants ?

- Cal : 205
- Prot : 15.2 g
- Glu : 13.6 g
- Lip : 10 g

Cordons bleus de dinde Pic express

- Viande : 49 %
- Nitrites : oui

Une flopée d'additifs (antioxydant, épaississants, exhausteurs, conservateurs...) et des ingrédients transformés (amidons, sirop de glucose...). À éviter !

- Cal : 220
- Prot : 13 g
- Glu : 12 g
- Lip : 13 g

Escalope Cordon bleu Père Dodu

- Viande : 45 %
- Nitrites : oui

Peu de viande mais des nitrites qui s'ajoutent à une liste d'additifs déjà beaucoup trop longue. Sans hésitation, c'est non !

- Cal : 190
- Prot : 14 g
- Glu : 15 g
- Lip : 8 g

Beignets de poulet Casino

- Viande : 28 %
- Nitrites : non

Une liste d'ingrédients interminable, 28 % de viande de poulet et de dinde et 8 additifs ! Un produit loin d'être naturel et sain.

- Cal : 255
- Prot : 11 g
- Glu : 19 g
- Lip : 14 g

Pané Savoyard Façon Tartiflette Le Gaulois

- Viande : environ 20 %
- Nitrites : non

Un produit qui présente le record de la plus faible teneur en viande ! Pas de nitrites mais de l'amidon modifié, un sel de fonte, des gélifiants... On laisse.

- Cal : 249
- Prot : 9.4 g
- Glu : 20.6 g
- Lip : 13.8 g

Croc' Kebab Père Dodu

- Viande : NC
- Nitrites : non

La teneur en viande n'est pas communiquée mais au vue de la longueur de la liste d'ingrédients, on se doute qu'elle ne doit pas atteindre des sommets... 17 additifs ! Fuyez !

- Cal : 220
- Prot : 12.5 g
- Glu : 13.5 g
- Lip : 12.5 g

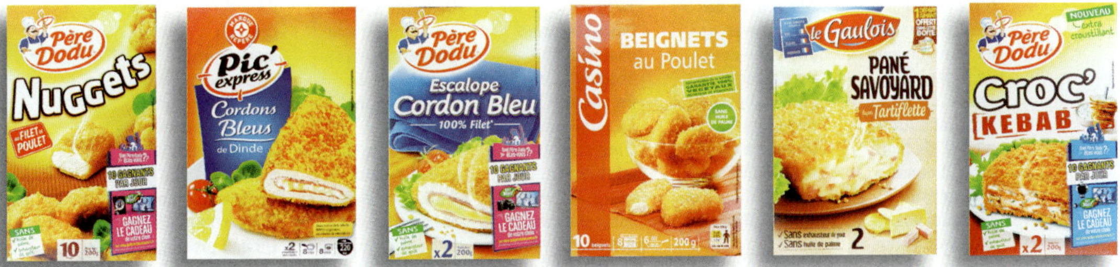

* NC = non communiqué

NON

OUI

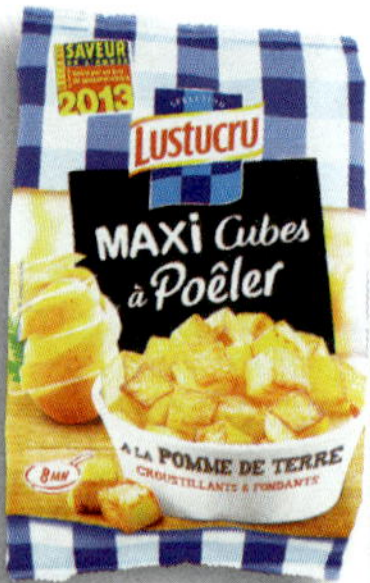

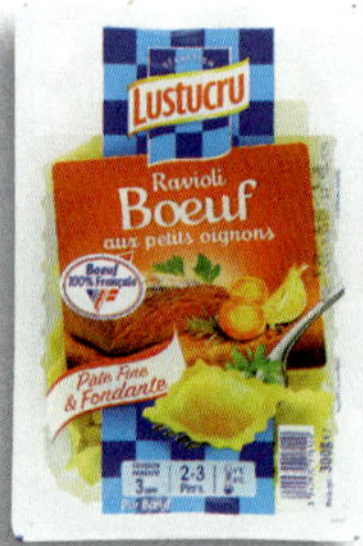

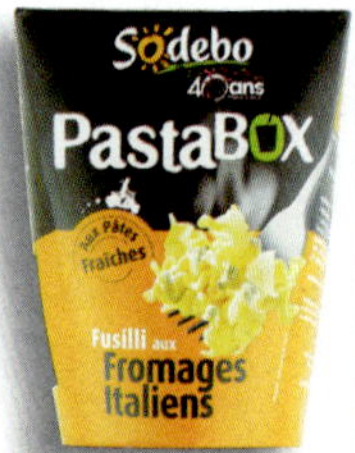

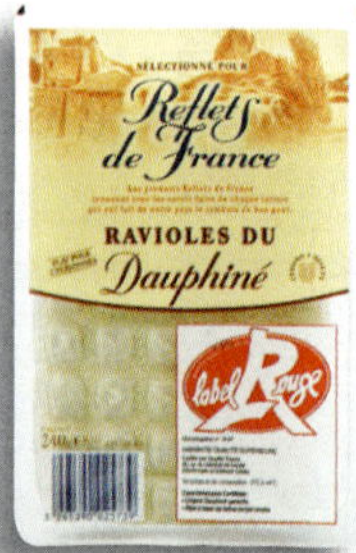

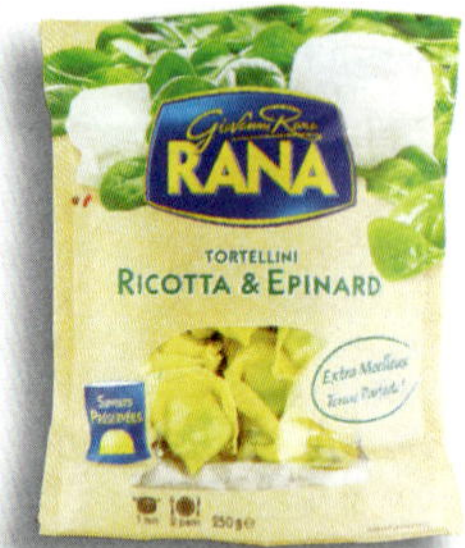

Maxi Cubes à poêler Lustucru

- Additifs : 0
- Pomme de terre : 90 %

90 % de pomme de terre, un peu de farine, de l'huile, du sel, et c'est tout. Aucun additif. Un bon produit dans sa catégorie. Pourquoi pas de temps en temps !

- Cal : 168
- Prot : 3.3 g
- Glu : 30 g
- Lip : 3.3 g

Ravioli bœuf aux petits oignons Lustucru

- Additifs : 1
- Bœuf : 16.8 %

Des raviolis de qualité avec une farce dont l'ingrédient principal est la viande de bœuf. Un arôme comme seul additif. Un produit simple et naturel. Bravo !

- Cal : 235
- Prot : 9.5 g
- Glu : 35 g
- Lip : 5.8 g

PastaBox Fusili aux fromages italiens Sodebo

- Additifs : 2
- Fromages : 12 %

Des pâtes avec une sauce à base de crème fraîche légère. Au total une liste d'ingrédients relativement courte. Sans conteste l'une des meilleures Pastabox.

- Cal : 172
- Prot : 7.5 g
- Glu : 17.8 g
- Lip : 7.6 g

Ravioles du Dauphiné Reflets de France

- Additifs : 0
- Fromage : 45 %

De petits raviolis constitués d'une pâte aux œufs frais farcie de fromage blanc, de comté, d'emmental, de persil, d'œufs frais, de beurre. Rien à dire, c'est parfait.

- Cal : NC
- Prot : NC
- Glu : NC
- Lip : NC

LE TOP

Tortellini Ricotta & épinards Giovanni Rana

- Additifs : 1
- Ricotta : 22.5 %

Que des ingrédients naturels (ricotta, pommes de terre, lait, farine de blé, fromage) et 11 % d'épinards. Un acidifiant et des arômes naturels. Un bon produit.

- Cal : 255
- Prot : 9 g
- Glu : 35.5 g
- Lip : 8 g

LE FLOP

Tortellini Carbonara Lunch Box

- Additifs : 7
- Viande : 11.2 %

Une longue liste d'ingrédients avec de l'amidon transformé, des additifs... C'est pratique mais côté qualité nutritionnelle, ce n'est pas vraiment ça !

- Cal : 171
- Prot : 5.6 g
- Glu : 16 g
- Lip : 9.1 g

Ravioli aux 3 viandes Carrefour

- Additifs : 5
- Viande : 20.6 %

La farce est un mélange de viande, d'eau, de riz et d'une liste d'ingrédients qui ne donne pas envie : dextrose, arômes, conservateurs, acidifiants, glucose, dextrose...

- Cal : 253
- Prot : 13 g
- Glu : 36 g
- Lip : 6.4 g

Tortellini Jambon PastaBox

- Additifs : 9
- Jambon : 6 %

Côté pâtes ça va. Côté farce et accompagnement, la liste des ingrédients est longue. On est bien loin d'un plat maison. Un peu plus de simplicité aurait été appréciée.

- Cal : 155
- Prot : 6.4 g
- Glu : 16.3 g
- Lip : 6.7 g

Tortellini Ricotta épinards Casino

- Additifs : 6
- Ricotta : 7.2 %

Peu de ricotta, peu d'épinards (5.6 %) et beaucoup d'additifs (émulsifiant, stabilisant, antioxygènes, acidifiant) ! À laisser en rayon.

- Cal : 263
- Prot : 9.4 g
- Glu : 45 g
- Lip : 4.3 g

Penne Jambon Boursin Fleury Michon

- Additifs : 3
- Jambon : 7 %

50 % de pâtes, 14 % de Boursin et de l'huile de colza, ça partait bien. C'était sans compter la mauvaise qualité des allumettes de jambon cuit (7 %) : dextrose, gélatine, additifs...

- Cal : 190
- Prot : 5.7 g
- Glu : 19.1 g
- Lip : 9.8 g

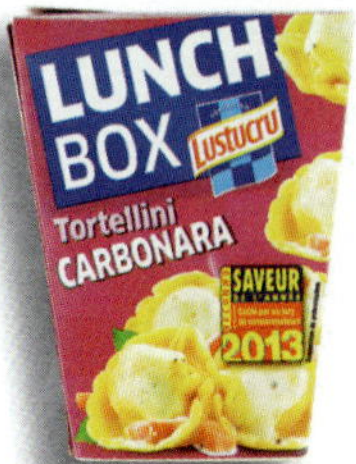

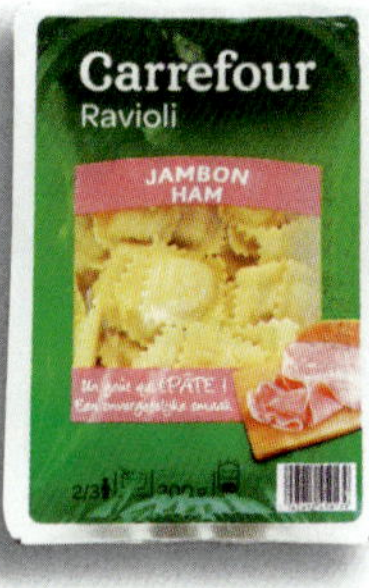

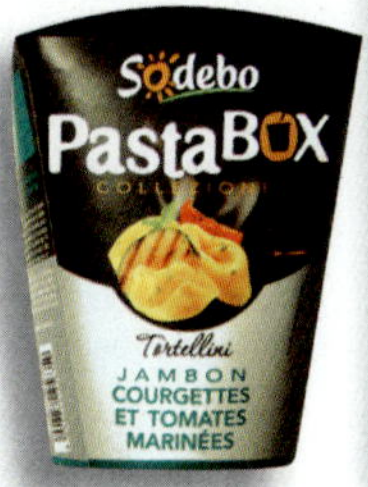

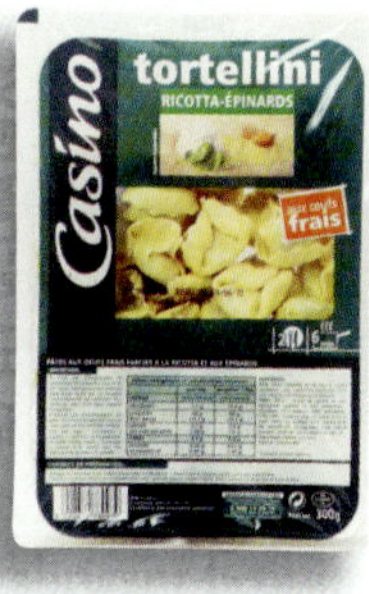

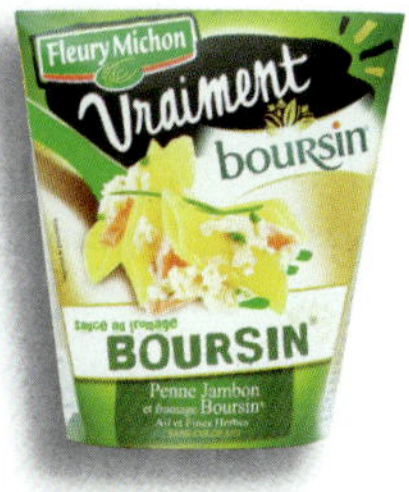

* NC = non communiqué

NON

OUI

Pâtes à tarte, crêpes, pâtes à gâteaux

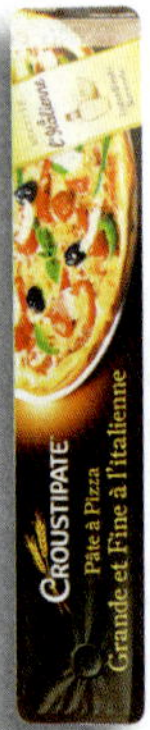

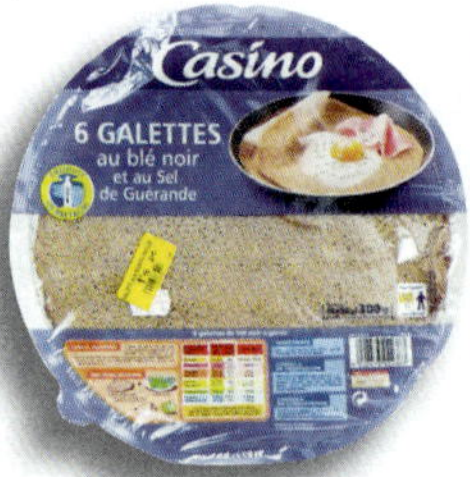

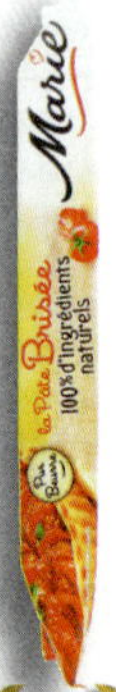

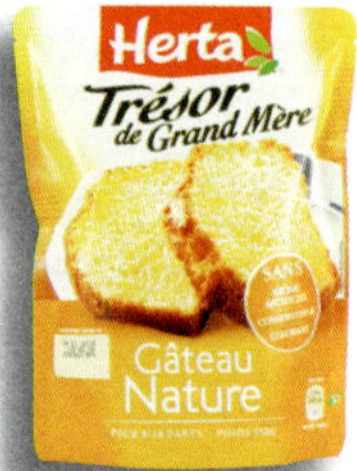

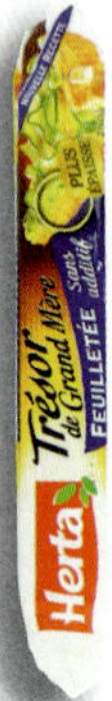

Pâte à Pizza à l'italienne Croustipate

- Mat. Grasses : huile d'olive
- Additifs : 0

Une pâte à pizza réalisée avec les mêmes ingrédients que la recette originale : farine de blé, eau, huile d'olive, levure et sel. Très bon produit !

- Cal : 278
- Prot : 6.6 g
- Glu : 46.1 g
- Lip : 6.7 g

Galettes au blé noir Casino

- Mat. grasses : non
- Additifs : 0

Eau, farine, sel : extra simple ! Naturellement sans gluten, le blé noir est aussi plus riche en fibres et en minéraux que le blé.

- Cal : 141
- Prot : 5.4 g
- Glu : 25 g
- Lip : 1.5 g

La pâte brisée 100% naturelle Marie

- Mat. Grasses : beurre pâtissier
- Additifs : 0

Une pâte à tarte à base de beurre pâtissier et non à base d'huile comme la plupart de ces concurrentes. Simple et bon !

- Cal : 379
- Prot : 5.6 g
- Glu : 45.9 g
- Lip : 19.2 g

LE TOP

Trésor de Grand Mère Herta

- Mat. Grasses : colza, tournesol
- Additifs : 4

Une pâte à gâteaux toute prête à enfourner avec des additifs dont on se passerait bien. Globalement correct mais c'est tout de même mieux fait maison !

- Cal : 436
- Prot : 4.95 g
- Glu : 44.5 g
- Lip : 26.4 g

Pâte feuilletée Herta

- Mat. Grasses : palme, colza, tournesol
- Additifs : 0

Présence d'huile de colza, liste d'ingrédients courte et aucun additif. 3 qualités retrouvées dans toutes les pâtes à tarte Herta.

- Cal : 396
- Prot : 5.8 g
- Glu : 37.9 g
- Lip : 23.6 g

LE FLOP

Fondant au chocolat Leclerc

- Mat. Grasses : colza et tournesol
- Additifs : 8

Une pâte à gâteau, très pratique : versez le produit dans un moule, et hop, au four ! Mais pas mal d'additifs et seulement 20 % de chocolat...

- Cal : 420
- Prot : 6.5 g
- Glu : 42 g
- Lip : 24 g

Gâteau Minute Pépites de chocolat Ancel

- Mat. Grasses : huile de noix de coco
- Additifs : 8

Versez la poudre du sachet et du lait dans votre mug, et après 1 min au micro-onde vous obtenez un « mug cake » très industriel et bourré d'additifs !

- Cal : 282
- Prot : 7.4 g
- Glu : 50.1 g
- Lip : 5.5 g

Pâte à tarte brisée Tous les jours Casino

- Mat. Grasses : palme, colza
- Additifs : 3

Une pâte avec de l'huile de colza mais aussi des conservateurs, des colorants, des agents de traitement de la farine dont on se passerait bien... Évitez les 1ers prix !

- Cal : 364
- Prot : 6 g
- Glu : 44 g
- Lip : 18 g

Crêpes sucrées Dessaint

- Mat. Grasses : colza
- Additifs : 4

Du lait en poudre réhydraté, du dextrose de blé, de l'amidon transformé, de la poudre à lever... Pourquoi compliquer une recette si facile à faire à la maison ?

- Cal : 230
- Prot : 6 g
- Glu : 34 g
- Lip : 7 g

Pâte à cookies de Herta

- Mat. grasses : palme, colza
- Additifs : 7

Présence de margarine, d'œuf en poudre, de sirop de glucose en poudre, d'amidon. Une bonne teneur en chocolat mais 7 additifs, c'est vraiment trop !

- Cal : 441
- Prot : 4.3 g
- Glu : 59.6 g
- Lip : 20.2 g

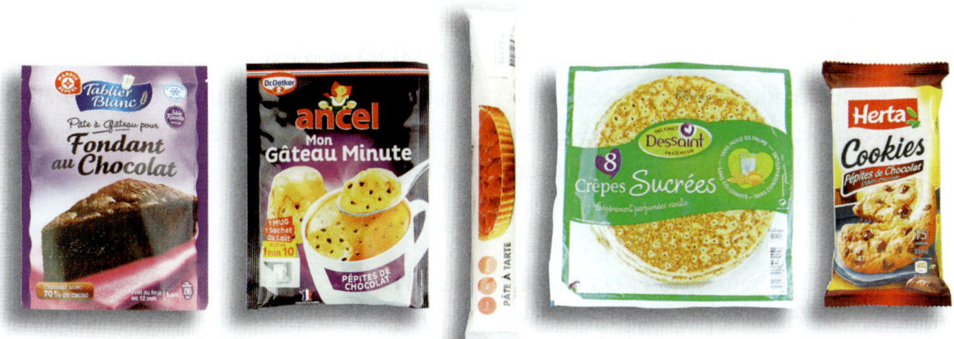

NON

Papa, c'est quoi cette bouteille de lait ?

Si le rayon lait s'est considérablement diversifié en 10 ans avec l'apparition de nombreux laits spéciaux (enrichis en calcium, en vitamines, en oméga-3, appauvris en lactose...), la tendance est aujourd'hui au bio qui résiste mieux à la crise que les produits « santé ».

●●● Au rayon lait liquide, les deux grandes marques nationales Lactel et Candia occupent à elles deux un tiers du marché, le reste étant occupé par les marques de distributeurs (MDD). Depuis 10 ans, Lactel et Candia ont énormément diversifié l'offre en proposant des laits spécifiques : sans lactose, enrichis en vitamine D, en calcium, appauvris en protéines, etc. Le créneau des laits « classiques » (UHT, demi-écrémé...) est majoritairement occupé par les MDD même si, elles aussi, diversifient leurs gammes et donnent dans le bio. En 5 ans, on est passé de 22 à 79 références différentes dans le rayon lait.

Le bio a le vent en poupe

Les Français consomment peu de lait par rapport aux Européens du Nord : 41 litres par habitant en moyenne contre, par exemple, 111 pour les Finlandais. Si les ventes de lait reculent globalement en France, celles du bio augmentent continuellement depuis une dizaine d'années. Aujourd'hui, ce dernier représente presque 10 % des laits consommés.

Parmi les nouveaux laits lancés par les marques, le lait bio constitue l'innovation la plus fréquente, devant le lait aromatisé, le lait à teneur réduite en lactose et le lait produit localement. Le lait standard UHT reste le plus consommé avec 85 % des ventes contre seulement 13 % pour les laits spécifiques et 2 % pour le lait frais.

Quelques chiffres

La consommation de lait est fortement liée à l'âge : 90 % des enfants de 3 à 14 ans en ont bu au cours de la semaine pour seulement 63 % des 15 à 65 ans. Les 3⁄4 de la consommation se fait au petit déjeuner mais 38 % des enfants en consomment aussi au goûter. Les garçons jusqu'à l'âge de 17 ans en boivent plus souvent que les filles, et à l'âge adulte, ce sont les femmes qui en consomment le plus.

Nutritionnellement, ça donne quoi ?

Le lait commercialisé provient de grands mélanges. Sa composition est à peu près constante. Composé à 87 % d'eau, le lait entier contient 5 % de sucre (le lactose), 3.6 % de graisses (principalement des graisses saturées) et 3.5 % de protéines de bonne qualité. Le lait entier apporte quelques vitamines du groupe B (B2 et B12) et des vitamines A et D (les laits demi-écrémé et écrémé en sont dépourvus). Le lait est généralement présenté comme un aliment santé idéal, incontournable et en particulier un aliment favorable à la croissance et à la santé des os en raison de sa richesse en calcium. C'est exagéré. Avec 120 mg pour 100 g, le lait est effectivement riche en calcium mais d'autres aliments renferment bien plus de ce minéral (sardines, amandes, figues séchées, noix du Brésil, épinards...). Ainsi le lait n'est pas un « passage obligé ». Si l'enfant l'aime, il peut en consommer, s'il ne l'aime pas, rien de grave, inutile de le forcer.

Quels laits choisir ?

Viva Candia

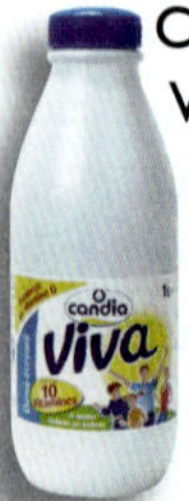

Calcium : 120 mg
Vitamine D : 0.75 µg
Lactose : 2.8 g
Prix moyen : 1 €/litre

Un lait contenant diverses vitamines (A, E, D, vitamines du groupe B) et deux fois moins de lactose qu'un lait classique. N'en attendez pas des miracles : les doses de vitamine D sont trop faibles pour avoir un effet sur la santé osseuse !

Viva+ Candia

Calcium : 144 mg
Vitamine D : 0.75 µg
Prix : 1.10 €/litre à 1.40 €/litre

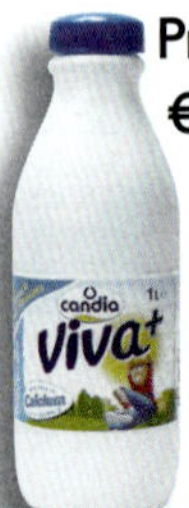

Comme Viva, ce lait est enrichi en vitamines, en calcium (144 mg au lieu de 120 mg) et en protéines (4 g au lieu de 3.15 g). Enrichissement en protéines qui n'a pas un très grand intérêt car les déficits sont rares chez les enfants. En revanche, celui-ci n'est pas appauvri en lactose.

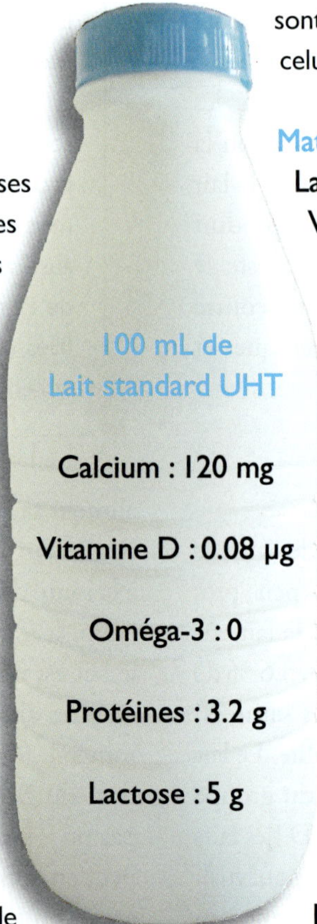

Matin Léger Lactel

Lactose : 0.5 g
Vitamine D : 0.75 µg
Prix moyen : 1.30 €/litre

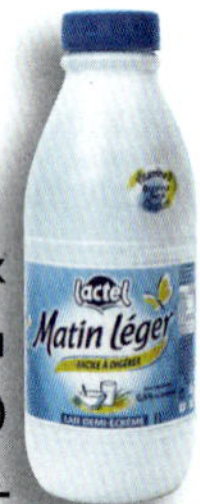

Ce lait convient aux enfants intolérants au lactose, il en contient 10 fois moins qu'un lait normal. Il est aussi enrichi en vitamine D mais là encore à un niveau trop faible pour un quelconque effet.

Grandlait UHT Lactel

Calcium : 120 mg
Oméga-3 : 13 mg si 1/2 écrémé et 30 mg si entier
Prix moyen : ½ écrémé 0.90 €/litre, entier 1.40 €/litre

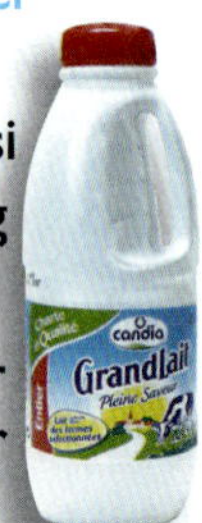

Ce lait est issu de la filière Bleu-Blanc-Cœur. Des graines de lin ont été introduites dans l'alimentation des vaches afin d'augmenter la teneur en oméga-3 du lait. Une qualité assez intéressante puisque le déficit en oméga-3 est fréquent dans la population.

Attention : le Grandlait du rayon frais (pasteurisé) n'est pas issu de la filière Bleu-Blanc-Cœur.

Lait Bio Lactel

Calcium : 120 mg

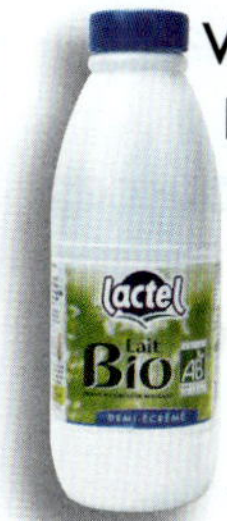

Vitamine D : lait non enrichi

Prix moyen : 1.20 €/litre

Avec ce lait, vous serez assuré que la vache qui l'a produit vit dans un environnement conçu pour son bien-être, broute de l'herbe bio et variée, est soignée sans antibiotiques avec des médecines douces.... Côté avantages nutritionnels (oméga-3, antioxydants, vitamines...), malheureusement aucune étude n'est encore parvenue à montrer clairement la supériorité des laits bio par rapport aux laits classiques. En revanche, vous n'y trouverez aucune trace de pesticide.

Bol de vie Lactel

Calcium : 120 mg

Vitamine D : 0.75 µg

Prix moyen : 1 €/litre

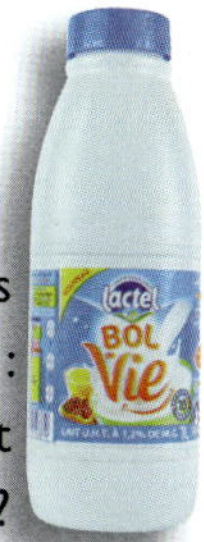

Un lait qui présente les mêmes caractéristiques qu'un lait standard : 120 mg de calcium, 5 g de lactose et 3.2 g de protéines. Sa particularité ? Il est enrichi en vitamines (dans les mêmes proportions que Viva). Cet enrichissement est trop faible pour avoir des effets sur l'organisme. Mais pourquoi pas, puisque son prix n'est pas trop élevé.

Sojasun calcium et vitamine D

Calcium: 144 mg

Vitamine D : 0.75 µg

Prix moyen : 1.10 €/litre

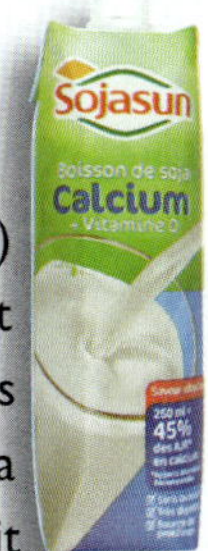

Une boisson à base de soja (79 %) enrichie en calcium (144 mg, c'est un peu plus que le lait standard mais fondamentalement, ça ne changera pas grand-chose.) Aussi, ce produit peut être plus digeste pour votre enfant puisqu'il est sans lactose.

Des desserts « pour des os costauds »

Comment ravir les papilles d'un enfant tout en lui offrant le meilleur pour sa croissance ? Offrez-lui des produits laitiers ! Enfin, ça c'est ce que conseillent Danone et Yoplait. La vérité : les produits laitiers pour enfants sont certes de bonnes sources de calcium mais souvent aussi de sucre, de colorants, de conservateurs... Mieux vaut donc les consommer nature ou avec modération.

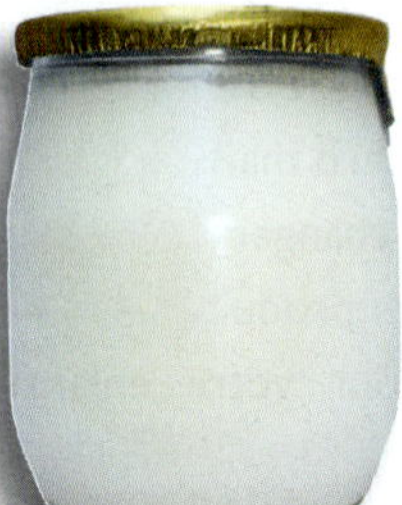

Un yaourt c'est quoi ?

Le **yaourt** est un lait fermenté par deux souches bactériennes bien précises : le *Lactobacillus bulgaricus* et le *Streptococcus thermophilus*. Qu'il soit ferme, brassé, nature, aux fruits ou aromatisé, pour recevoir la dénomination yaourt, il doit avoir été fermenté exclusivement par ces deux bactéries que l'on doit retrouver vivantes dans le pot. Le yaourt est donc un produit vivant. À partir du moment où le lait a été ensemencé avec d'autres ferments, on parle de **laits fermentés**. Par exemple *Activia* de Danone est un lait fermenté avec des bifidobactéries (*Bifidobacterium bifidum*...). *Actimel* est un lait fermenté avec du *Lactobacillus casei* DN-114001.

Le **fromage blanc** est un fromage frais non affiné (le lait est caillé en présence de ferments lactiques et de présure puis égoutté). Le caillé est ensuite mis en pot (faisselle) ou battu (fromages blancs lisses). Les **petits suisses** sont également des fromages frais non affinés mais ils ont subi un égouttage plus important ; ils sont donc plus fermes que les fromages blancs. Les **crèmes desserts**, les laits emprésurés, les riz au lait et les gâteaux de semoule ne sont pas fermentés. Ils ne contiennent donc pas de bactéries vivantes.

Nutritionnellement, ça donne quoi ?

Fermes ou brassés, les yaourts et les laits fermentés nature ont les qualités nutritionnelles du lait (lire page 93) à ceci près qu'ils contiennent moins de lactose (il est digéré par les bactéries dans le pot). La teneur en matières grasses dépend du lait utilisé et s'il est enrichi en crème ou pas. Elle varie de 0 % à 5 %. Leur intérêt nutritionnel tient principalement à la présence des fameuses bactéries qui favorisent la « bonne » flore intestinale qui joue un rôle dans l'immunité et à la qualité de leurs protéines (3 à 4 g/100 g dans les yaourts,

Ferme, brassé ou à boire

Les yaourts brassés sont mis en pot après avoir été fermentés et brassés dans des cuves alors que pour les yaourts fermes, la fermentation a lieu directement dans le pot. Les yaourts liquides sont fabriqués comme les yaourts brassés mais après le brassage, ils sont battus. Généralement, les yaourts brassés trouvés en supermarchés sont enrichis en crème et sont donc nettement plus caloriques.

5 à 8 g dans le fromage blanc). Comme le lait, on peut en consommer mais sans excès.

Allégations : lisez entre les lignes

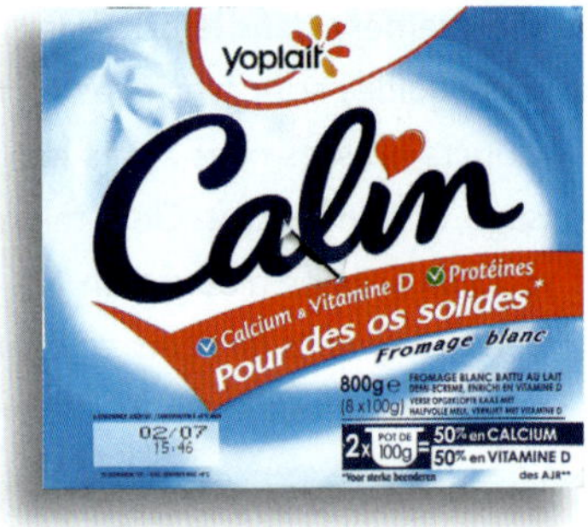

Difficile de ne pas savoir que le calcium et la vitamine D sont indispensables à la santé osseuse tant ce message est martelé sur les emballages et les écrans de télévisions. En fait, pour le calcium et la vitamine D, tous les produits ne sont pas tous à mettre au même niveau. Les *Frulos* de Yoplait par exemple (« *Calcium et Vitamine D* ») apportent 120 mg de calcium/100 g, soit autant que 100 ml de lait... mais avec le sucre et les arômes en plus ! Les *Petits filous* de la même marque en apportent 134 mg soit autant qu'un yaourt nature de base. Le fromage blanc nature *Calin* de Yoplait (« *Pour des os solides* ») en apporte de plus grandes quantités : 200 mg/100 g, et *Gervais aux fruits* de Danone se place sur le haut du podium avec 240 mg. Tous ces produits apportent entre 1.20 et 1.25 µg de vitamine D aux 100 g, soit à peine 5 % des besoins quotidiens (lire encadré page 100). Les poissons gras sont de bien meilleures sources de cette vitamine : le saumon par exemple en apporte 25 µg aux 100 g, les sardines 12 µg.

Attention au sucre

N'oubliez pas que les produits laitiers contiennent pour la plupart du sucre et de nombreux additifs qu'il est toujours préférable d'éviter. Les yaourts aux fruits sont, de ce point de vue, souvent critiquables. En lisant les étiquettes, on constate très souvent qu'ils sont une symphonie d'arômes, de colorants, d'épaississants et souvent aussi de conservateurs. La raison :

Le secret d'une mousse qui tient ? Les additifs !

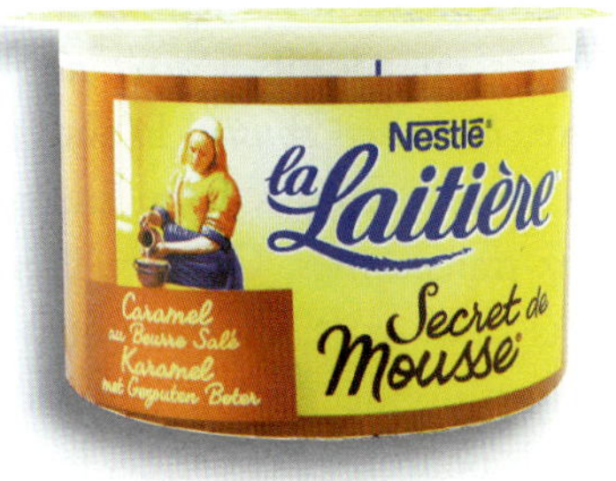

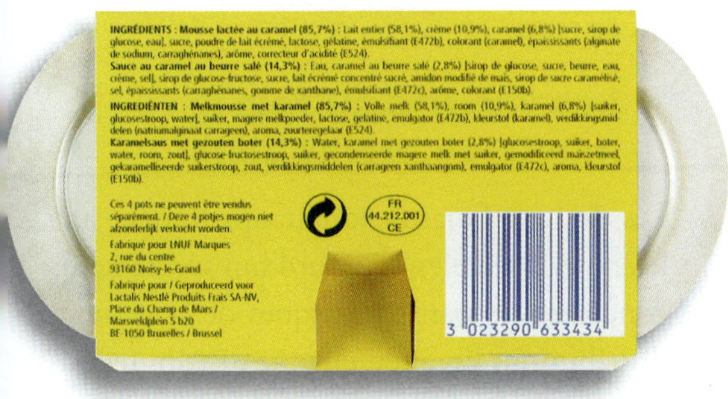

Épaississant (E401)

S'associe aux ingrédients
pour former un gel
ou une consistance épaissie.

Correcteur d'acidité (E524)

Donne un goût acide et conserve.

Sirop de glucose-fructose **(lire page 141)**

Donne une texture plus souple
et « cuillérable ».

Amidon modifié de maïs (E1401 à E1451)

Lie les différents ingrédients.

Carraghénanes (E407)

Épaississent et stabilisent le produit.

Gomme xanthane (E415)

Épaissit et gélifie.

Colorant (E150b)

Issu du caramel, colore en jaune-orangé.

Émulsifiant (E472b)

Favorise l'émulsion,
c'est-à-dire le mélange lait /crème,
et sa stabilisation.

Besoins en calcium et en vitamine D

Si l'on tient compte des **études les plus récentes**, les besoins en calcium sont de 400 mg par jour jusqu'à 3 ans, de 450 mg de 4 à 6 ans, de 550 mg de 7 à 9 ans et de 800 mg de 10 à 19 ans. Pour la vitamine D, les besoins sont de 25 à 40 µg jusqu'à 1 an et de 25 µg par jour ensuite (enfants et adultes).
Remarque : ces valeurs ne correspondent pas aux apports nutritionnels conseillés (ANC) en vigueur (qui datent de 2000). Elles sont inférieures à l'ANC pour le calcium et supérieures pour la vitamine D.

les fruits sont une denrée instable. Sans additifs, ils s'abiment, perdent de leur eau et brunissent.

Du côté des desserts lactés et des crèmes, il y a parfois de bonnes surprises avec des produits aux recettes simples et un peu moins sucrées et/ou grasses que ce que l'on aurait pu imaginer (*Danette*, Riz au lait La Laitière...). D'autres produits sont certes assez légers en calories mais chargés en additifs (*Secret de Mousse* La Laitière, *Danette Crousti*). D'autres enfin sont non seulement gras et/ou sucrés mais aussi assez transformés. Quoi qu'il en soit, les desserts lactés et les crèmes ont très peu d'intérêt nutritionnel. Ils méritent de rester occasionnels pour ne pas habituer les enfants à consommer systématiquement du sucré en fin de repas.

Les yaourts au soja : mieux ou moins bien ?

Les desserts Sojasun longtemps leaders sur le créneau se voient aujourd'hui sévèrement concurrencés par les marques de la grande distribution. En effet, chaque distributeur a désormais son dessert fermenté au soja. Ces produits qui n'ont pas droit à l'appellation yaourt sont fabriqués à partir de tonyu (eau, graines de soja) qui est fermenté par des bactéries lactiques (bifidus ou autres)

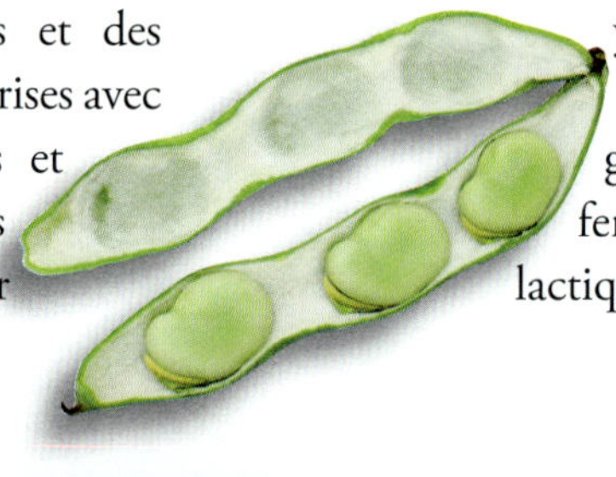

et auquel on ajoute du phosphate de calcium. Nutritionnellement, le yaourt au soja nature est un peu plus riche en protéines que le yaourt nature au lait de vache (4.6 contre 3.3 g/100 g), un peu moins sucré (2 g contre 4.5 g/100 g) mais c'est principalement au niveau du profil des graisses que se situe la différence (moins de graisses saturées, plus d'insaturées). Du point de vue nutritionnel, il y a donc un léger avantage au yaourt au soja qui malheureusement disparaît dès que l'on y ajoute des fruits car les épaississants font alors irruption dans les listes d'ingrédients.

Du point de vue gustatif, en revanche, l'avantage va au yaourt au lait de vache qui, il faut le reconnaître, remporte une adhésion des enfants beaucoup plus large.

Faites LE BON CHOIX

- Privilégiez toujours les produits laitiers les plus simples. Un yaourt nature vaut mieux qu'un yaourt aromatisé qui vaut mieux qu'un yaourt aux fruits ou qu'une crème dessert bourrée d'épaississants, de sucre, de conservateurs et de colorants.
- Il existe une gamme très large de yaourts nature, du petit suisse au yaourt fermenté en passant par le fromage blanc. Vous trouverez un échantillon représentatif de cette gamme à la page suivante.
- Ne vous laissez pas influencer par les allégations sur la croissance et la santé osseuse. Elles ne doivent pas vous faire perdre de vue le fait qu'elles peuvent être apposées sur des produits gras et très sucrés.

Produits laitiers nature

OUI

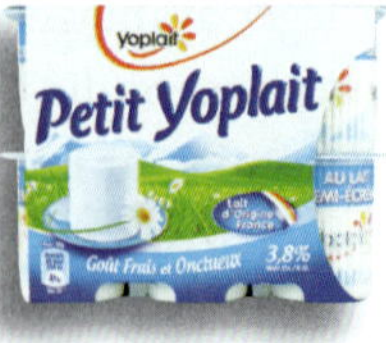

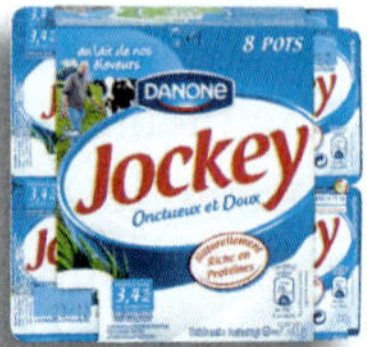

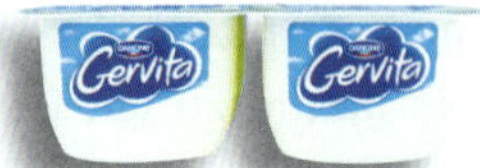

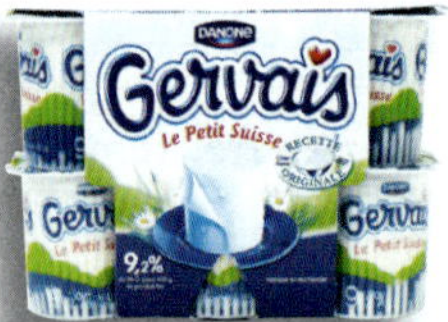

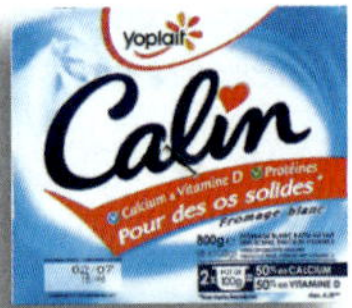

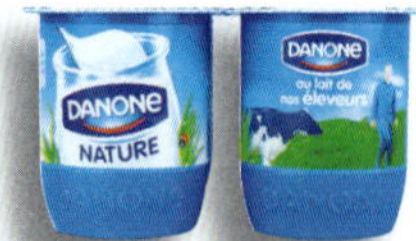

Fromage frais nature Petit Yoplait

Du lait écrémé avec un peu de crème et des ferments. Une bonne dose de protéines pour une teneur en graisses pas trop élevée.

- Cal : 85
- Prot : 9.1 g
- Glu : 3.7 g
- Lip : 3.8 g

Petit Suisse Gervais Danone

Petit suisse à 40 % de matières grasses (ajout de crème). Riche en protéines (9,1 g) mais un peu plus gras et calorique que ses concurrents.

- Cal : 134
- Prot : 9.1 g
- Glu : 3.6 g
- Lip : 9.2 g

Jockey Danone

Fromage blanc issu de la filière Bleu-Blanc-Cœur. La teneur en oméga-3 est plus importante que dans d'autres produits laitiers... mais 20 fois plus faible que dans le maquereau !

- Cal : 77
- Prot : 7.7 g
- Glu : 3.9 g
- Lip : 3.4 g

LE TOP

Câlin Yoplait

Du lait écrémé, un peu de crème, des protéines et minéraux du lait, de la vitamine D (1,25 µg/100 g) pour améliorer l'absorption du calcium et des ferments lactiques. Un fromage blanc pas trop calorique.

- Cal : 78
- Prot : 6.9 g
- Glu : 5 g
- Lip : 3.2 g

Gervita Danone

Ça a l'air léger, la texture est aérée, c'est en réalité très gras (lait entier + crème fouettée). Ajout de gélatine pour figer la texture. À consommer moins souvent que les autres yaourts de la sélection.

- Cal : 135
- Prot : 6.9 g
- Glu : 3.8 g
- Lip : 10.3 g

Le yaourt nature Danone

Du lait partiellement écrémé, du lait en poudre, des ferments + du lactose et des protéines de lait. Un peu moins gras que la moyenne. C'est le yaourt ferme de base.

- Cal : 51
- Prot : 3.7 g
- Glu : 6.9 g
- Lip : 1 g

OUI

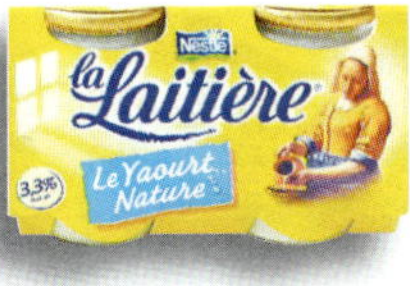

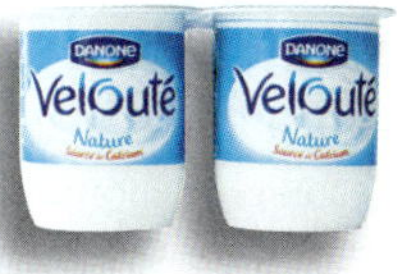

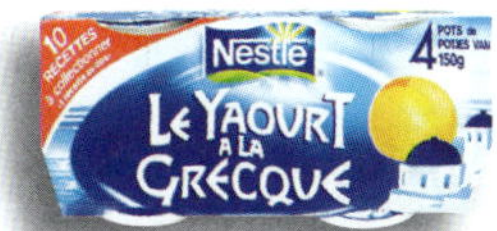

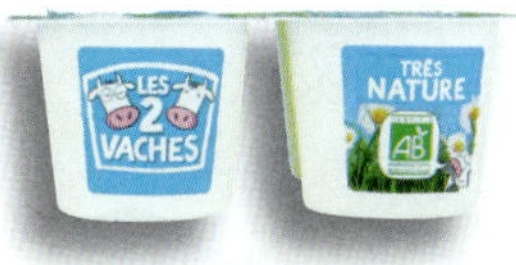

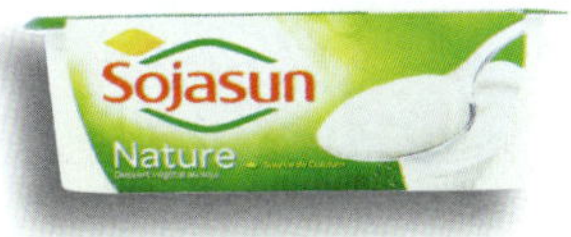

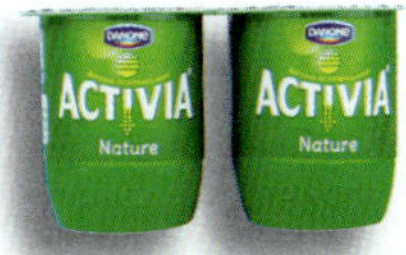

La Laitière Nestlé

Yaourt au lait entier donc un peu plus calorique que le yaourt ferme de base. Du lait écrémé en poudre a été ajouté pour la texture. Produit tout à fait acceptable.

- Cal : 64
- Prot : 3.9 g
- Glu : 4.7 g
- Lip : 3.3 g

Le très nature Les 2 Vaches

Quasiment la même recette que le yaourt La Laitière mais brassé et bio. Un bon yaourt de base. Méfiez-vous des apparences : ce yaourt n'est pas fabriqué par des petits producteurs bio mais par Danone !

- Cal : 69
- Prot : 4.1 g
- Glu : 5.2 g
- Lip : 3.5 g

Velouté nature Danone

Un classique. Même si la teneur en graisses est 3 fois plus élevée que pour le yaourt ferme, ce velouté reste peu calorique.

- Cal : 76
- Prot : 4.5 g
- Glu : 6.6 g
- Lip : 3.5 g

Soja nature Sojasun

Ce yaourt au jus de soja a un goût différent du yaourt au lait de vache. Il présente plusieurs atouts : il est sans lactose, riche en protéine, source de calcium et peu calorique.

- Cal : 46
- Prot : 4.6 g
- Glu : 0.7 g
- Lip : 2.7 g

Yaourt à la grecque nature Nestlé

Lait entier (85.5 %) + 15 % de crème pour un yaourt nature parmi les plus gras de la sélection. Ajout de lait en poudre et de protéines de lait.

- Cal : 125
- Prot : 4.1 g
- Glu : 5 g
- Lip : 9.5 g

Activia Danone

Du lait entier, du lait écrémé en poudre et de bons ferments lactiques : ceux du yaourt + des bifidobactéries, tous bénéfiques pour la flore intestinale. Un bon produit.

- Cal : 62
- Prot : 3.4 g
- Glu : 4.4 g
- Lip : 3.4 g

OUI

Yaourts et petits suisses aux fruits

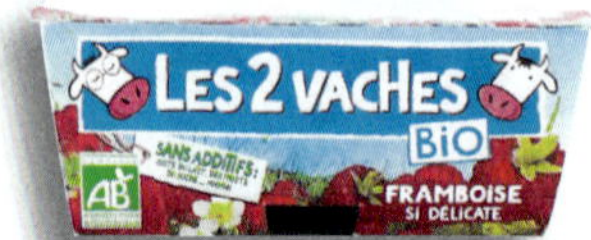

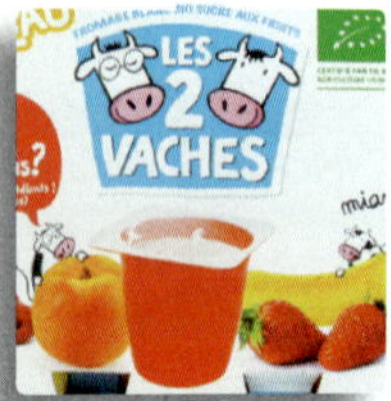

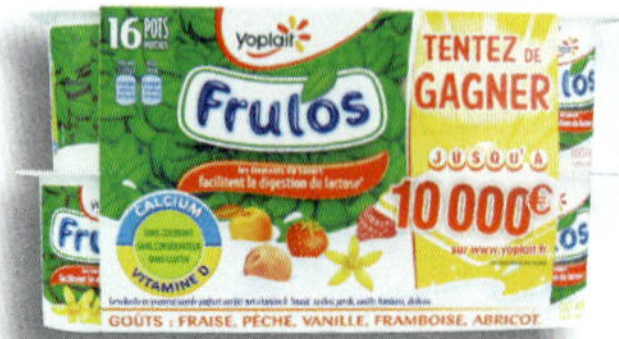

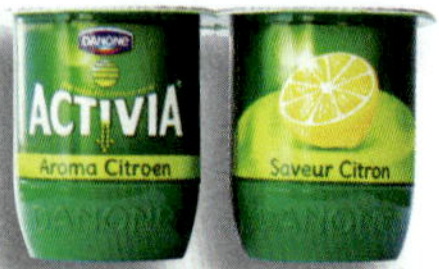

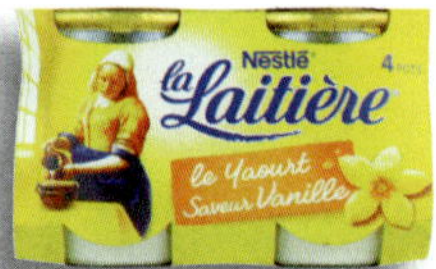

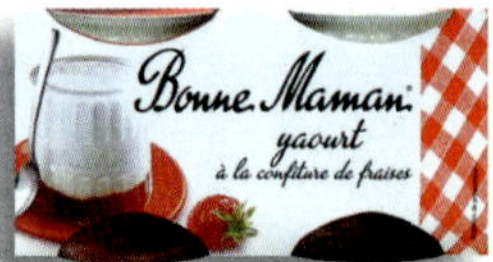

Activia saveur citron Danone	Les 2 Vaches framboise Danone	Yaourt vanille La Laitière	Les P'tits Miam Les 2 vaches Danone	Yaourt confiture de fraise Bonne Maman	Yaourts aromatisés Frulos Yoplait
• Fruits : 0 %	• Fruits : 8.3 %	• Fruits : 0 %	• Fruits : 6%	• Fruits : 16.8 %	• Fruits : 2 %
• Additifs : 1	• Additifs : 1	• Additifs : 1	• Additifs : 1	• Additifs : 1	• Additifs : 1
• Épaississants : non	• Épaississants : non	• Épaississants : non	• Épaississants : non	• Épaississants : non	• Épaississants : non
Des arômes à la place des fruits, c'est vrai, mais bien moins d'additifs que dans les yaourts aux « vrais » fruits. Une recette ultra simple.	Un yaourt brassé avec des morceaux de framboise, du lait bio, du sucre de canne et les seuls additifs sont des arômes naturels. C'est vachement bon !	La recette de ces yaourts est d'une extrême simplicité : yaourt au lait entier, sucre et arômes. Bravo !	Des petits suisses bio sans colorants, ni épaississant et amidons : seulement des ingrédients naturels. Bref, un yaourt de très bonne qualité !	Du yaourt (lait, crème, sucre et ferments) sur un lit de confiture allégée en sucre. De la pectine de fruit comme seul additif. Que du naturel !	Une recette simple avec peu d'ingrédients : yaourt, sucre, jus de fruit reconstitué, arômes et vitamine D. Très correct.
• Cal : 96	• Cal : 94	• Cal : 93	• Cal : 98	• Cal : NC	• Cal : 74
• Prot : 3.7 g	• Prot : 3.7 g	• Prot : 3.1 g	• Prot : 6.1 g	• Prot : NC	• Prot : 3.4 g
• Glu : 13.2 g	• Glu : 12.8 g	• Glu : 13.3 g	• Glu : 12.3 g	• Glu : NC	• Glu : 12.1 g
• Lip : 3.1 g	• Lip : 3.1 g	• Lip : 3 g	• Lip : 2.6 g	• Lip : NC	• Lip : 0.9 g

LE TOP

LE FLOP

Gervais aux fruits Danone

- Fruits : 6.2 %
- Additifs : 4
- Épaississants : oui

Lait, crème, abricot, sucre, ferments lactiques, mais aussi plusieurs additifs. Ce n'est pas terrible mais préférez-les aux Petits Filous !

- Cal : 95
- Prot : 6.6 g
- Glu : 12.5 g
- Lip : 2 g

Activia abricot Danone

- Fruits : 9.9 %
- Additifs : 5
- Épaississants : oui

Contrairement à l'Activia aromatisé, celui-ci présente des épaississants et des arômes. Un produit loin d'être naturel. On laisse, tant pis pour les ferments.

- Cal : 94
- Prot : 3.4 g
- Glu : 12.9 g
- Lip : 3.2 g

Yaourt fraise et Smarties Nestlé

- Fruits : 5.5 %
- Additifs : 7
- Épaississants : oui

Un yaourt à la fraise et aux Smarties très sucré et donc très calorique. Arthur, c'est toi qui a mis ça dans le caddie ? Va le reposer...

- Cal : 148
- Prot : 3.8 g
- Glu : 20.5 g
- Lip : 5.6 g

Panier de Yoplait pêche Yoplait

- Fruits : 11.2 %
- Additifs : 7
- Épaississants : oui

Beaucoup d'additifs et de sucre dans ce yaourt. Proposez plutôt à votre enfant un des concurrents de la page de gauche.

- Cal : 99
- Prot : 3.2 g
- Glu : 14.5 g
- Lip : 2.6 g

Petits Filous Yoplait

- Fruits : 5 %
- Additifs : 10
- Épaississants : oui

Du fromage frais, du sucre, de l'eau, des additifs et du jus de légumes nécessaire pour colorer ce yaourt qui ne contient pas un gramme de fruits...

- Cal : 94
- Prot : 5.3 g
- Glu : 12.3 g
- Lip : 2.3 g

Velouté Fruix framboise Danone

- Fruits : 5 %
- Additifs : 3
- Épaississants : oui

Une longue liste d'ingrédients avec peu de fruits mais de nombreux additifs: un épaississant, des arômes, deux colorants. Vraiment pas terrible !

- Cal : 95
- Prot : 3.6 g
- Glu : 13.7 g
- Lip : 2.9 g

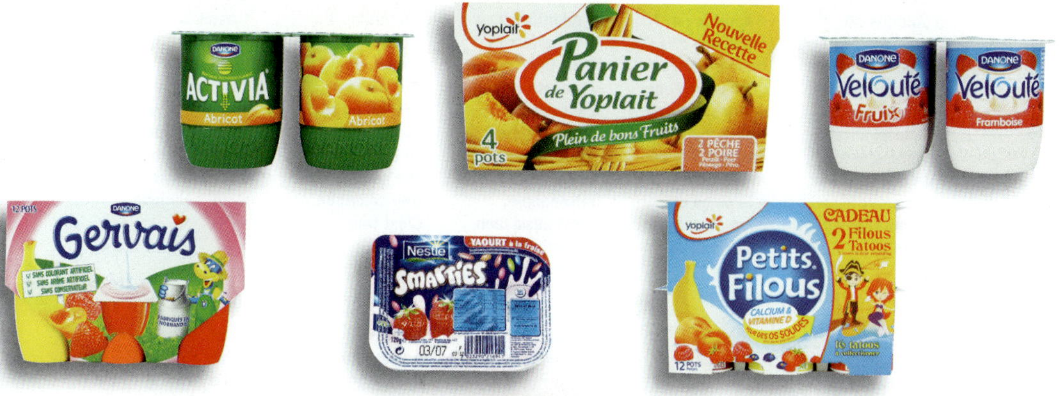

NON

Lait et yaourts à boire

OUI

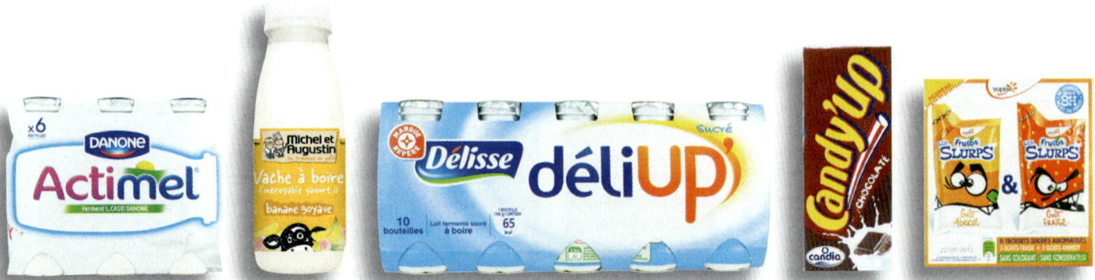

Actimel nature Danone

- Additifs : 0
- Calories : ++

De bons ferments lactiques, pas de sirop de glucose-fructose, aucun additif. C'est pas mal même si vous payez aussi le marketing en l'achetant.

- Cal : 71
- Prot : 2.8 g
- Glu : 10.5 g
- Lip : 1.6 g

Vache à boire banane-goyave Michel et Augustin

- Additifs : 4
- Calories : +++

Un lait fermenté qui possède une valeur calorique élevée mais qui contient 8 % de fruits et du sucre à la place du sirop de glucose-fructose. Pas mal !

- Cal : 81
- Prot : 3 g
- Glu : 5 g
- Lip : 2.7 g

Lait fermenté sucré nature Déli'Up

- Additifs : 0
- Calories : ++

Deux bons ferments, des minéraux du lait, du sucre et des calories en quantité raisonnable. C'est aussi bien qu'Actimel... en moins cher !

- Cal : 65
- Prot : 3 g
- Glu : 10 g
- Lip : 1.5 g

LE TOP

Candy'Up chocolat Candia

- Additifs : 1
- Calories : ++

Du lait, du chocolat en poudre, du sucre, un épaississant, de la vitamine D et c'est tout. Pas trop calorique. C'est très correct.

- Cal : 62
- Prot : 2.4 g
- Glu : 10.7 g
- Lip : 1 g

Les Slurps de Frulos Yoplait

- Additifs : 1
- Calories : +++

Une liste d'ingrédients courte et simple. Dommage que ce yaourt à la forme originale soit plutôt calorique !

- Cal : 97
- Prot : 3.2 g
- Glu : 13.3 g
- Lip : 3 g

LE FLOP

Actimel Vitamine C Danone

- Additifs : 4
- Calories : ++

Très peu de fruits et des additifs. L'enrichissement en vitamine C (acérola) est une bonne démarche, mais la teneur est vraiment très faible par rapport aux besoins.

- Cal : 71
- Prot : 2.5 g
- Glu : 11.9 g
- Lip : 1.5 g

Tropical Oasis

Additifs : 3

- Calories : ++

Seulement 5 % de fruits et également de l'amidon modifié, un arôme, un colorant... Tant pis pour les ferments lactiques !

- Cal : 70
- Prot : 2.8 g
- Glu : 11.1 g
- Lip : 1.5 g

Gervais à boire aux fraises Danone

- Additifs : 4
- Calories : +++

Produit le plus sucré de la sélection. Il contient certes, 6 % de fraises, mais également de l'amidon transformé et des arômes... C'est non !

- Cal : 78
- Prot : 2.8 g
- Glu : 13.5 g
- Lip : 1.4 g

Lactel Max chocolat Lactel

- Additifs : 4
- Calories : ++

Seulement 2 % de chocolat, présence d'amidon modifié, de stabilisant, d'arômes... Le Candy'Up chocolat est plus simple !

- Cal : 65
- Prot : 2 g
- Glu : 11.8 g
- Lip : 1 g

Mini Yop Fraise Yoplait

- Additifs : 1
- Calories : +++

En plus du sucre, cette boisson contient du sirop de glucose-fructose, cela le rend donc plus sucré que ses concurrents. Pas de fruits mais des arômes : pas top !

- Cal : 77
- Prot : 2.8 g
- Glu : 12.4 g
- Lip : 1.3 g

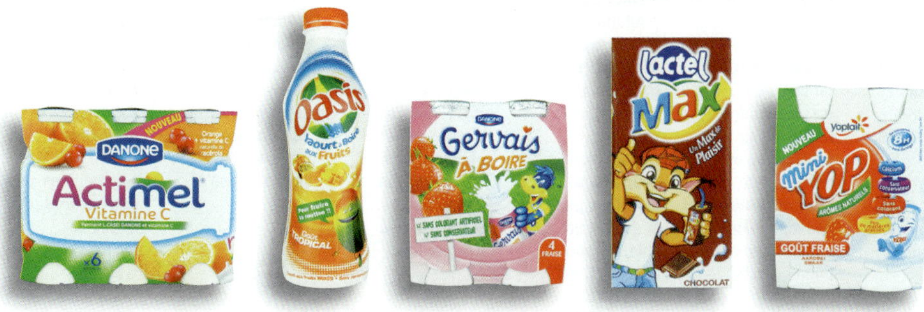

NON

Desserts lactés

OUI

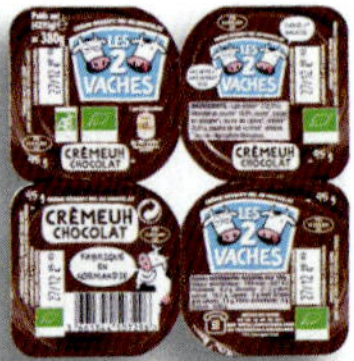

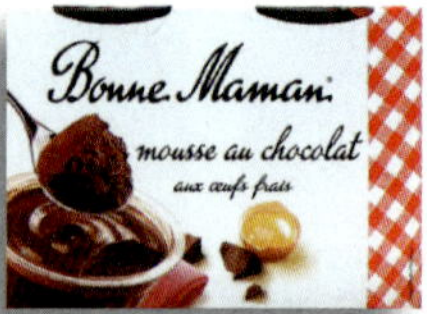

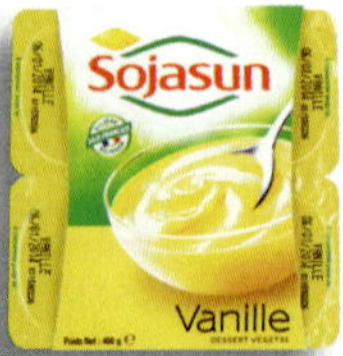

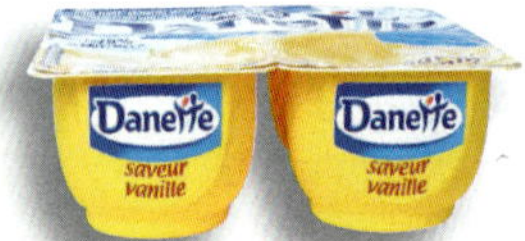

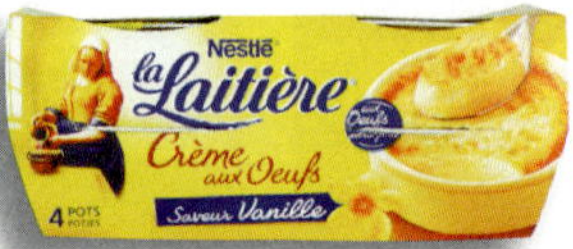

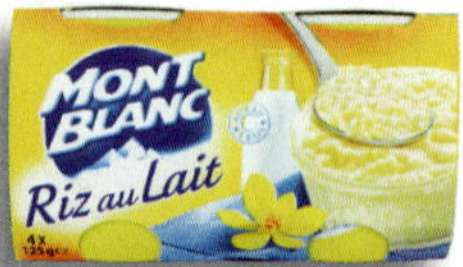

Danette saveur vanille Danone

- Lait : 86.1 %
- Additifs : 5
- Calories : ++

Beaucoup de lait, un peu de sucre, un peu de crème, un arôme vanille. Malgré les épaississants et le colorant, c'est correct et assez peu calorique !

- Cal : 106
- Prot : 2.9 g
- Glu : 16.8 g
- Lip : 3 g

Crème chocolat Les 2 vaches

- Lait : 72.3 %
- Additifs : 1
- Calories : + +

Du lait entier, du chocolat en poudre, de la crème, du lait écrémé et du sucre. Ce dessert contient des ingrédients simples, bio et de bonne qualité.

- Cal : 149
- Prot : 4.2 g
- Glu : 21.3 g
- Lip : 5 g

Crème aux œufs saveur vanille La Laitière

- Lait : 53 %
- Additifs : 3
- Calories : +++

Un dessert à base de lait, de crème, d'œufs et de sucre. De l'amidon pour épaissir, un arôme pour le goût et un colorant pour la couleur. C'est pas mal !

- Cal : 172
- Prot : 4.9 g
- Glu : 18.9 g
- Lip : 8.6 g

Mousse au chocolat Bonne Maman

- Lait : 0 %
- Additifs : 1
- Calories : NC

Une recette très simple et des ingrédients de qualité en petit nombre : œufs frais, chocolat, crème fraîche, sucre. Un très bon produit.

- Cal : NC
- Prot : NC
- Glu : NC
- Lip : NC

LE TOP

Riz au lait Mont Blanc

- Lait : 57 %
- Additifs : 2
- Calories : + +

Du lait frais, de l'eau, du sucre, du riz et deux additifs : un produit qui reste simple et bon !

- Cal : 113
- Prot : 2.4 g
- Glu : 20.7 g
- Lip : 2.2 g

Crème vanille Sojasun

- Jus de soja : 85 %
- Additifs : 4
- Calories : +

Un dessert au soja sucré et aromatisé à la vanille 100 % végétal. Plus sain que les desserts lactés car basifiant. Pas de lactose.

- Cal : 86
- Prot : 3.2 g
- Glu : 14.2 g
- Lip : 1.8 g

LE FLOP

Yaourt Kit-Kat Nestlé

- Lait : 86 %
- Additifs : 8
- Calories : + +

Un produit qui a tout du dessert industriel : bourré d'épaississants, de correcteur d'acidité, d'aromes, d'émulsifiants, d'agents d'enrobage... Aucun intérêt !

- Cal : 150
- Prot : 4.5
- Glu : 18.3
- Lip : 6.2

Flanby Nestlé

- Lait : 73 %
- Additifs : 6
- Calories : ++

Du lait, du sucre, du caramel mais aussi beaucoup d'additifs et d'ingrédients transformés : amidon, épaississants, sirop de glucose, gélifiant... Bof !

- Cal : 100
- Prot : 3 g
- Glu : 20.2 g
- Lip : 0.8 g

Danette Crousti Vanille Danone

- Lait : 85,5 %
- Additifs : 9
- Calories : + +

La crème est correcte mais les billes chocolatées renferment beaucoup trop d'additifs : émulsifiant, épaississants, amidon, agents d'enrobage...

- Cal : 138
- Prot : 3.5
- Glu : 21.1
- Lip : 4.3

Feuilleté de mousse vanille La laitière

- Lait : 67.1 %
- Additifs : 8
- Calories : + + +

Une mousse vanille séparé par des feuilles de chocolat noir. Ce dessert aux allures de pâtisserie de luxe est non seulement bourré de calories mais aussi d'additifs !

- Cal : 221
- Prot : 4.3
- Glu : 17.9
- Lip : 14.5

Petit Nesquik chocolat Nestlé

- Lait : > 44 %
- Additifs : 5
- Calories : +++

Trop d'additifs, trop de sucres et trop de graisses. Circulez, y'a rien à voir... à part des calories. À éviter !

- Cal : 209
- Prot : 4.6 g
- Glu : 26.6 g
- Lip : 9.3 g

Mousse de viennois chocolat Nestlé

- Lait : 59 %
- Additifs : 7
- Calories : + + +

Une mousse à l'apparence légère mais qui a une valeur calorique élevée. On y retrouve pas moins de 7 additifs et seulement 1.7 % de chocolat !

- Cal : 193
- Prot : 3.6
- Glu : 19.9
- Lip : 10.8

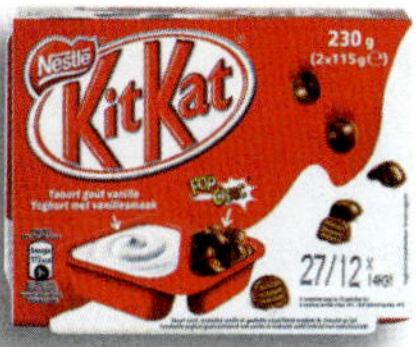

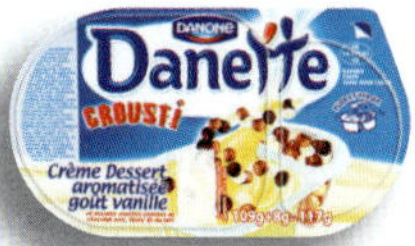

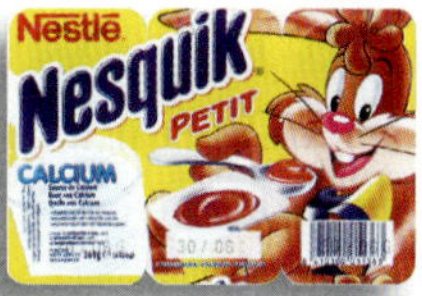

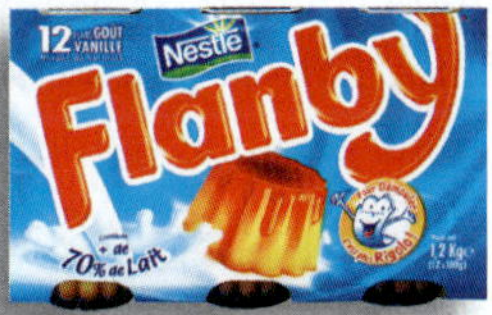

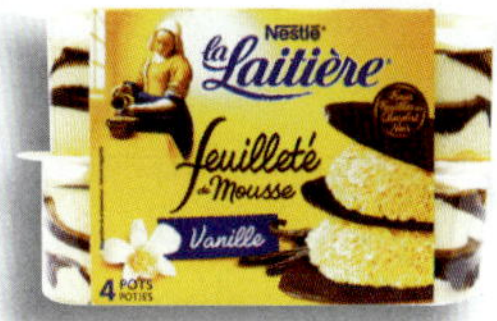

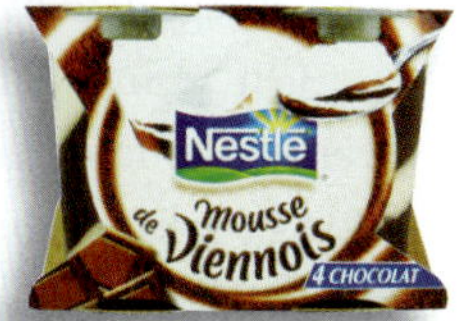

* NC = non communiqué

NON

Les fromages pour enfants

P*'tit Louis, Vache qui rit, Ficello, Toastinettes*... Des fromages emballés qui n'ont ni le goût ni l'odeur des fromages traditionnels. Sont-ils pour autant moins bons pour la santé ? Cela dépend.

●●● La fabrication du **fromage « traditionnel »** se fait avec trois ingrédients : du lait, des ferments, du sel, et se déroule en 6 étapes :

1● On ensemence le lait avec les ferments.

2● On caille le lait en lui ajoutant de la présure (enzymes digestives du veau) ou des bactéries lactiques.

3● On égoutte le caillé.

4● On le met dans un moule où il peut éventuellement être pressé.

5● On sale le fromage de manière à compléter l'égouttage et à stabiliser le développement des micro-organismes.

6● On place le fromage dans une cave pour l'affinage et on laisse les micro-organismes développer une croûte et des arômes spécifiques.

Et les fromages industriels ?

Certains n'ont pas de ferments, ce ne sont donc pas à proprement parler des fromages. *Rondelé* est par exemple constitué de lait, de crème, de sel et d'arômes. Mais la plupart sont fabriqués à base de fromage affiné ou de fromage frais auxquels vont être ajoutés divers ingrédients. Le *Saint Môret* fait partie des plus simples. Il est constitué de fromage, de sel ainsi que des protéines et des minéraux du lait. Les bâtonnets au fromage blanc Kidiboo sont en revanche beaucoup plus « complexes » puisqu'ils contiennent en plus du fromage, des protéines et des minéraux du lait, 5 sels de fonte, de l'amidon transformé, des épaississants (gélatine, carraghénanes et caroube), des arômes, des conservateurs et de la vitamine D. La surprise du rayon, c'est *Ficello*, un produit « purement industriel » qui en réalité a une composition très simple : lait pasteurisé, sel, coagulant, ferments.

Recette de La vache qui rit

Prenez du lait, ajoutez-y du gouda, du comté, de l'emmental, du beurre, des protéines de lait. Pour que le mélange soit homogène, mettez quelques sels de fonte (polyphosphates-citrates-diphosphates et phosphate de sodium). Chauffez en remuant. C'est prêt ! À noter qu'il n'y a pas de porc dans *La vache qui rit* saveur jambon, le goût du jambon provient d'un arôme à base de bœuf. Magique, non ?

Nutritionnellement, ça donne quoi ?

Le fromage est riche en protéines de bonne qualité et en calcium (le parmesan et l'emmental en contiennent 8 fois plus que le yaourt). Ce n'est malheureusement pas une raison pour en consommer à volonté. Les fromages sont aussi riches en sel et en graisses saturées. À haute dose, ils sont acidifiants pour l'organisme et perturbent donc la fixation du calcium sur les os.

Faites LE BON CHOIX

- Privilégiez les fromages pour enfants composés de lait, de sel, de ferments et/ou de coagulants, additionnés ou non de crème.
- Choisissez ceux dont les teneurs en sel sont les plus faibles.

Fromages individuels

OUI

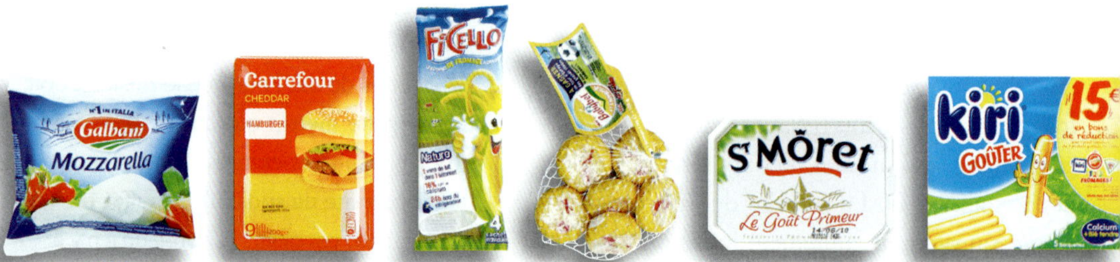

Mozzarella Galbani Santa Lucia

- Teneur en sel : 0.5 g
- Additifs : 0

Lait, sel, présure et ferments. C'est simple, naturel, peu salé et ça plaît aux enfants. Que demande le peuple ?

- Cal : 251
- Prot : 18 g
- Glu : 2 g
- Lip : 19 g

Cheddar rouge en tranches Carrefour

- Teneur en sel: 1.9 g
- Additifs : +

Une liste d'ingrédients simple et courte avec un seul additif. Un peu gras et salé mais largement préférable aux fromages fondus spécial sandwichs.

- Cal : 400
- Prot : 26 g
- Glu : 0 g
- Lip : 34 g

Bâtonnets de fromage Ficello

- Teneur en sel : NC
- Additifs : 0

Son côté « surimi » à effilocher n'augure rien de bon. Pourtant, c'est un fromage tout ce qu'il y a de plus naturel, c'est-à-dire sans aucun additif. Belle performance !

- Cal : 314
- Prot : 24 g
- Glu : 2.5 g
- Lip : 23 g

LE TOP

Mini Babybel à l'emmental

- Teneur en sel : 1.45 g
- Additifs : 0

Des ingrédients simples, aucun additif, des teneurs en sel raisonnables (les rouges et les verts sont un peu plus salés avec 1.8 et 1.7 g de sel). Un bon produit.

- Cal : 317
- Prot : 23 g
- Glu : traces
- Lip : 25 g

St Môret

- Teneur en sel : 1.3 g
- Additifs : 0

Du fromage frais mélangé avec un peu de sel et quelques protéines et minéraux de lait. Tout à fait correct.

- Cal : 200
- Prot : 8.3 g
- Glu : 3 g
- Lip : 17.5 g

Kiri Goûter

- Teneur en sel : 1.35 g
- Additifs : +

La recette est simple, les ingrédients plutôt naturels. Un produit correct malgré la présence de phosphates.

- Cal : 293
- Prot : 8 g
- Glu : 22 g
- Lip : 19 g

LE FLOP

P'tit Louis

- Teneur en sel : 1.1 g
- Additifs : ++

Des épaississants et des arômes en plus des sels de fonte et des protéines du lait. Ce n'est pas trop salé mais on s'éloigne beaucoup d'un fromage tout simple...

- Cal : 244
- Prot : 5.4 g
- Glu : 3.5 g
- Lip : 22.9 g

Kiri

- Teneur en sel : 1.4 g
- Additifs : ++

Plusieurs additifs (dont les phosphates) auraient pu être évités. Fromage très gras en raison d'un excès de crème. On laisse en rayon.

- Cal : 310
- Prot : 9 g
- Glu : 2 g
- Lip : 29.5 g

Bâtonnets Kidiboo P'tit Louis

- Teneur en sel : 1.35 g
- Additifs : +++

Du fromage blanc, de l'eau, du sel, du sucre mais aussi une longue liste d'additifs comprenant des polyphosphates. Pas très naturel tout ça !

- Cal : 235
- Prot : 6 g
- Glu : 3.2 g
- Lip : 22 g

Apéricub Cocktail Bel

- Teneur en sel: NC
- Additifs : +++

Trop de sel et trop d'additifs (dont le glutamate). Les apéricubes nature sont mieux car ils contiennent moins d'additifs.

- Cal : 271
- Prot : 11 g
- Glu : 5 g
- Lip : 23 g

La Vache qui rit

- Teneur en sel : 1.9 g
- Additifs : +

Lait réhydraté, protéines de lait, sel en excès... Rien d'intéressant nutritionnellement. Comme il y a des polyphosphates, on laisse tomber.

- Cal : 239
- Prot : 11 g
- Glu : 6 g
- Lip : 19 g

Croque' Emmental Président

- Teneur en sel: NC
- Additifs : +

Du lait reconstitué, 15 % d'emmental et beaucoup d'épaississants, de colorants et de conservateurs... Pas terrible !

- Cal : 233
- Prot : 13 g
- Glu : 7 g
- Lip : 17 g

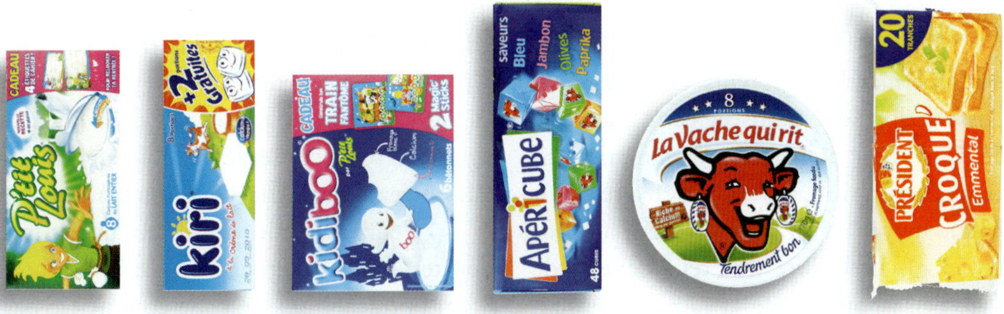

* NC = non communiqué

NON

Faites-leur des œufs !

Du jaune d'œuf dur à partir de 7 mois et du blanc pas avant 1 an car ce dernier est très allergisant. Ensuite œufs à volonté ! Sain, peu cher, nutritionnellement dense, l'œuf a tout pour séduire. En plus, il se cuisine de multiples façons. Alors ne reste plus qu'à bien choisir la poule…

Question d'étiquette

Au supermarché, les œufs emballés sont classés selon leur poids et cette catégorie de poids doit obligatoirement figurer sur l'emballage : très gros (> 73 g), gros (63-73 g), moyen (53-63 g) ou petit (moins de 53 g). Le calibre de l'œuf dépend de l'âge de la poule et de la race. Côté qualité, vous ne trouverez en magasin que des œufs de classe A, satisfaisant à des critères déterminés par la loi (œuf frais, coquille intacte…). Les œufs qui ne répondent pas à ces exigences se retrouvent dans la catégorie B (œufs conservés, coquille fêlée …), destinée à l'industrie agroalimentaire.

L'emballage des œufs doit aussi comporter obligatoirement un code permettant la traçabilité. Ce code commence par un chiffre (0 = œuf bio ; 1 = œuf de poules élevées en plein air ; 2 = œuf d'élevage au sol et 3 = œuf de poules élevées en cage, lire encadré) puis comporte le code du pays d'origine (FR pour la France) et enfin le numéro d'enregistrement du producteur. La date limite de conservation ou la date de ponte figurent parfois également sur la coquille.

Peut figurer aussi sur l'emballage la mention « *extra-frais jusqu'au* … », la date indiquée correspondant normalement à 9 jours après la ponte. Au-delà, ils ne sont plus « extra-frais » mais frais. Les œufs extra sont destinés tout particulièrement aux préparations sans cuisson (mayonnaises, mousses, tartares, etc.) et aux œufs cuits à la coque.

Nutritionnellement ça donne quoi ?

Avec 12.3 g de protéines aux 100 g, l'œuf est une source de protéines d'excellente qualité. À tel point que ces protéines servent de référence pour évaluer celles des autres aliments.

Les graisses, qui se retrouvent dans son jaune, sont constituées de cholestérol (utile pour la synthèse de vitamine D et des

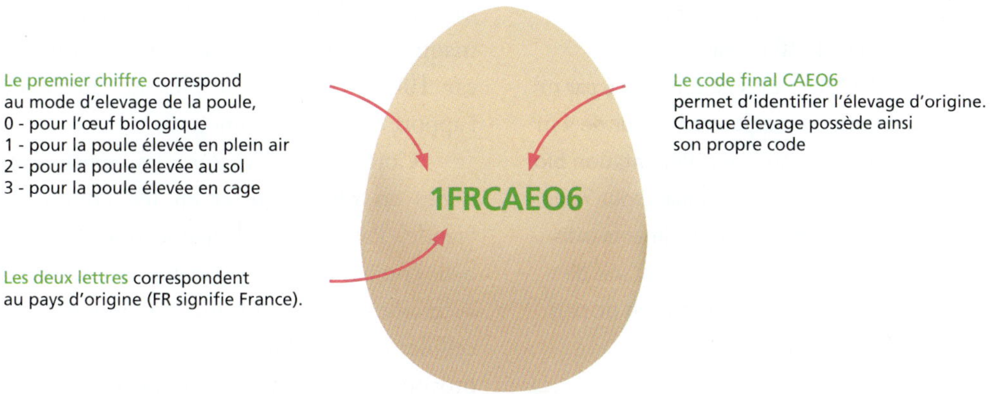

Poussez pas !

- « Élevées en cage » : les poules reçoivent un éclairage artificiel pour augmenter leur productivité. Elles bénéficient de 750 cm^2 chacune, soit un peu plus que la surface d'une feuille A4.
- « Au sol » : les poules sont réunies dans un grand bâtiment. La loi prévoit un maximum de 9 poules par m^2.
- « Élevées en plein air » : les poules sont dans un bâtiment (9 par m^2) mais ont accès à 4 m^2 en extérieur.
- « Sur libre parcours » (plein air) : les poules ont accès en permanence à un espace vert de 10 m^2 par pondeuse.
- Label « AB » : elles ne sont que 6 par m^2 et ont accès à un espace extérieur de 4 m^2 par poule ainsi qu'à une alimentation bio.
- « Label rouge » : les poules sont 9 par m^2 au maximum dans les bâtiments mais ont accès à un espace extérieur soit de 4 m^2 par poule (« plein air ») soit de plus de 10 m^2 (« liberté »).

membranes cellulaires), de graisses saturées en quantité modérée, de phospholipides (utiles pour la synthèse des messagers chimiques, la détoxification du foie, la protection anti-cancer…) et de graisses polyinsaturées.

Dans les œufs de poules nourries aux graines de lin (filière Bleu-Blanc-Cœur), le rapport entre les acides gras oméga-6 et oméga-3 est optimal. Parce que 100 g d'œuf apporte plus de 15 % de l'apport conseillé journalier en oméga-3 pour un homme adulte, le fabricant peut apposer la mention « source d'oméga-3 » sur l'emballage des œufs Bleu-Blanc-Cœur. À titre de comparaison, le maquereau est « riche en acide gras oméga-3 » car 100 g contiennent plus de 30 % de l'apport conseillé en oméga-3.

Côté oligo-éléments, les œufs sont riches en phosphore et en fer, comme la viande. Par ailleurs, le jaune d'œuf tire sa belle couleur de deux pigments antioxydants, la lutéine et la zéaxanthine, qui protègent les cellules du cristallin de l'œil des dommages provoqués par la lumière du soleil.

POUR 100 G (2 ŒUFS)	ŒUF TRADITIONNEL	ŒUF BLEU-BLANC-CŒUR	MAQUEREAU
Lipides	10.5 g	10.5 g	14.2 g
Graisses saturées	3.3 g	2.7 g	3.2 g
Graisses monoinstaurées	4.1 g	3.9 g	4 g
Graisses polyinsaturées	1.4 g	1.9 g	3.5 g
Oméga-6	1.3 g	1.5 g	0.375 g
Oméga-3	0.08 g	0.435 g	3.089 g
Rapport Om6/Om3	16	3.4	0.12

Faites LE BON CHOIX

- Préférez les œufs fermiers pondus par des poules élevées en plein air si possible bio (code 0 ou 1), Label Rouge ou nourries aux graines de lin (label Bleu-Blanc-Coeur).
- Sont labellisés Bleu-Blanc-Coeur l'ensemble des œufs commercialisés chez U. Un certain nombre de producteurs régionaux suivent également cette filière. Retrouvez celui qui se trouve près de chez vous en allant sur le site Internet www.bleu-blanc-coeur.com.
- N'utilisez que des œufs extra-frais pour vos préparations à base d'œufs sans cuisson.

C'est mardi, c'est ravioli !

Toujours en stock dans les placards, faciles et rapides à préparer, appréciés des enfants, les pâtes, la purée et le riz sont des incontournables de l'alimentation des petits. Généralement considérés comme des « sucres lents », ils n'ont pourtant pas tous les mêmes effets sur l'organisme.

●●● Les Français mangent en moyenne 8 kilos de pâtes et 5,3 kilos de riz par an. Pour les pâtes, ils se situent en 7e position dans le monde, donc en tête de liste mais loin derrière les Italiens qui en consomment 26 kilos par an. Sans surprise, les familles avec enfants mangent plus souvent des pâtes que les autres. Les amateurs de riz appartiendraient quant à eux à des catégories sociales plus favorisées que les amateurs de pâtes.

E buona la pasta

La forme des pâtes a beau n'avoir aucune influence sur leur qualité nutritionnelle, elle est le premier critère d'achat. Quelles pâtes préfèrent les Français ? Selon une enquête menée en 2012 par le blog Mingle Trend, les spaghettis arrivent en première place avec 26 % des voix. Viennent ensuite les tagliatelles (17 % des voix) et les coquillettes (15 %). Suivent les lasagnes (11 %), les pennes (9 %), les farfalles (8 %) et les raviolis (3 %). Pour accompagner leurs pâtes, les Français misent en premier lieu sur la sauce bolognaise (27 %) et sur la sauce carbonara (26 %), suivi du simple fromage râpé (13 %).

Nutritionnellement, les pâtes, ça donne quoi ?

Les pâtes classiques, quelle que soit la marque, sont à peu près équivalentes sur le plan nutritionnel. Fabriquées avec de la semoule de blé dur raffiné, de l'eau et du sel, elles contiennent beaucoup de glucides (27 g/100 g de pâtes cuites) pour peu de protéines (autour de 4.5 g), peu de graisses (0.7 g) et peu de vitamines et de minéraux. Cuites *al dente*, elles ont un index glycémique (IG) modéré de l'ordre de 55 en raison de la présence d'une matrice protéique qui encapsule les grains d'amidon et ralentit leur digestion (lire page 139). Les pâtes aux œufs, plus riches en protéines que les pâtes normales, ont un IG légèrement inférieur.

Raviolis en boîte ou raviolis frais ?

Globalement, les raviolis frais sont de meilleure qualité que les raviolis en conserve. Leur pâte est réalisée avec de la semoule de blé dur, de l'eau et des œufs contrairement à ceux en boîte qui ne contiennent pas d'œufs. Ensuite, ils ne « baignent » pas dans la sauce ce qui réduit le risque de tomber sur des ingrédients discutables (amidon modifié, arômes, etc.) et vous laisse la possibilité d'ajouter la sauce maison de votre choix. Pour autant, tous les raviolis frais ne sont pas d'excellente qualité et tous les raviolis en boîte ne sont pas médiocres. Donc lisez bien les étiquettes ou bien reportez-vous à notre sélection !

Les pâtes complètes ont de meilleures teneurs en fibres, en vitamines et en minéraux que les pâtes raffinées.

Les nouveautés dans le rayon des pâtes

Côté pratique, les principales innovations résident dans les pâtes à cuisson rapide (comme les produits Lustucru ou Panzani Cuisson rapide 3 minutes qui sont tout simplement des pâtes plus fines que les autres) et les pâtes déjà cuites en sachets micro-ondables (tortis à la provençale, coquillettes au beurre, etc., en Doypack).

Côté santé, les fabricants tentent d'améliorer le profil nutritionnel d'un aliment qui n'a quasiment que de l'énergie à offrir sans en modifier le goût… avec des résultats plus ou moins heureux ! Barilla semble avoir trouvé la solution de cette délicate équation. Le fabricant est parvenu à mettre en place une gamme diversifiée de pâtes *Integrale* au vrai goût de pâtes contenant 100 % de **blé complet**.

Des pâtes dans des boîtes en carton…

Depuis 2009, le rayon féculents express accueille au rayon frais, des boîtes en carton dans lesquelles on peut manger directement. « Pasta Box » de Sodebo, « Lunch Box » de Lustucru ou encore les box Monoprix, le principe est simple : environ 2 mn au micro-onde et c'est prêt. C'est pratique, le packaging est attrayant et les goûts sont variés (carbonara, 4 fromages, kebab…).
Mais côté qualité nutritionnelle, ce n'est vraiment pas à la hauteur ; trop d'ingrédients dont on se passerait bien : amidon, nitrites, sirop de glucose…
Bof, bof les Box !

Lustucru a de son côté lancé une gamme de pâtes *Blé Délice* contenant seulement 15 % de blé complet ! Mieux vaut se tourner vers les distributeurs qui jouent plus franchement la carte du naturel. Ils proposent en effet aujourd'hui presque tous des gammes pas trop chères de pâtes bio, complètes ou semi-complètes : Monoprix Bio, Carrefour Bio, Auchan Bio, Super U Bio, Casino Bio et Turini (Leclerc).

Par ailleurs, ne comptez sur les **pâtes aux légumes** pour faire manger plus de légumes à vos enfants. Les *Tortis Epinards et Tomates* « saveur et bienfaits de la tomate et des épinards » de Panzani présentent des teneurs ridiculement basses : 7.9 % de concentré de tomate pour les pâtes rouges et 1.6 % de poudre d'épinards pour les vertes.

Enfin dans la catégorie « nouveauté absurde », notons le lancement par Panzani des pâtes *Spécial sauce* dont la texture et les rainures permettent aux pâtes de bien accrocher la sauce !

Et le riz ?

Tous les riz ne se valent pas, tant du point de vue de la qualité culinaire que de la valeur nutritionnelle. Le riz est essentiellement constitué d'amidon qui se présente sous deux formes : l'amylose et l'amylopectine.

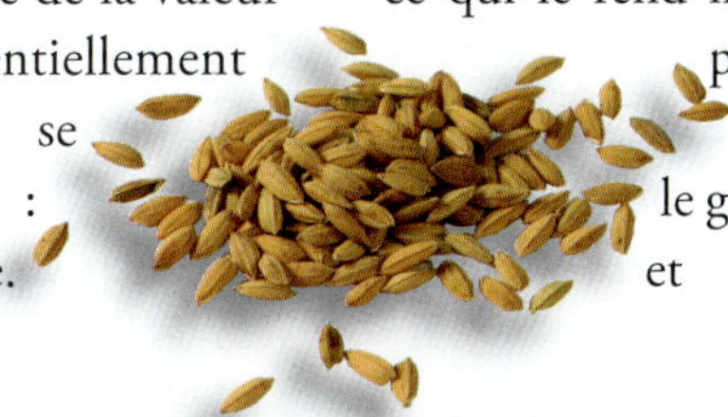

Plus un riz est riche en amylopectine, plus il est gluant et plus son IG (lire page 139) est élevé. Au contraire, plus il est riche en amylose, plus il est ferme après cuisson et plus son IG est favorable.

Petite revue en détail.

- Le **riz long** : moins collant que le riz rond, il a une teneur en amylose plus élevée, donc un IG plus faible et un effet sur la glycémie moins marqué.
- Le **riz rond ou ovale** (utilisé pour les desserts, les soupes ou pour préparer les risottos) a une teneur élevée en amylopectine ce qui explique qu'il se gorge d'eau à la cuisson et qu'il a tendance à se déliter. Il est digéré plus rapidement et a donc un effet plus marqué sur la glycémie.
- Le **riz étuvé** (grains jaune pâle et légèrement translucides) a été passé à la vapeur avant d'être séché puis décortiqué ce qui le rend incollable. Cette technique présente l'avantage d'entraîner le passage vers le grain de 80 % des vitamines et des minéraux présents

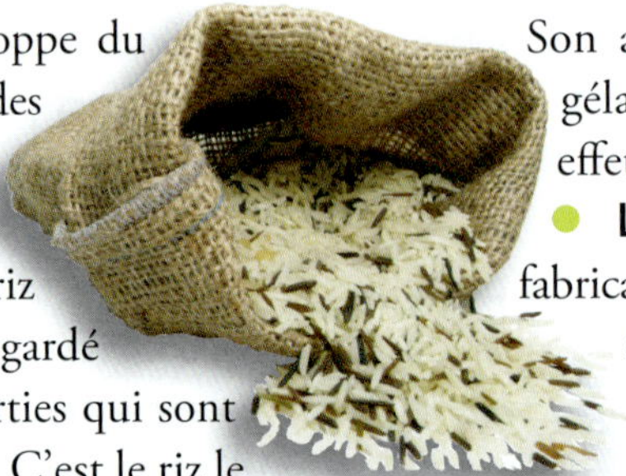

initialement dans l'enveloppe du riz (mais aussi de pesticides d'où l'intérêt de le choisir bio !).

- **Le riz complet** ou riz brun est un riz qui a gardé l'enveloppe et le son (parties qui sont retirées dans le riz blanc). C'est le riz le plus intéressant sur le plan nutritionnel car il est riche en fibres et en micronutriments. Problème : il est long à cuire (40 minutes en moyenne). Il existe des riz bio complets précuits cuits en 25 minutes (chez Bjorg ou Jardin Bio par exemple) : ceux-ci ont subi une précuisson à basse température afin de préserver leurs qualités nutritionnelles. Le riz semi-complet est un riz complet qui a subi un ponçage léger.
- **Le riz parfumé** (thaï, basmati) a l'avantage d'avoir un faible IG en raison d'une teneur en amylose plus importante que la plupart des autres riz.
- **Le riz à cuisson rapide « 3 min » ou « 5 min »** a subi une cuisson presque totale à la vapeur ou à l'eau puis un séchage. Son amidon présente un degré de gélatinisation poussé. Il a donc un effet marqué sur la glycémie.
- **Le riz « à poêler »** : sa fabrication consiste à cuire les grains à la vapeur puis à les souffler délicatement avant de les sécher ce qui favorise, là encore, la gélatinisation de l'amidon et l'effet sur la glycémie. En plus, lorsqu'on fait dorer le riz, on génère des substances appelées produits de glycation avancée (AGE) dont on sait aujourd'hui qu'elles altèrent la qualité des protéines et augmentent le risque de diabète.
- **Les riz « express » en sachets micro-ondables** : ce sont tout simplement des riz cuits puis stérilisés pour pouvoir être conservés. Leur qualité dépend essentiellement des ingrédients ajoutés.

Les purées en flocons

La purée prête à l'emploi est un produit hautement transformé. Pour la fabriquer, les pommes de terre sont épluchées, coupées en tranches puis précuites un quart d'heure à 70 °C. Elles vont être refroidies, puis à nouveau cuites un quart d'heure mais cette fois à haute température, et enfin écrasées. La purée passe ensuite sur un cylindre à 135 °C pour être séchée sous forme d'une pellicule qui sera raclée pour être transformée en flocons. On y rajoute généralement des émulsifiants et des stabilisants qui améliorent la texture et l'onctuosité de la purée une fois reconstituée ainsi que des antioxydants qui vont permettre d'allonger la durée de conservation du produit.

Le processus de fabrication fait perdre à la pomme de terre une partie importante de ses vitamines et minéraux. Mais le vrai problème, c'est que les nombreux traitements thermiques qu'elle subit vont gélatiniser son amidon. Résultat : la purée Mousline est très rapidement transformée en glucose par le système digestif (IG = 85) avec pour conséquence une augmentation en flèche du sucre sanguin.

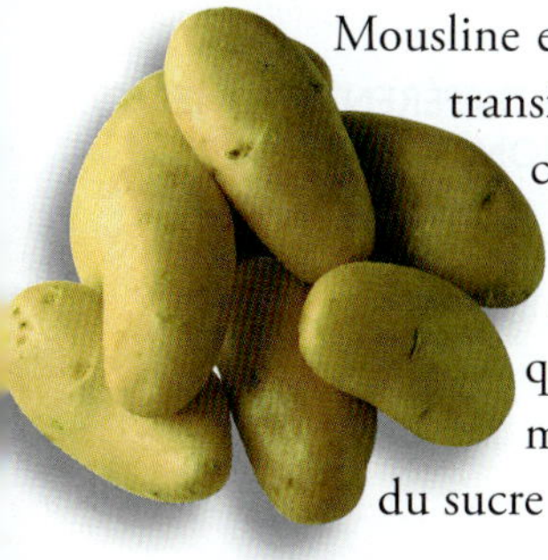

MOUSLINE DE MAGGI

Composition :

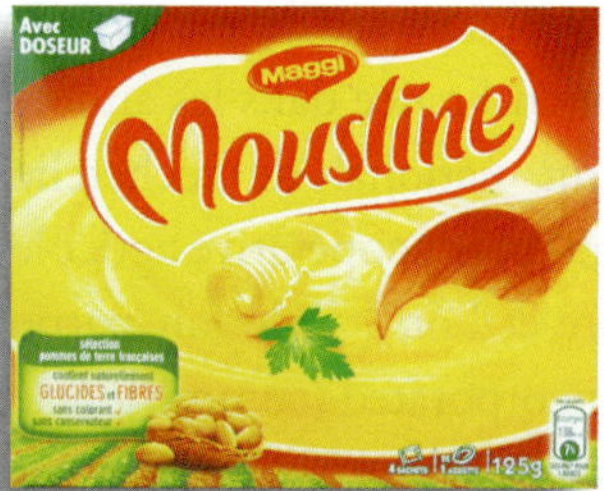

Pomme de terre 99 %, émulsifiant : monostéarate de glycérol (d'origine végétale), anti-oxygène : acide ascorbique, stabilisant : disphosphate de sodium, arômes, épice.

VALEURS NUTRITIONNELLES POUR UNE ASSIETTE DE 220 G

VALEURS	QUANTITÉS
Energie	138 kcal
Protéines	4.4 g
Glucides	26.2 g
Dont amidon	22.2 g
Dont sucres	4 g
IG	85 (> 70 donc glucides rapides !)
Lipides	1.2 g
Fibres	2.1 g
Sel	0.1 g

Les autres féculents

L'Ebly

Le grain de blé à cuisson rapide est le fruit des travaux menés en France dans les années 1990 par l'Institut national de recherche agronomique (Inra) et la coopérative agricole beauceronne (Eure-et-Loir). Ebly fait partie du groupe Mars Incorporated (comme Uncle Ben's). Nutritionnellement, l'Ebly est un peu plus riche en fibres que les pâtes (IG 50).

La semoule et le boulgour

Fabriqués à partir de blé dur (le boulgour est du blé concassé), ils ont à peu près les mêmes qualités nutritionnelles que les pâtes et l'Ebly.

Le quinoa

Cette petite graine cultivée en Amérique du Sud appartient à la même famille que la betterave ou les épinards, parenté qui explique sans doute son caractère alcalin bénéfique à la santé osseuse (contrairement aux céréales qui sont acidifiantes). Le quinoa est par ailleurs riche en fer et exempt de gluten, un plus pour les enfants allergiques à cette protéine du blé. Très facile à préparer, il mérite d'avoir sa place dans l'assiette des enfants, en alternance avec le riz et les pâtes.

Les légumineuses

Tout aussi économiques que les pâtes ou le riz, les légumineuses (haricots secs, lentilles, pois chiches…) sont consommées beaucoup moins fréquemment (voir tableau) alors qu'elles ont de bien meilleurs atouts nutritionnels. D'abord, elles sont riches en protéines (20 g/100 g). Ensuite elles sont une excellente source de vitamines du groupe B, de magnésium, de fer et de potassium. Enfin, elles permettent de faire le plein de fibres dont on connait aujourd'hui les effets bénéfiques sur la santé.

CONTRIBUTION DE DIFFÉRENTS ALIMENTS À LA CONSOMMATION DE FÉCULENTS

Le pain	45 %
Les pommes de terre	20 %
Les pâtes	17 %
Le riz	8,5 %

Source : Nutrinet 2013

Faites LE BON CHOIX

Pâtes

- Faites découvrir les pâtes complètes ou semi-complètes à vos enfants et, dans la mesure du possible, choisissez-les bio car les résidus de pesticides se retrouvent essentiellement dans l'enveloppe du blé.
- Ne comptez pas sur les pâtes aux légumes pour faire manger des légumes à vos enfants car dans la majorité des cas, elles en contiennent trop peu.
- Privilégiez les cuissons *al dente* qui permettent aux pâtes de conserver un index glycémique modéré.
- Dans l'assiette de votre enfant, essayez d'associer systématiquement une portion de légumes aux pâtes.

Riz

- Privilégiez le riz complet ou semi-complet bio, le riz sauvage, le riz basmati, ainsi que le riz étuvé. En sachet micro-onde express, préférez les riz « nature » aux riz cuisinés.
- Évitez le riz gluant et le riz à cuisson rapide ainsi que les riz « à poêler ».
- Favorisez la cuisson par absorption totale d'eau (un volume de riz pour deux volumes d'eau) qui évite les pertes de nutriments (fuite dans l'eau de cuisson).

Purées en flocons

Évitez ces aliments autant que possible. Ils sont de piètre qualité nutritionnelle et se comportent dans l'organisme comme des sucres rapides.

Autres : pensez plus souvent au quinoa et aux légumineuses en boîte, en bocal ou en Doypack. Ces féculents vous permettront de varier les plaisirs sans passer des heures devant les fourneaux.

Féculents cuisinés en conserve

OUI

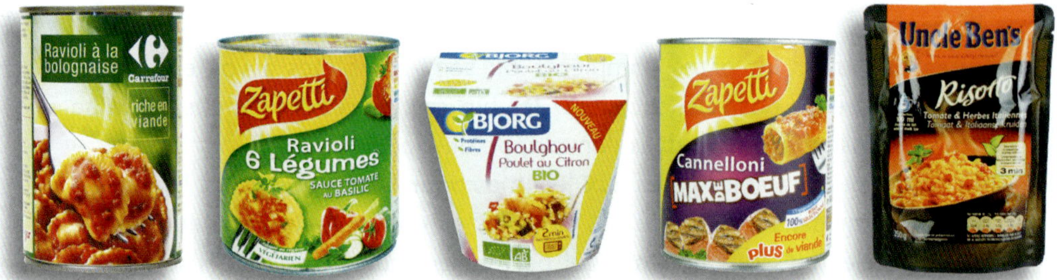

Ravioli à la bolognaise Carrefour

- Viande : 15 %
- Additifs : 0

15 % de viande, pas d'additif, huile de colza et arôme naturels. Certains ingrédients sont un peu transformé (œuf en poudre, oignon déshydraté...) mais ça reste correct.

- Cal : 110
- Prot : 4.7 g
- Glu : 11.6 g
- Lip : 4.7 g

Ravioli 6 légumes Zapetti

- Légumes : 18.3 %
- Additifs : 1

Une recette 100 % végétarienne avec une farce à base de brocolis, épinards et carottes. 18.3 % de légumes. On regrette la présence d'amidon transformé mais c'est correct.

- Cal : 87
- Prot : 3.1 g
- Glu : 12.9 g
- Lip : 2 g

Boulghour Poulet Citron Bjorg

- Viande: 9 %
- Additifs : 1

Un plat préparé qui mélange féculents (20 % de boulghour), viande blanche et légumes. Le tout cuisiné à l'huile d'olive. Un peu d'acide citrique. C'est bien !

- Cal : 166
- Prot : 7 g
- Glu : 25 g
- Lip : 5.2 g

Cannelloni max de bœuf Zapetti

- Viande : 21 %
- Additifs : 2

Une bonne teneur en viande, des ingrédients plutôt naturels : purée de tomate, oignons, carottes... Un produit de qualité. Dommage pour l'ajout d'amidon transformé.

- Cal : 133
- Prot : 6.2 g
- Glu : 14.3 g
- Lip : 5.4 g

LE TOP

Risotto Tomates et herbes Uncle Ben's

- Légumes : 17 %
- Additifs : 2

Un plat végétarien avec des ingrédients de qualité, beaucoup de tomate et seulement 2 additifs (arôme et colorant). Pourquoi l'ajout de sucre ?

- Cal : 179
- Prot : 3.7 g
- Glu : 31.2 g
- Lip : 4 g

LE FLOP

Ravioli à la sauce tomate Tous les jours

- Viande : 4 %
- Additifs : 5

Seulement 4 % de viande bovine et pas moins de 5 additifs dont un exhausteur de goût qu'on préférerait éviter : le E621 (glutamate monosodique). À fuir !

- Cal : 65
- Prot : 2.5 g
- Glu : 12 g
- Lip : 0.7 g

Riz façon Paëlla Uncle Ben's

- Viande : 6 %
- Additifs : 3

De la viande transformée de mauvaise qualité, de nombreux additifs : nitrite de sodium, arômes, poudre d'oignon, extrait de levure et d'épices... Sans hésitation, on laisse en rayon !

- Cal : 166
- Prot : 5 g
- Glu : 26.6 g
- Lip : 4.2 g

Torti au Jambon Sauce Pizza Zapetti

- Viande : 8 %
- Additifs : 7

Présence de jambon donc d'additifs. Parmi eux, le nitrite de sodium, un conservateur dont la consommation mérite d'être limitée. Des pâtes sans grand intérêt.

- Cal : 63
- Prot : 4.5 g
- Glu : 8.2 g
- Lip : 1.3 g

Penne carbonara Panzani

- Viande : 5.5 %
- Additifs : 10

Plus d'eau et de crème que de pâtes. 5 % de jambon bourré de stabilisants et de nitrites. Sans compter les épaississants et les stabilisants dans la sauce. Aucun intérêt.

- Cal : 135
- Prot : 5.9 g
- Glu : 1.3 g
- Lip : 6.1 g

Ravioli carbonara Panzani

- Viande : 8 %
- Additifs : 9

Moins de 8 % de viande et une longue liste d'additifs : un acidifiant, des conservateurs, des arômes, de l'amidon de riz... Seul point positif : la présence d'huile de colza.

- Cal : 90
- Prot : 3.3 g
- Glu : 10.9 g
- Lip : 3.5 g

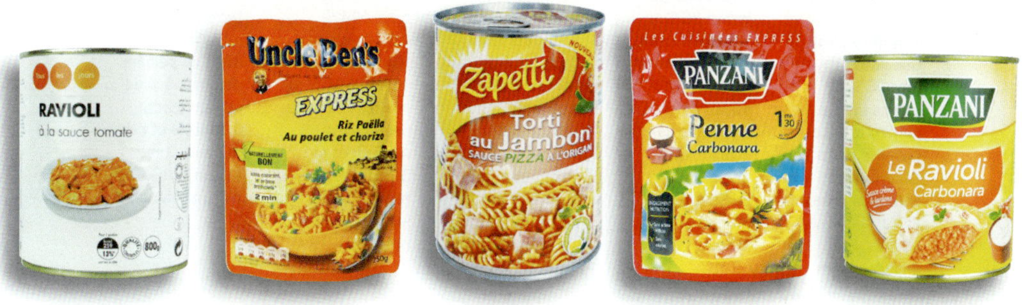

NON

Purées

OUI

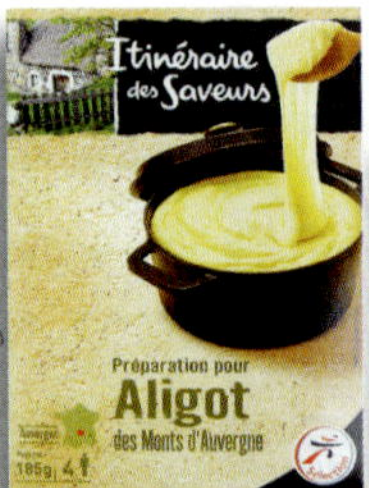

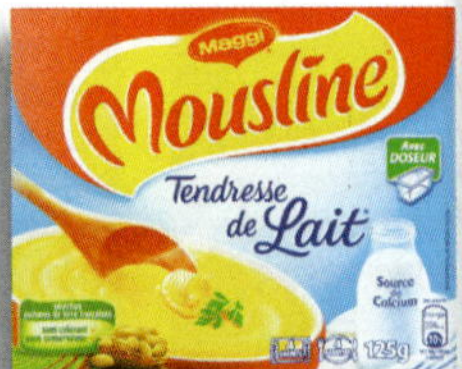

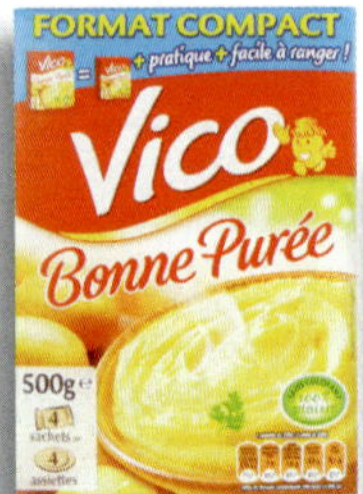

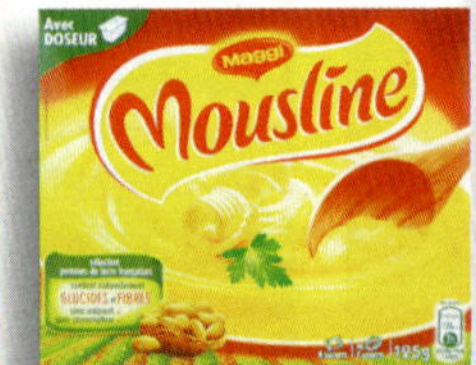

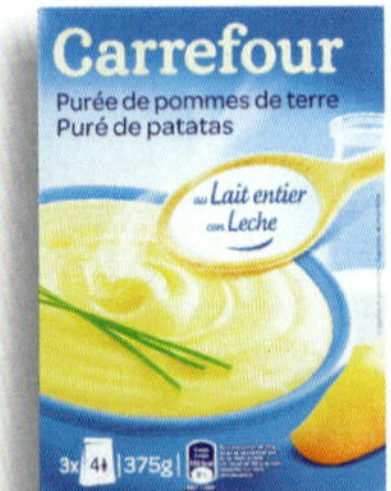

Préparation pour Aligot Intermarché

- Pommes de terre : 41 %
- Sulfites : non

Une purée avec 55 % de tomme fraîche du Cantal et des pommes de terre déshydratées, donc plus riche en lipides. Quelques additifs. Pour changer de la purée Mousline...

- Cal : 476
- Prot : 27.1 g
- Glu : 36.1 g
- Lip : 23.8 g

Mousline Tendresse de lait Maggi

- Pommes de terre : 86 %
- Sulfites : non

86 % de pommes de terre, 12 % de lait entier, du beurre de cuisine, des arômes et 4 additifs. Un produit plutôt simple.

- Cal : 365
- Prot : 9.2 g
- Glu : 70.5 g
- Lip : 3.8 g

Bonne Purée Vico

- Pommes de terre : 99 %
- Sulfites : non

Cette purée est semblable à celle de son concurrent Mousline : 99 % de pommes de terre, des épices et 3 additifs.Un produit correct.

- Cal : 340
- Prot : 8.5 g
- Glu : 71 g
- Lip : 1 g

Mousline Maggi

- Pommes de terre : 99 %
- Sulfites : non

Une purée qui contient 99 % de pommes de terre, des arômes, des épices et 3 additifs. Une recette assez simple, un bon produit.

- Cal : 346
- Prot : 7.4 g
- Glu : 74.3 g
- Lip : 0.7

LE TOP

Purée au lait Carrefour

- Pommes de terre : 95 %
- Sulfites : non

95 % de pomme de terre, 4 % de lait en poudre, 3 additifs et des arômes. C'est simple, sans trop de superflu.

- Cal : 355
- Prot : 8.4 g
- Glu : 74 g
- Lip : 1.5 g

Mousline Emmental & Comté Maggi

- Pommes de terre : 77 %
- Sulfites : non

Une purée un peu plus transformée qui contient 77 % de pommes de terre et 12.9 % de fromages dont seulement 1 % de comté. 3 additifs.

- Cal : 384
- Prot : 11.9 g
- Glu : 62.5 g
- Lip : 8.4 g

Purée de pomme de terre Top budget

- Pommes de terre : 99 %
- Sulfites : oui

Même constat que pour les autres purées : 99 % de pommes de terre et de nombreux additifs dont les sulfites. On laisse en rayon.

- Cal : NC
- Prot : NC
- Glu : NC
- Lip : NC

Mousline façon Presse-Purée Maggi

- Pommes de terre : 84 %
- Sulfites : oui

Une purée avec du lait, de la crème mais aussi... de l'huile ! D'où la mention « façon presse purée » ? Probable car sinon c'est une purée comme les autres !

- Cal : 362
- Prot : 8.9 g
- Glu : 67.4 g
- Lip : 4.8 g

LE FLOP

Purée goût à l'Ancienne Vico

- Pommes de terre : 97 %
- Sulfites : non

97 % de pomme de terre et 2 % de crème mais présence de 6 additifs et de traces de sulfites. Il y a plus simple et plus naturel...

- Cal : 350
- Prot : 8.5 g
- Glu : 72 g
- Lip : 2 g

Purée Nature U

- Pommes de terre : 99 %
- Sulfites : oui

99 % de pomme de terre, c'est bien, la suite un peu moins : on retrouve 7 additifs dont des sulfites mais aussi un stabilisant, un colorant, des antioxydants...

- Cal : 164
- Prot : 5.5 g
- Glu : 30.2 g
- Lip : 1.7 g

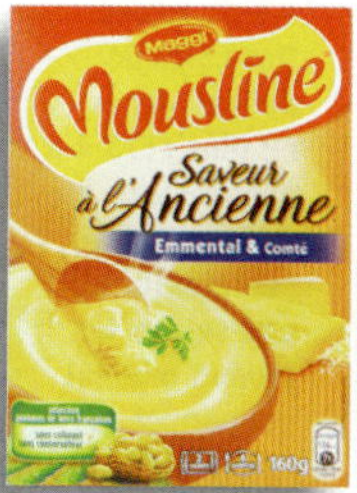

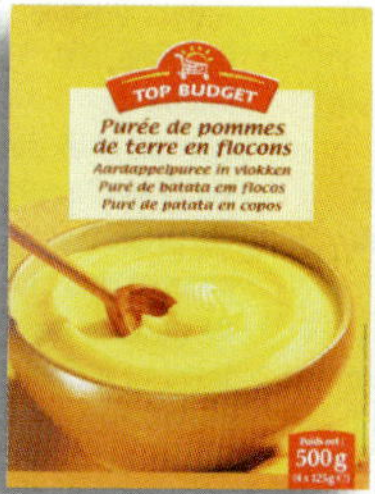

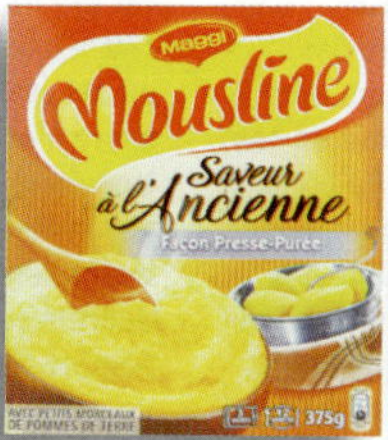

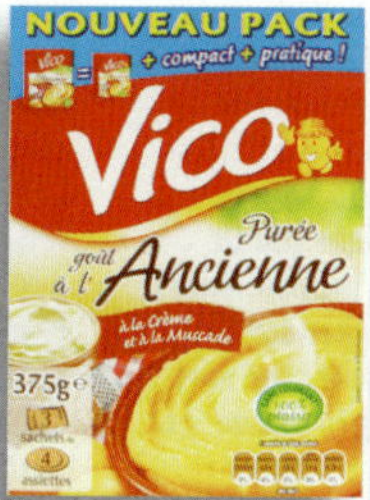

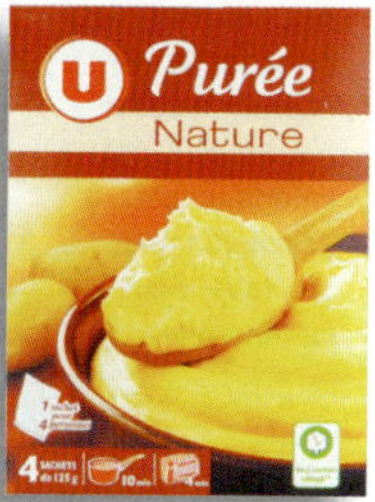

* NC = non communiqué

NON

Chips et biscuits apéritifs

OUI

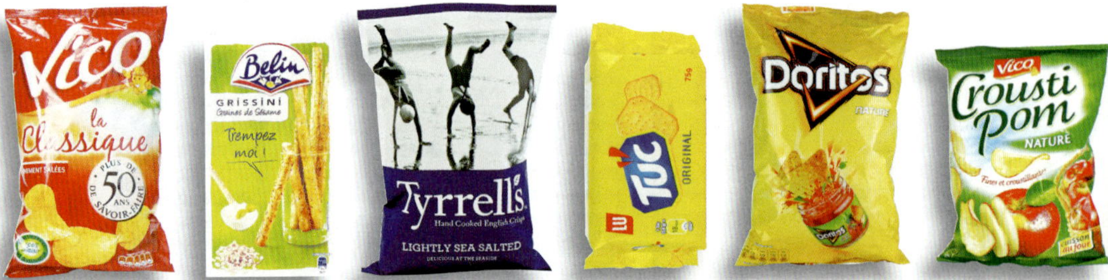

Vico la classique	Gressin Belin	Chips légèrement salées Tyrrell's	Tuc original LU	Doritos	Crousti Pom Vico
• Huile : végétale • Sel : 1.2 g Des pommes de terre, de l'huile, du sel et c'est tout. C'est calorique mais, à l'occasion pour un pique-nique, ça peut aller.	• Huile : olive • Sel : 1.85 g De la farine de blé, 13.3 % de graines de sésame et 3.6 % d'huile d'olive. Aucun additif. Un produit léger en matière grasses qui sort largement du lot.	• Huile : tournesol • Sel : 0.5 g La recette classique des chips mais avec une teneur en sel réduite de 50 % par rapport à la moyenne des autres chips. Une qualité rare dans cette gamme !	• Huile : végétale • Sel : 1.7 g Le 1er ingrédient est la farine (70 %), la teneur en sel et en sucre n'est pas trop élevée pour des biscuits apéro, les additifs sont en nombre limité : on garde !	• Huile : tournesol • Sel : 0.69 g Du maïs, de l'huile de tournesol et du sel. Pas d'additif. Un produit qui change des chips de pomme de terre et qui est moins gras et moins salé.	• Huile : tournesol • Sel : traces Des chips de pomme riches en fibres (13.4 g contre moins de 4 g en général), peu grasses et peu salées. Un produit original qui permet de diversifier !
• Cal : 540 • Prot : 5.5 g • Glu : 45 g • Lip : 36 g	• Cal : 415 • Prot : 13 g • Glu : 64 g • Lip : 11 g	• Cal : 501 • Prot : 5.9 g • Glu : 49 g • Lip : 24.4 g	• Cal : 490 g • Prot : 7.8 g • Glu : 63 g • Lip : 22 g	• Cal : 495 • Prot : 7 g • Glu : 62 g • Lip : 24 g	• Cal : 332 • Prot : 1.9 g • Glu : 68.8 g • Lip : 2 g

LE TOP

LE FLOP

Chips saveur Fromage Lay's

- Huile : tournesol
- Sel : 1.9 g

Des chips très salées avec une liste d'ingrédients à rallonge : exhausteurs de goûts (dont glutamate), sucre, fromage en poudre... À fuir !

- Cal : 550
- Prot : 6.5 g
- Glu : 54 g
- Lip : 33 g

Chipster Belin

- Huile : végétale
- Sel : 4.4 g

La recette est très simple : pomme de terre (80 %), huile végétale, sel, arôme. Malheureusement, c'est vraiment trop salé !

- Cal : 470
- Prot : 5.1 g
- Glu : 62 g
- Lip : 21.5 g

Pringles Original

- Huile : végétale
- Sel : 1.35 g

Pomme de terre déshydratée, farine de riz, amidon, maltodextrine, émulsifiant : ça manque de naturel ! Dommage car elles n'étaient pas trop salées.

- Cal : 522
- Prot : 3.8 g
- Glu : 51 g
- Lip : 33.8 g

Twinuts Cheese Benénuts

- Huile : végétale
- Sel : 2.2 g

Des cacahuètes (42 %) entourées d'un biscuit aromatisé au fromage contenant amidon, sucre, protéines de lait, correcteurs d'acidité... Résultat : un produit très salé !

- Cal : 540
- Prot : 14 g
- Glu : 45 g
- Lip : 33 g

Chips au four Lay's

- Huile : tournesol
- Sel : 1.5 g

Des chips cuites au four qui sont peu grasses mais les 68 % de pomme de terre sont sous forme de flocons et on retrouve de l'amidon, du sucre, un émulsifiant...

- Cal : 415
- Prot : 6 g
- Glu : 73 g
- Lip : 10 g

Monster Munch au ketchup

- Huile : tournesol
- Sel : 3.2 g

Presque autant de pomme de terre que d'huile, de l'amidon de maïs, du sucre, un émulsifiant et pour aggraver le tout, une teneur en sel bien trop élevée pour les enfants.

- Cal : 465
- Prot : 4.1 g
- Glu : 62.3 g
- Lip : 21.7 g

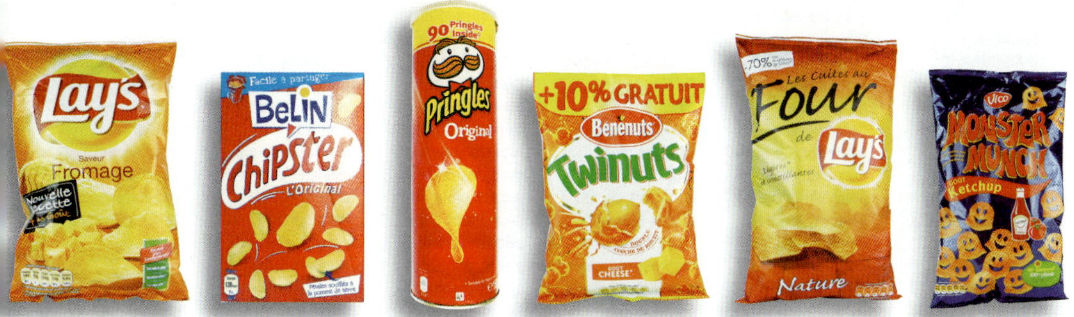

NON

Sauces froides

OUI

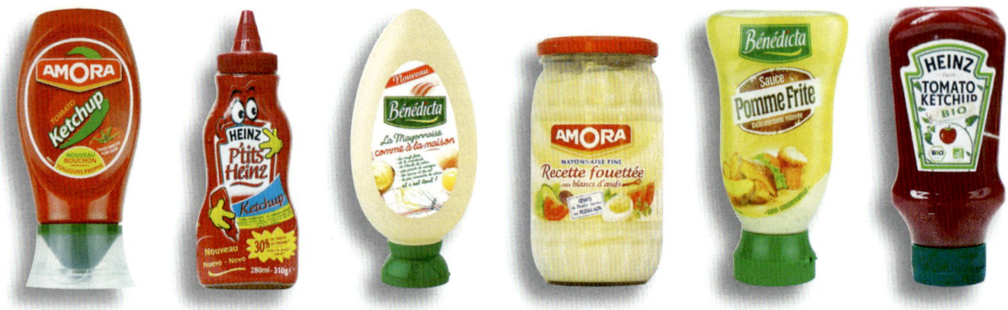

Ketchup Amora

- **1er ingrédient :** tomates
- **Additifs : 1**

Un produit naturel avec des arômes naturels comme seuls additifs. 170 g de tomates pour 100 g de ketchup, c'est plus que Heinz (132 g). Dommage qu'il soit très sucré !

- Cal : 100
- Prot : 1 g
- Glu : 24 g
- Lip : 0.1 g

Ketchup P'tit Heinz

- **1er ingrédient :** tomates
- **Additifs : aucun**

Une teneur en tomate nettement supérieure à la moyenne (205 g pour 100 g de produit), un peu de sucre, aucun additif. Bravo !

- Cal : 79
- Prot : 1.7 g
- Glu : 16.7 g
- Lip : 0.4 g

LE TOP

La mayonnaise maison Bénédicta

- **1er ingrédient :** huile de colza
- **Additifs : aucun**

De l'huile de colza, de la moutarde, du vinaigre, des œufs frais, du jus de citron, du sel et des épices. Une recette vraiment comme à la maison, sans additif.

- Cal : 731
- Prot : 1.5 g
- Glu : 0.9 g
- Lip : 80.1 g

Mayonnaise Recette Fouettée Amora

- **1er ingrédient :** huile de colza
- **Additifs : 2**

Comme sa concurrente Bénédicta, une recette simple avec des œufs de poules plein air et seulement deux additifs. C'est pas mal mais ce serait mieux sans sucre.

- Cal : 720
- Prot : 1 g
- Glu : 1.5 g
- Lip : 79 g

Sauce Pomme Frites Bénédicta

- **1er ingrédient :** eau
- **Additifs : 2**

De l'huile de colza et des ingrédients simples : moutarde douce, vinaigre, jaunes d'œufs, ail...
Un produit correct, à manger occasionnellement car c'est assez gras.

- Cal : 315
- Prot : 0.9 g
- Glu : 12.1 g
- Lip : 29.2 g

Ketchup bio Heinz

- **1er ingrédient :** tomates
- **Additifs : aucun**

C'est bio, sans additif, avec une teneur en tomate très correcte.
Un gros bémol cependant : ce ketchup est très sucré.

- Cal : 126
- Prot : 1.5 g
- Glu : 28.9 g
- Lip : 0.2 g

LE FLOP

Sauce Barbecue Bénédicta

- 1er ingrédient : vinaigre d'alcool
- Additifs : 5

Ce que l'on retiendra de cette sauce c'est sa très forte teneur en sucre ! Toutes les sauces barbecues présentent la même composition. À éviter !

- Cal : 161
- Prot : 0.6 g
- Glu : 28.2 g
- Lip : 0.1 g

American sauce Heinz

- 1er ingrédient : huile végétale
- Additifs : 3

Du sucre, de la mélasse, du sucre brun, du lactosérum en poudre, de l'amidon modifié. Résultat : une sauce très sucrée avec beaucoup d'additifs. À laisser en rayon.

- Cal : 126
- Prot : 1.5 g
- Glu : 28.9 g
- Lip : 0.2 g

Mayonnaise légère Lesieur

- 1er ingrédient : eau
- Additifs : 8

Une mayonnaise « légère » en matière grasse mais pas en additifs ! En effet, on retrouve un épaississant, un antioxydant, un acidifiant, un conservateur, des colorants…

- Cal : 260
- Prot : 0.9 g
- Glu : 9.6 g
- Lip : 24.1 g

Mayonnaise de Dijon Amora

- 1er ingrédient : huile de tournesol
- Additifs : 5

Un mélange d'huile de tournesol et de colza, du jaune d'œuf, du vinaigre, de l'eau mais aussi de l'amidon modifié, des arômes et des colorants. Bof !

- Cal : 670
- Prot : 1.5 g
- Glu : 1.5 g
- Lip : 79 g

Sauce Burger Amora

- 1er ingrédient : eau
- Additifs : 5

Une liste d'ingrédients interminable : amidon modifié, colorant, stabilisant, antioxydant… Préférez le ketchup, plus simple et moins gras !

- Cal : 240
- Prot : 1 g
- Glu : 12 g
- Lip : 21 g

Ketchup Rik&Rok Auchan

- 1er ingrédient : tomates
- Additifs : 3

En plus de la purée de tomate, il y a du sirop du glucose-fructose de blé, de l'amidon transformé de maïs, un stabilisant et un arôme. Et c'est très sucré !

- Cal : 126
- Prot : 1.5 g
- Glu : 28.9 g
- Lip : 0.2 g

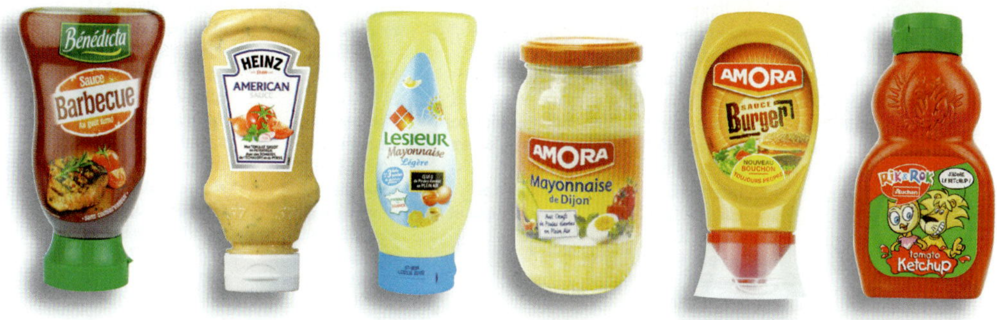

NON

Sauces chaudes

OUI

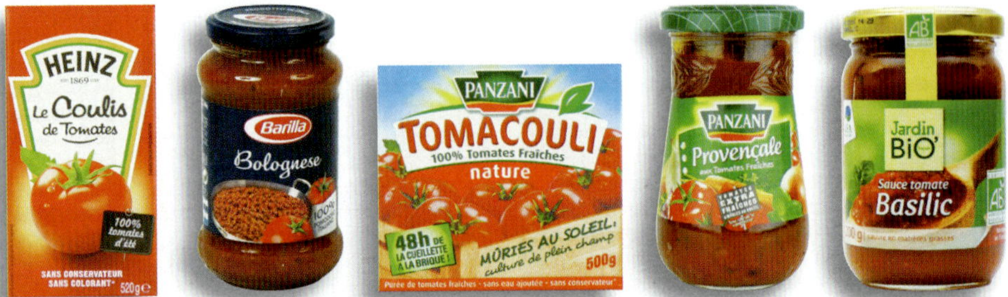

Coulis de tomates Heinz

- Huile : non
- Additifs : 0

Un coulis de tomates tout en simplicité : 220 g de tomates pour 100 g de produit et du sel.

- Cal : 37
- Prot : 1.6 g
- Glu : 7.1 g
- Lip : 0.1 g

Bolognaise Barilla

- Huile : tournesol
- Additifs : 0

53 % de tomates et 19 % de viande (bœuf et porc), 13 % d'oignon, du céleri, des carottes, des herbes. C'est simple. Un bon produit.

- Cal : 77
- Prot : 5 g
- Glu : 4.5 g
- Lip : 4 g

Tomatocouli Panzani

- Huile : non
- Additifs : 0

Cette brique contient uniquement des tomates réduites en purée, aucun ajout de concentré ou d'eau. Simple et naturel.

- Cal : 27
- Prot : 1.2 g
- Glu : 0.1 g
- Lip : 0.1 g

Provençale Panzani

- Huile : olive et tournesol
- Additifs : 0

84 % de tomates et 9 % de légumes frais cuisinés avec de l'huile d'olive et de tournesol. C'est simple et sans additif, dommage pour l'ajout de sucre !

- Cal : 58
- Prot : 1 g
- Glu : 8.1 g
- Lip : 2 g

Sauce tomate au basilic Jardin bio'

- Huile : olive et tournesol
- Additifs : 0

80 % de tomates cuisinées avec des oignons, du basilic et un mélange d'huile d'olive et de tournesol. Aucun additif. Un très bon produit !

- Cal : 52
- Prot : 1.6 g
- Glu : 6.2 g
- Lip : 1.7 g

LE TOP

LE FLOP

Sauce rizotto Champignon Panzani

- Crème fraiche et huile de tournesol
- Additifs : 5

De l'eau en 1er ingrédient, 10 % de champignon, de l'amidon transformé, des arômes, des émulsifiants et même du sirop de glucose !

- Cal : 81
- Prot : 1 g
- Glu : 4.9 g
- Lip : 6.2 g

Boloballs barbecue Panzani

- Huile : tournesol
- Additifs : 6

Peu de tomates, beaucoup de sucre, des boulettes de mauvaise qualité, de l'huile de tournesol, un arôme de fumée et des exhausteurs de goût. Non !

- Cal : 89
- Prot : 3.1 g
- Glu : 9 g
- Lip : 3.1 g

Sauce italienne Viande rôtie Zapetti

- Huile : tournesol
- Additifs : 1

De la purée de tomates à base de concentré, un mélange de viandes (bœuf porc), de l'amidon transformé de maïs, du blanc d'œuf et des protéines de lait. On laisse...

- Cal : 88
- Prot : 3.5 g
- Glu : 8.5 g
- Lip : 4 g

4 fromages Panzani

- Crème, huile de tournesol et beurre
- Additifs :10

Une sauce qui ne contient que 7 % de fromage et de l'eau en premier ingrédient. Beaucoup d'additifs. À éviter !

- Cal : 260
- Prot : 0.9 g
- Glu : 9.6 g
- Lip : 24.1 g

Pesto di rosso Barilla

- Huile : tournesol
- Additifs : 2

35 % de tomates et 7 % de fromage additionnés d'huile de tournesol, de glucose, de sucre et d'épaississants. Ça aurait dû être bon, dommage !

- Cal : 344
- Prot : 3.5 g
- Glu : 15 g
- Lip : 29.5 g

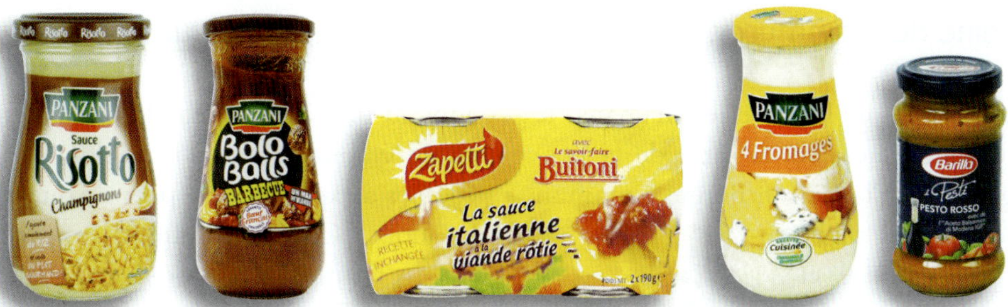

NON

Les biscuits : le goûter préféré des enfants

Le linéaire des biscuits est le plus important du rayon épicerie sucrée. Il compte près de 400 références en hypermarché, ce qui est énorme ! Les biscuitiers puisent principalement leurs recettes dans les traditions culinaires familiales et artisanales (la madeleine de Commercy, le boudoir, le palet breton, les langues de chat…).

●●● Pour séduire les mamans, le marketing joue alors la carte de la nostalgie comme la maison Bonne maman avec le motif traditionnel vichy rouge et blanc de ses emballages. Et pour attirer les enfants et les ados, il met à l'honneur le biscuit américain emblématique : le cookie. L'offre cookies a explosé en l'espace de quelques mois : Cookies Chunky (Pepperidge farm), Luxury cookies (Cadbury), Granola extra cookies (LU), Super cookies (Michel et Augustin).

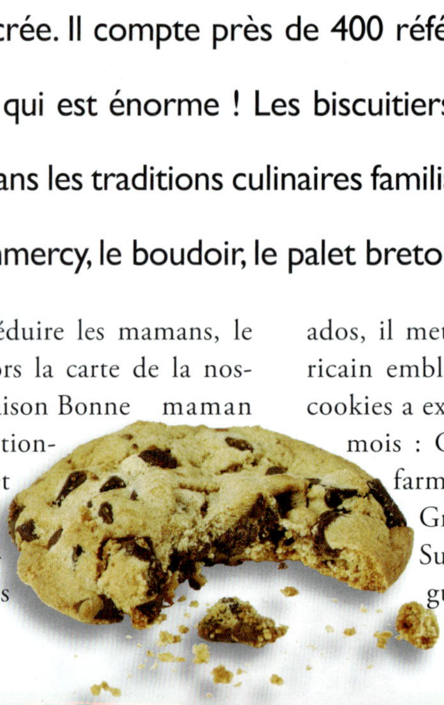

Les marques du rayon

LU est au biscuit ce que Danone est au yaourt, le leader incontestable du rayon. Après LU, les marques des entreprises leaders sont BN, Delacre, Bahlsen St Michel, Bonne-Maman, Brossard… S'ajoutent celles des PME régionales : Biscuiterie de l'Abbaye, les Gavottes, Ker Cadelac, Biscuiterie Tanguy, Biscuits Poult, Le Palet Solognot… sans oublier les marques de distributeurs.

Afin de diversifier l'offre et faire en sorte que vos enfants mangent toujours plus de biscuits, les industriels ne manquent pas d'imagination pour essayer de les régaler du matin au soir.

L'offre de biscuits en emballage individuel est désormais presque aussi large que les biscuits en vrac. La réduction des formats rend les produits plus faciles à glisser dans la poche ou le cartable de l'enfant pour l'en-cas de 10 h ou son quatre heures.

Le biscuit s'invite au p'tit déj

Jusqu'à présent davantage connoté goûter que petit déjeuner, le biscuit s'invite maintenant au saut du lit. Premier sur le créneau il y a une dizaine d'années, LU a fait des émules. Depuis 2013, Kellogg's essaye de se faire une place au soleil avec sa gamme de produits « Nutri-grains ». Objectif nutritionnel affiché : apporter suffisamment d'énergie et d'éléments essentiels à votre enfant pour lui permettre d'être en forme toute la matinée. LU a une botte secrète, l'AGR4 (Apport Glucidique Régulier pendant 4 heures). Nous verrons un peu plus loin de quoi il retourne exactement (page 139).

Nutritionnellement, ça donne quoi ?

Pour les fabricants, le biscuit est « *Un aliment céréalier qui apporte plaisir et énergie à l'enfant* ». Pour le plaisir OK, pour l'énergie OK (la densité calorique des biscuits oscille entre 4 et 5 c'est-à-dire entre 400 kcal et 500 kcal pour 100 g, ce qui est beaucoup), pour l'aliment céréalier c'est plus ou moins vrai, ça dépend.

Pour faire un biscuit, il faut trois ingrédients : de la farine, du sucre et des matières grasses. La farine de blé représente entre 20 et 80 % des ingrédients selon les recettes. À la farine sont ajoutés du sucre, des matières grasses (palme, palmiste, colza, beurre), nous l'avons dit, mais aussi des œufs . Et éventuellement des ingrédients comme le lait (il rend le biscuit plus moelleux), fruits, fruits secs, chocolat, miel… Ainsi, il existe une grande diversité de composition nutritionnelle des biscuits et gâteaux. Toutefois c'est vrai, qui dit farine dit céréales. Jusque là pas d'erreur et les fabricants insistent sur ce point car les céréales, qu'elles soient raffinées ou non, ont bonne presse auprès du consommateur : elles sont riches en glucides complexes. Et les glucides complexes, c'est bien connu, sont des sucres lents, bien meilleurs pour la santé que les vilains sucres rapides qui en plus de nous donner des caries, nous font grossir.

Quelques chiffres

- Près des deux tiers des enfants consomment des biscuits.
- 61 % des biscuits sucrés sont consommés au goûter, 21 % au petit-déjeuner, 11 % en encas (dont 6 % lors de l'encas du matin), 3 % au déjeuner et 3 % au dîner.
- La pratique du goûter est largement répandue chez les enfants de moins de 14 ans ensuite elle décline.

De l'énergie longue durée : vrai ou faux ?

Pendant très longtemps, les glucides ont été classés en deux catégories :

- Les sucres simples/rapides qui sont, comme leur nom l'indique, rapidement absorbés par l'organisme. C'est le cas des confiseries, du sucre de table, du chocolat, etc. ;
- Les sucres complexes/lents, qui mettent plus de temps à être assimilés et qui ne se retrouvent dans le sang que plusieurs heures après leur ingestion. C'est dans cette deuxième catégorie qu'ont logiquement été placés les aliments à base de céréales parce que les céréales sont riches

en amidon, une grosse molécule de sucre dont on pensait qu'elle était longue à digérer du fait de sa taille. Cette classification existe depuis si longtemps qu'elle est devenue vérité absolue.

Et pourtant, cela fait près de 30 ans que les scientifiques savent qu'elle ne correspond pas à la réalité. « Céréales » ne signifie pas glucides lents. Tout dépend des transformations que les céréales ont subies avant d'arriver sur votre table au petit déjeuner ou au goûter. Variété de céréales, mouture, raffinage, mode de cuisson… tous ces paramètres influent sur la vitesse d'absorption des sucres. Voilà pourquoi les scientifiques de la nutrition ne parlent plus de sucres simples et de sucres complexes, mais de sucres à **index glycémique (IG)** élevé ou bas.

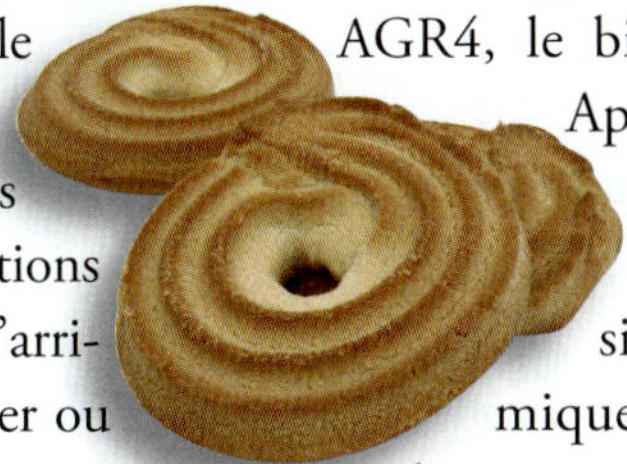

Vous pensez tomber là sur la découverte du siècle ? Les céréales – et avec elles les biscuits, les céréales du petit déjeuner, le pain, les brioches, les biscottes, les pâtes – ne sont pas forcément des sucres lents voilà qui a de quoi surprendre. Si vous le découvrez, les industriels eux, le savent depuis longtemps et certains en ont même fait un argument marketing. Vous connaissez sans doute les biscuits Petit déjeuner belVita ? Directement sorti du laboratoire recherche & développement de LU, voici le biscuit AGR4, le biscuit qui vous garantit un Apport Glucidique Régulier pendant 4 heures. Derrière cet acronyme se cache tout simplement un index glycémique bas. Cette notion d'index glycémique est essentielle pour la santé. Plus l'index glycémique d'un produit est élevé, plus il fait grimper fortement et rapidement le taux de sucre dans le sang et plus il favorise la prise de poids. En plus, les produits à index glycémique élevé attisent l'appétit et incitent au grignotage. Donc une bonne note au biscuit Petit déjeuner belVita mais alors, et les autres ? Mystère… Si les fabricants sont de plus en plus nombreux à préciser la teneur de leurs biscuits en amidon et en sucres simples (ce qui a très peu d'intérêt), rien n'apparaît concernant l'IG. En attendant l'étiquetage de l'IG, *Le Bon Choix pour les enfants* vous donne quelques repères et vous communique la valeur de l'IG lorsque nous avons pu nous la procurer.

Des recettes maison ? Presque...

C'est dimanche, vous avez envie de faire plaisir à vos chérubins et vous décidez de leur offrir un classique du goûter : le roulé au chocolat. Deux options s'offrent à vous...

LE GÂTEAU ROULÉ AU CHOCOLAT MAISON

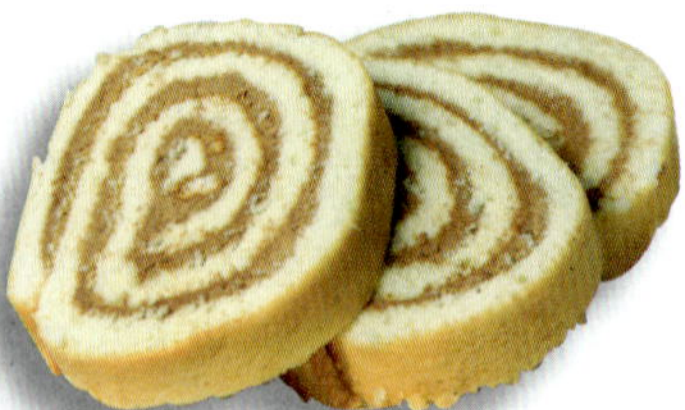

Composition

6 œufs, 100 g de sucre, 60 g de farine, une pincée de sel, 200 g de chocolat noir à pâtisser, 5 cuillères à soupe de crème fraîche liquide.

Ou

LE MINI ROULÉ CHOCOLAT PÉPITO DE LU

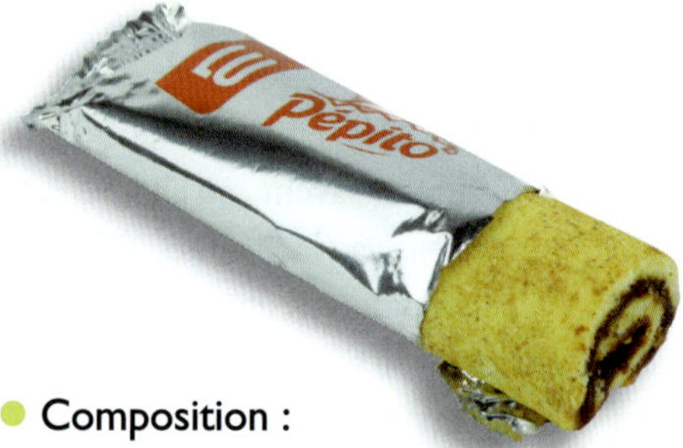

Composition :

Sirop de glucose - fructose-farine de blé 17.5% - œufs 15.9% - sucre-chocolat 10.5% (pâte de cacao, sucre, cacao maigre en poudre, émulsifiant : lécithine de soja, arôme vanille) - matière grasse végétale - lactose et protéines de lait - stabilisants : glycérol, sorbitol - son de blé - arômes - arôme noisette - amidon transformé - poudre à lever : diphosphate disodique - carbonate acide de sodium - orthophosphate monocalcique - conservateur : sorbate de potassium, émulsifiant : mono et diglycérides d'acides gras - sel - épaississant : gomme xanthane - correcteur d'acidité : acide citrique - antioxygène : extrait de romarin.

Pourquoi tant d'ingrédients dans un si petit gâteau ? Parce que le mini roulé au chocolat de LU, contrairement à votre roulé maison, est conçu pour pouvoir être conservé de manière optimale pendant… 6 mois. À côté des ingrédients de base de la recette (farine, sucre, œufs, matière grasse, chocolat), on trouve une multitude d'additifs, des substances ajoutées pour la conservation, la fabrication (la texture) et la consommation (le goût, la couleur).

Sirop de glucose-fructose

Le sirop de glucose-fructose est obtenu à partir du sirop de glucose (lui-même issu de l'amidon de maïs, de blé, de pomme de terre…). Il contient jusqu'à 44 % de fructose.
Avantages pour l'industriel : moins cher que le sucre, il a un pouvoir sucrant similaire. Il permet un brunissement marqué des produits.

Chocolat

Il est constitué de pâte de cacao, de sucre, de cacao maigre en poudre, d'un arôme vanille et d'un émulsifiant : la lécithine de soja qui confère au chocolat la consistance voulue.

Lactose et protéines de lait

Le lactose est le sucre du lait. Les protéines du lait sont les caséines et les protéines du sérum (la lactalbumine et la lactoglobuline). Il s'agit de sous-produits de l'industrie laitière.
Avantages pour l'industriel : ces deux produits (moins chers que le lait) sont utilisés en biscuiterie et pâtisserie pour favoriser les réactions de brunissement et de caramélisation. Mais le lactose peut aussi être utilisé comme charge glucidique à faible caractère sucré (sept fois moins sucrant que le saccharose). Il peut être encore utilisé comme fixateur d'arômes, absorbeur de pigments et pour son pouvoir émulsifiant, son aptitude au séchage et à la compression. Les protéines de lait constituent un substitut économique de blancs d'œufs dans les produits fouettés et peuvent aussi être ajoutées pour améliorer le profil nutritionnel d'un produit.

Stabilisants (glycérol, sorbitol), amidon transformé, épaississant (gomme xanthane)

Avantages pour l'industriel : ces trois catégories d'additifs maintiennent la consistance et la texture du produit dans le temps.

Poudres à lever

Il s'agit de produits chimiques qui réagissent entre eux et dégagent du CO_2 permettant de faire gonfler la pâte.

Côté santé : elles apportent du sodium en quantité importante (≈ 12 g sodium/100 g).

Conservateur : sorbate de potassium

Cet additif empêche les altérations du produit par les micro-organismes.

Émulsifiant : mono- et diglycérides d'acides gras

Mono- et diglycérides d'acides gras agissent comme émulsifiants c'est-à-dire qu'ils permettent de réaliser ou de maintenir un mélange homogène de deux phases non miscibles telles que l'huile et l'eau.

Correcteur d'acidité : acide citrique

L'acide citrique est fabriqué à partir du sucre. Il est principalement utilisé comme acidifiant mais également comme arôme.

Antioxygène : extrait de romarin

Cette substance protège des altérations provoquées par l'oxydation, telles que le rancissement des matières grasses et les modifications de couleur.

Quid des matières grasses dans les biscuits

L'industrie de la biscuiterie, biscotterie et viennoiserie a recours à des matières grasses de toutes sortes. C'est en fonction du produit final (pâte sablée, feuilletée, etc.) que l'industriel décide s'il convient d'utiliser des matières grasses d'origine végétale ou animale et si la consistance de la matière grasse doit être plutôt souple ou ferme.

Les matières grasses d'origine animale utilisées en biscuiterie sont le beurre, le beurre concentré… Les matières grasses végétales sont l'huile de palme, palmiste, coco, colza, tournesol en l'état, partiellement ou totalement hydrogénées.

Les matières grasses hydrogénées sont des produits d'imitation des graisses animales. L'hydrogénation a pour effet de modifier la configuration des graisses afin de donner plus de consistance aux huiles végétales insaturées (durcissement). La matière grasse obtenue est plus stable et moins fragile à l'oxydation (rancissement) que l'huile mère. Les matières grasses partiellement hydrogénées se comportent donc un peu comme le beurre mais elles sont moins chères que le beurre. Nutritionnellement, là aussi les choses sont différentes. La composition en graisse d'une huile partiellement hydrogénée est très différente de celle de l'huile d'origine (beaucoup plus de graisses saturées). De plus, on y trouve des graisses *trans* néfastes pour la santé cardiovasculaire.

Faites LE BON CHOIX

- Les biscuits sont avant tout des aliments-plaisir. Ils n'ont pas d'intérêt nutritionnel majeur. Ils ne doivent pas être systématiques et doivent servir de goûter de dépannage. Pour faire le bon choix, le mot d'ordre est simplicité avant tout. Du beurre, de la farine, des œufs, du sucre… La recette doit être la plus simple possible.
- Si l'on tient compte de l'index glycémique, de la qualité des matières premières et du nombre d'additifs, les biscuits peuvent être classés ainsi par ordre de qualité nutritionnelle décroissante : biscuit sec > biscuit sec nappé de chocolat > biscuit moelleux > biscuit fourré > biscuit moelleux fourré.
- À noter que certains biscuits diététiques destinés aux mamans peuvent très bien convenir aux enfants. Avec des ingrédients en général d'une qualité supérieure, enrichis en vitamines et minéraux, et moins sucrés, les biscuits **secs** diététiques sont plus sains que leurs concurrents classiques (*Goûters pépites de chocolat* de Gerblé par exemple). Dès qu'ils sont fourrés aux fruits, c'est du pareil au même.
- La grande distribution propose des produits directement concurrents de ceux des grandes marques et ce, à des prix inférieurs. Cette différence de coût s'explique par une différence de marge mais aussi parfois par une différence de qualité des ingrédients. Il est donc indispensable de lire les étiquettes.

OUI

Biscuits secs et biscuits pour nourrisson

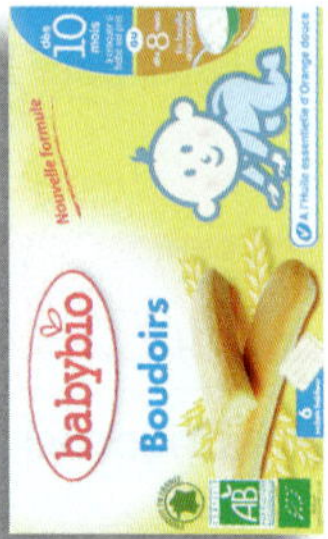

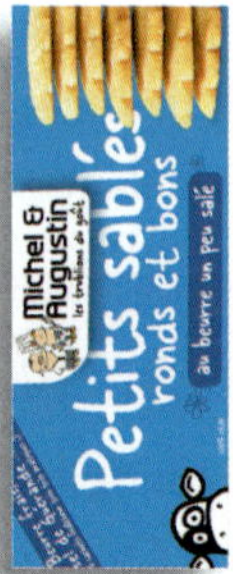

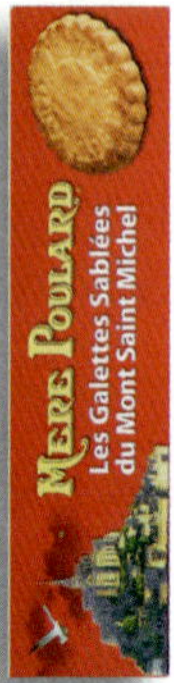

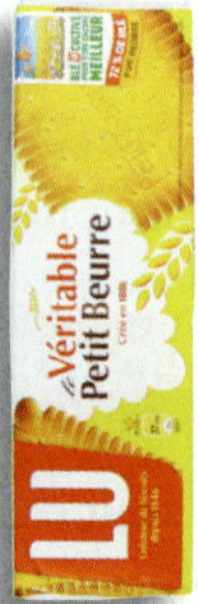

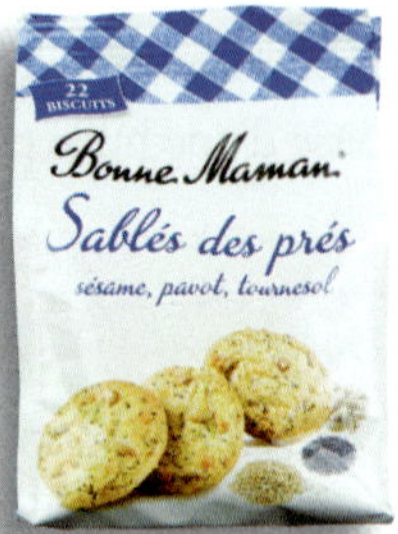

Boudoirs bio Babybio

- Mat grasses : huile de colza et d'orange douce La recette classique du boudoir avec de l'œuf entier. Biscuit correct malgré un index glycémique sans doute élevé.

- Cal : 467
- Prot : 5.5 g
- Glu : 78.5 g
- Lip : 14.2 g

Petits sablés Michel et Augustin

- Mat grasses : beurre (26.5 %) Un biscuit sablé extra simple et extra bon : farine, beurre, sucre, œuf. Aucun additif à l'horizon mais attention à ne pas en abuser car il est calorique (comme tous les sablés !).

- Cal : 504
- Prot : 7 g
- Glu : 65 g
- Lip : 24 g

LE TOP

Sablés du Mont St Michel Mère Poulard

- Mat grasse : beurre De la farine de froment, du beurre, du sucre, des œufs frais et une pincée de sel : la recette classique de la galette bretonne comme on la ferait à la maison. Bravo !

- Cal : NC
- Prot : NC
- Glu : NC
- Lip : NC

Véritable Petit Beurre LU

- Mat grasse : beurre (13 %) Biscuits constitués de farine de blé à 72 %. Sucre en 2e ingrédient. Présence de lait écrémé. Un IG bas. Un biscuit classique tout à fait correct.

- Cal : 440
- Prot : 7.3 g
- Glu : 75 g
- Lip : 12 g

Sablés des prés Bonne Maman

- Mat grasse : beurre (23 %) La recette simple des sablés agrémentés de graines (sésame, pavot, tournesol) et de quelques flocons d'avoine. Un bon choix pour se faire plaisir !

- Cal : NC
- Prot : NC
- Glu : NC
- Lip : NC

LE FLOP

Casse-croûte BN

- Mat grasse : palme

Des ingrédients de 2e choix : graisse de palme, amidon de froment, sirop de glucose, protéines de lait, arôme. Avec en plus au final beaucoup de sucre (27.2 g / 100 g). Passez votre chemin.

- Cal : 394
- Prot : 7.1 g
- Glu : 79.1 g
- Lip : 4.9

Palmito L'Original LU

- Mat grasse : margarine

Une recette simple (farine, margarine, sucre) mais ces biscuits feuilletés caramélisés sont les plus gras de la sélection (32 g / 100 g) et plutôt salés (1.4 g de sel / 100 g). Bof !

- Cal : 540
- Prot : 5.7 g
- Glu : 56 g
- Lip : 32 g

Biscuit Thé LU

- Mat grasse : végétale

Un grand classique du rayon avec des ingrédients moins classiques (sirop de glucose-fructose, protéines de lait, jaune d'œuf en poudre). Dommage...

- Cal : 455
- Prot : 7.6
- Glu : 72.5
- Lip : 14

Original McVitie's

- Mat grasse : tournesol

70 % de farine de froment (54 % raffinée + 16 % complète) mais une matière grasse déséquilibrée en 2e ingrédient. Dommage !

- Cal : 471
- Prot : 7,1 g
- Glu : 62.8 g
- Lip : 21.3 g

Mousse d'Or Gardeil

- Pas de mat grasse ajoutée

Un peu de farine, des œufs et beaucoup beaucoup de sucre (sucre, amidon, sirop de sucre inverti, dextrose). Il y a mieux. Pour votre enfant, préférez les Babybio.

- Cal : NC
- Prot : NC
- Glu : NC
- Lip : NC

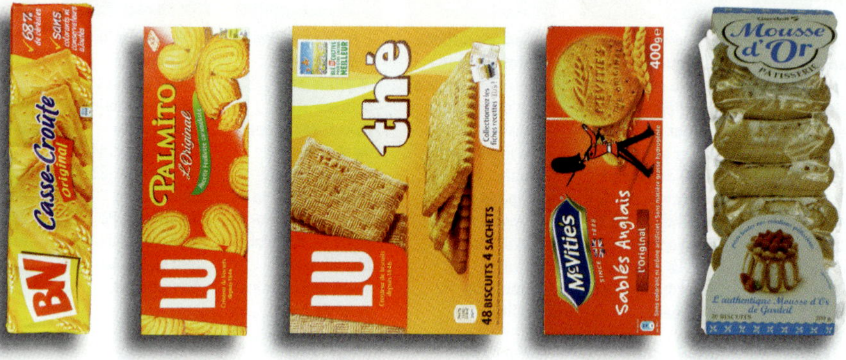

* NC = non communiqué

NON

OUI

Biscuits secs au chocolat

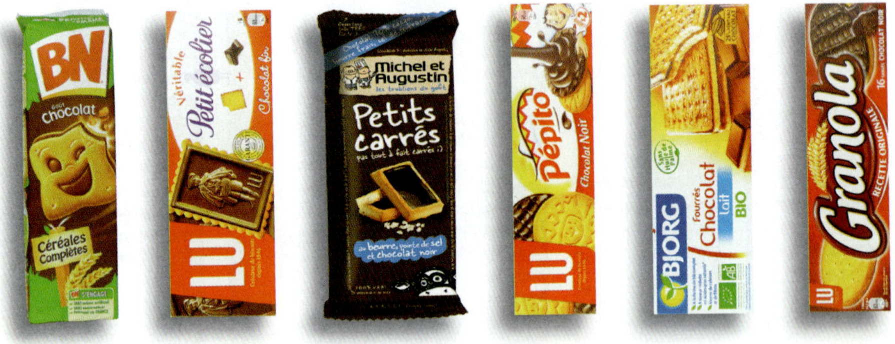

Biscuit fourré goût chocolat BN

- Farine : raffinée et complète
- Mat grasses : végétales

Un classique du « 4 heures » avec 15 % de farine complète (froment, seigle, orge). Biscuit simple tout à fait acceptable.

- Cal : 467
- Prot : 6.7 g
- Glu : 68.6 g
- Lip : 17.5 g

Petit écolier chocolat fin LU

Farine : raffinée
Mat grasses : beurre pâtissier

Le célèbre petit écolier peut rester au goûter ! 50 % de biscuit sec (donc un IG modéré) et 50 % de chocolat au lait. La recette est simple, c'est pas mal !

- Cal : 505
- Prot : 6.1 g
- Glu : 62 g
- Lip : 25 g

Petits carrés Michel et Augustin

- Farine : raffinée
- Mat grasses : beurre et végétale

Une pâte sablée classique avec des ingrédients simples et un nappage au chocolat noir de bonne facture. Résultat : un produit de qualité.

- Cal : 526
- Prot : 6.5 g
- Glu : 63.6 g
- Lip : 27.3 g

Pépito au chocolat noir LU

- Farine : raffinée
- Mat grasses : végétale et beurre

Biscuit sec nappé de chocolat noir donc un IG modéré. Ajout de sirop de glucose-fructose. Toutefois biscuit moins sucré que ceux en page de droite.

- Cal : 500
- Prot : 7 g
- Glu : 66 g
- Lip : 22 g

Fourré chocolat au lait Bjorg

- Farine : raffinée et complète
- Mat grasses : tournesol oléique

Une recette simple avec 54 % de farine et 25 % de chocolat au lait. Un IG modéré. Biscuit peu sucré. Un bon produit.

- Cal : 482
- Prot : 7.3 g
- Glu : 65 g
- Lip : 20.6 g

LE TOP

Biscuits Granola Chocolat noir LU

- Farine : raffinée et complète
- Mat grasses : végétales

Un biscuit sec avec 6 % de farine complète, nappé de chocolat noir. IG modéré. Le moins sucré de la sélection. À garder !

- Cal : 515
- Prot : 6.7 g
- Glu : 63 g
- Lip : 25 g

LE FLOP

Délichoc original chocolat noir Delacre

- Farine : raffinée
- Mat grasses : végétale et beurre

Bien que le chocolat soit noir, le sucre est le premier ingrédient : 40 g/100 g, ça fait beaucoup. Ces biscuits sont donc très sucrés. Pas top...

- Cal : 485
- Prot : 5.3 g
- Glu : 66 g
- Lip : 21.3 g

Cookies Pepperidge Farm

- Farine : raffinée
- Mat grasses : beurre et palme

De la farine, des pépites de chocolat (20 %), des éclats de noix de macadamia (6 %) mais beaucoup de sucre (32 %) et de graisses (30 %). À éviter !

- Cal : 533
- Prot : 4.9 g
- Glu : 60.1 g
- Lip : 30.4 g

Finger chocolat au lait Cadbury

- Farine : raffinée
- Mat grasses : Beurre de cacao, graisse du lait, graisse végétale

Beaucoup de graisses et peu de farine au vu de la liste d'ingrédients. Valeurs nutritionnelles non précisées mais sans doute très calorique.

- Cal : NC
- Prot : NC
- Glu : NC
- Lip : NC

Choco Supreme Milka

- Farine : raffinée
- Mat grasses : végétales et beurre

Des gaufrettes enrobées de chocolat, grasses et sucrées (43 g/100 g). Des matières grasses hydrogénées donc présence potentielle d'acide gras trans...

- Cal : 540
- Prot : 6.7 g
- Glu : 56.5 g
- Lip : 31 g

Guet-Apens LU

- Farine raffinée
- Mat grasses : végétales

Un biscuit fourré au « Nutella » donc du sucre, de l'huile, du chocolat. Des matières grasses hydrogénées donc présence potentielle de graisses trans.

- Cal : 515
- Prot : 6.1 g
- Glu : 63 g
- Lip : 26 g

Prince multicéréales LU

- Farine : raffinée et complète

Mat grasses : végétales

Certes 17 % de céréales complètes mais seulement 3 % de cacao et une longue liste d'ingrédients : sirop de glucose, amidon, lactose, protéines de lait...

- Cal : 455
- Prot : 6.5 g
- Glu : 67 g
- Lip : 17 g

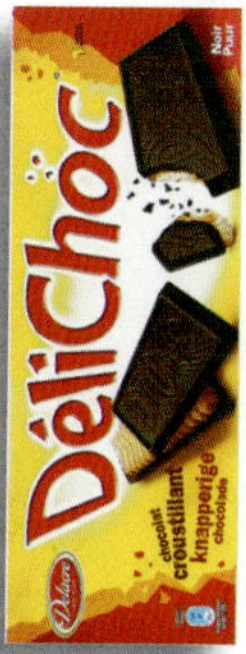

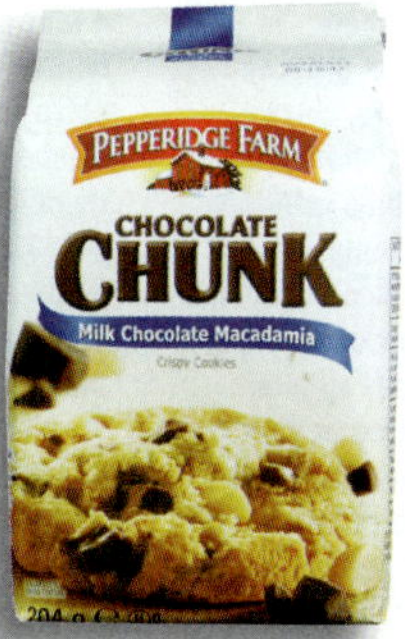

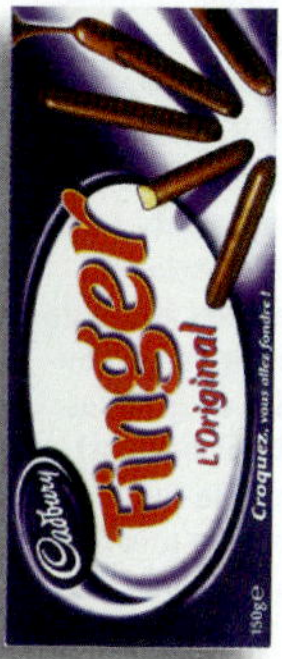

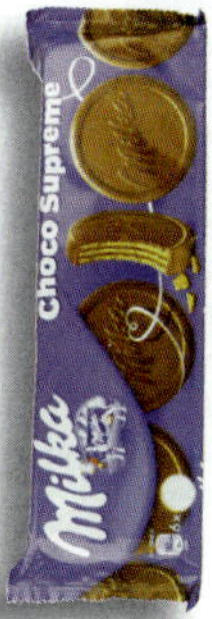

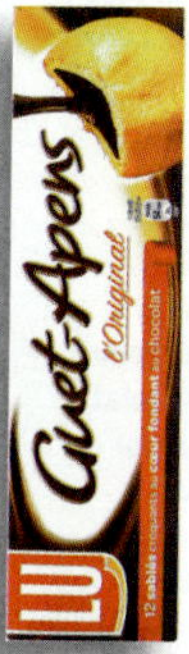

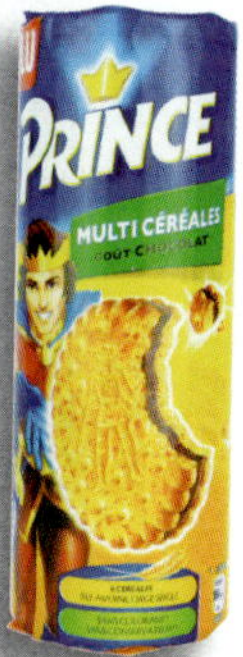

* NC = non communiqué

NON

OUI

RAYON ÉPICERIE SUCRÉE

Biscuits secs au chocolat à emporter

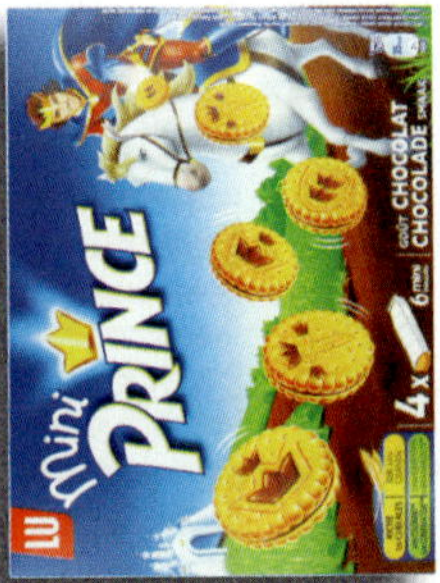

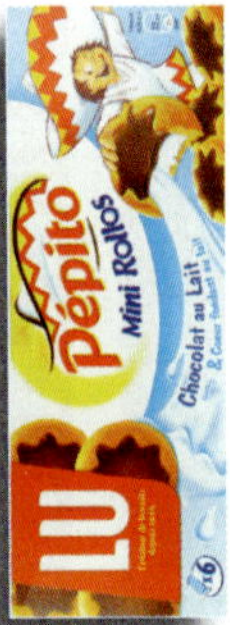

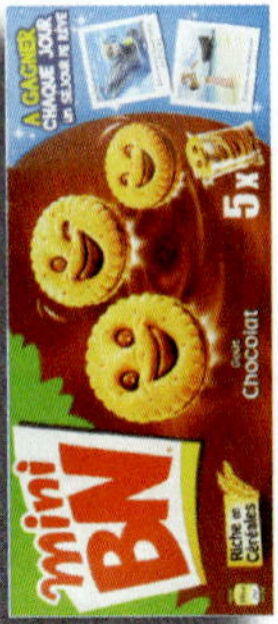

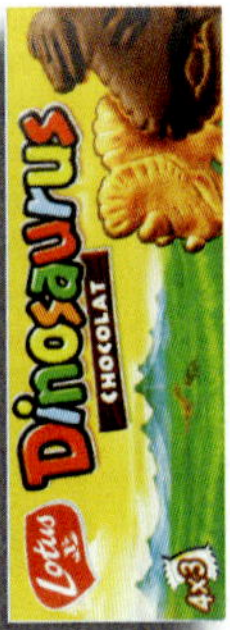

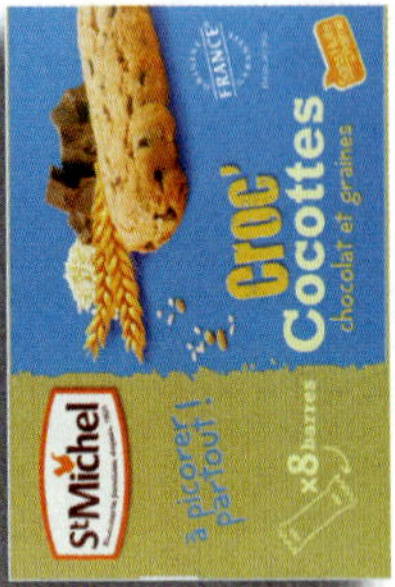

Prince Mini goût chocolat LU

- Farine : raffinée

Mat grasses : végétales

Légèrement meilleurs que leurs « grands frères ». Un peu moins de céréales, un peu plus de chocolat et pas de sirop de glucose, d'amidon et de lait en poudre.

- Cal : 495
- Prot : 6.4 g
- Glu : 65 g
- Lip : 22.5 g

Pépito Mini Rollos LU

- Farine : raffinée

Mat grasses : végétales

Biscuit fourré avec une crème au lait nappée de chocolat donc plus sucré que les autres. Un pur produit de l'industrie. À la rigueur, de temps en temps.

- Cal : 505
- Prot : 6.7 g
- Glu : 65 g
- Lip : 24 g

Mini BN goût chocolat

- Farine : raffinée, seigle
- Mat grasses : végétales

Quasiment équivalents aux BN classiques (un peu moins de céréales, un peu plus de graisses et de chocolat) mais la farine reste le premier ingrédient.

- Cal : 489
- Prot : 6.1 g
- Glu : 67.5 g
- Lip : 21.6 g

Dinosaurus chocolat LU

- Farine : raffinée, complète
- Mat grasses : palme, colza

Un mélange de farines raffinées et complètes et 22 % de chocolat pour un biscuit assez simple. Forme et goût sont appréciés des enfants alors on garde !

- Cal : 501
- Prot : 6.4 g
- Glu : 64 g
- Lip : 23 g

Croc'cocottes St Michel

- Farine raffinée
- Mat grasses : beurre (14 %), colza (5 %)

Un mélange de farine de blé (33 %) et de pépites de chocolat (21 %) avec des œufs fermiers et 5 % de graines de sésame et tournesol. Simple et bon.

- Cal : 527
- Prot : 7 g
- Glu : 58 g
- Lip : 29 g

LE TOP

LE FLOP

Original OREO	Pépito Pockitos chocolat au lait LU	Pick-up Bahlsen	Petit cœur Choco'croc Pocket LU	Mikado au chocolat au lait LU
• Farine : raffinée • Mat grasses : végétales De la farine, du sucre, des graisses, de l'amidon, du sirop de glucose-fructose. Au total beaucoup de sucre. Faible intérêt nutritionnel... On laisse en rayon. • Cal : 480 • Prot : 4.9 g • Glu : 70.5 g • Lip : 19.5 g	• Farine : raffinée • Mat grasses : végétale, beurre Un biscuit fourré avec du sucre, des graisses et du chocolat (du nutella sans les noisettes). Résultat un biscuit très sucré (37 g/100 g) et très gras ! • Cal : 525 • Prot : 5.3 g • Glu : 57 g • Lip : 30 g	• Farine : raffinée • Mat grasses : végétale et beurre Une teneur en sucre très élevée (sucre en 1er ingrédient : 37 g/100 g). Même s'ils sont faciles à transporter dans le cartable, on laisse en rayon... • Cal : 499 • Prot : 6.7 • Glu : 63 • Lip : 24	• Farine : raffinée • Mat grasses : végétale et beurre Des petits cœurs à l'apparence légère mais riches en sucres en tous genres (43 g/100 g) : sucre, amidon de maïs, maltodextrine, farine de riz... • Cal : 490 • Prot : 6.8 g • Glu : 61 g • Lip : 23 g	• Farine : raffinée • Mat grasses : végétale et beurre Le sucre arrive en première position : c'est dommage car les ingrédients sont simples et la densité calorique n'est pas très élevée. • Cal : 455 • Prot : 7.8 g • Glu : 67 g • Lip : 19 g

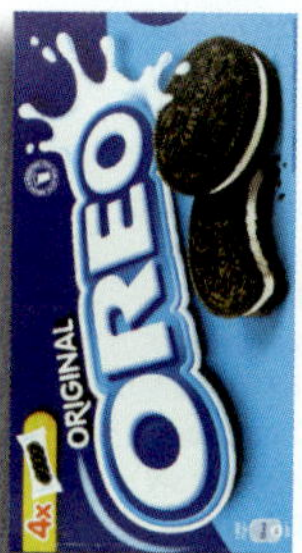

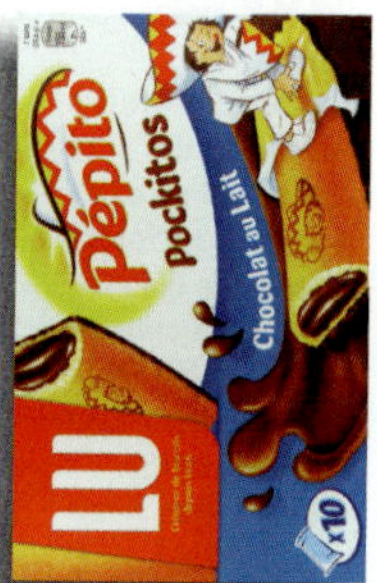

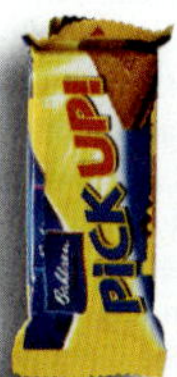

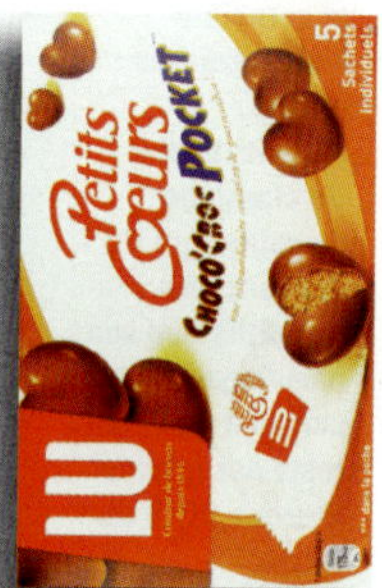

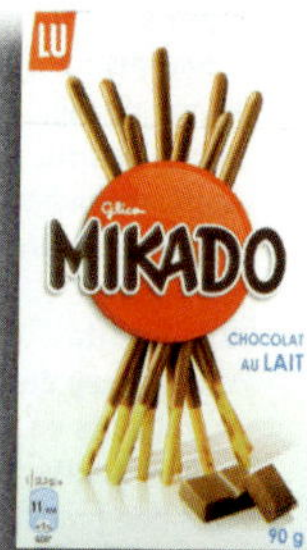

NON

Biscuits secs aux fruits

OUI

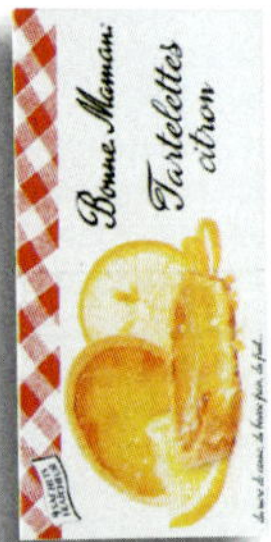

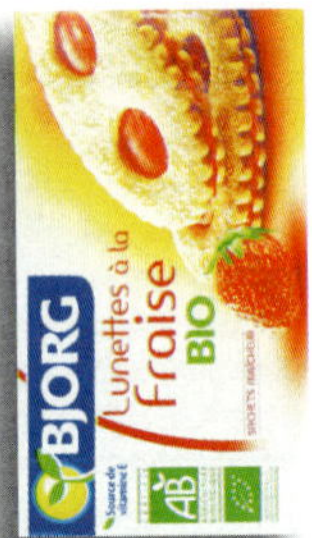

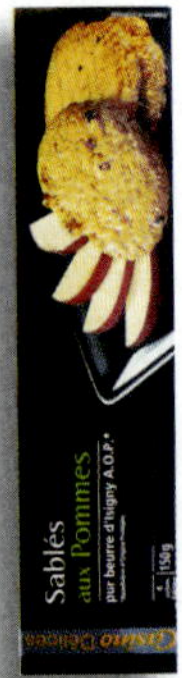

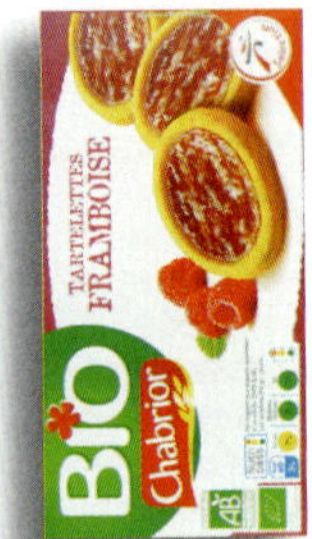

Tartelettes citron Bonne Maman

- Farine raffinée
- Mat. grasses : beurre
- Additifs : 2

Farine de blé, sucre, beurre, œufs, amandes en poudre, purée de citron... Une recette simple avec des ingrédients de bonne qualité. Très bon produit.

- Cal : NC
- Prot : NC
- Glu : NC
- Lip : NC

LE TOP

BN goût fraise

- Farine raffinée et complète
- Mat. grasses : palme
- Additifs : 8

Un classique du goûter qui contient plus d'additifs que son homologue au chocolat mais qui reste acceptable. Presque 50 % de farine.

- Cal : 406
- Prot : 5.4 g
- Glu : 75.5 g
- Lip : 8.4 g

Lunettes à la fraise Bjorg

- Farine raffinée
- Mat. grasses : palme
- Additifs : 4

Les ingrédients du biscuit sont simples : farine de blé, sucre de canne, huile, œuf... Le fourrage c'est beaucoup de sucre (80 %) et un peu de fraises (20 %).

- Cal : 442
- Prot : 5.9 g
- Glu : 69.7 g
- Lip : 15 g

Sablés aux Pommes Casino Délices

- Farine raffinée
- Mat grasses : beurre
- Peu d'additifs

Une recette simple avec de bons ingrédients : farine de blé, beurre et crème d'Isigny. Un seul additif. Dommage que les œufs soient sous forme de poudre !

- Cal : 496
- Prot : 5 g
- Glu : 66 g
- Lip : 23 g

Tartelette Framboise Chabrior Bio

- Farine raffinée
- Mat. grasses : beurre et colza
- Additifs : 3

La recette est simple. Le nappage a une bonne teneur en fruits : framboises et purée de pomme. Un bon produit de marque de distributeur.

- Cal : 426
- Prot : 5.1 g
- Glu : 70.9 g
- Lip : 13.3 g

LE FLOP

Tartelettes à la fraise Princesse BN

- Farine raffinée
- Mat. grasses : végétales
- Additifs : 7

Un biscuit à base de graisse végétale nappé de sucre et d'un concentré de fraises le tout stabilisé et aromatisé. Un pur produit de l'industrie !

- Cal : 430
- Prot : 4.7 g
- Glu : 73.3 g
- Lip : 12.9 g

La Barquette de Lulu abricot LU

- Farine raffinée
- Mat. grasses : aucune
- Additifs : 3

27 % de purée d'abricot mais du sirop de glucose fructose en premier ingrédient. La farine n'arrive qu'en 4e position. Résultat : trop de sucre !

- Cal : 350
- Prot : 4.4 g
- Glu : 77 g
- Lip : 2.1 g

Cracotte craquinette fraise LU

- Farine raffinée
- Mat. grasses : végétale
- Additifs : 7

De la farine de blé (45,5 %) expansée, fourrée avec du sucre (30 %) et de la purée de fraises (12 %). Un produit hautement transformé avec un IG élevé !

- Cal : 370
- Prot : 6.6 g
- Glu : 75 g
- Lip : 4.5 g

Pim's l'original framboise LU

- Farine raffinée
- Mat grasses : végétale
- Additifs : 11

La moitié de ce biscuit c'est du sucre ! Une gelée à la framboise nappée de chocolat. Goût sucré. Des calories vides, on laisse en rayon.

- Cal : 400
- Prot : 3.6 g
- Glu : 66 g
- Lip : 12.5 g

La Paille d'Or aux framboises LU

- Farine raffinée
- Mat. grasses : végétales
- Additifs : 3

37.2 % de framboises mais beaucoup de sucre, le sirop de glucose-fructose étant l'ingrédient majoritaire. Un IG probablement élevé. Pas top.

- Cal : 355
- Prot : 4.5 g
- Glu : 81 g
- Lip : 1.1 g

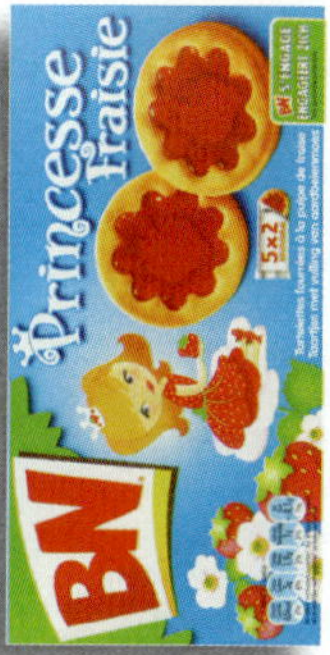

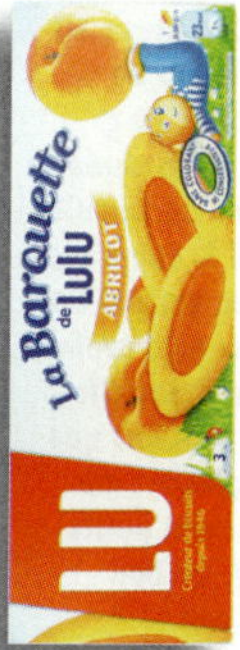

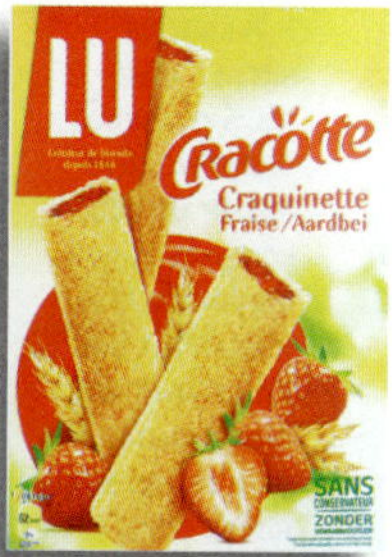

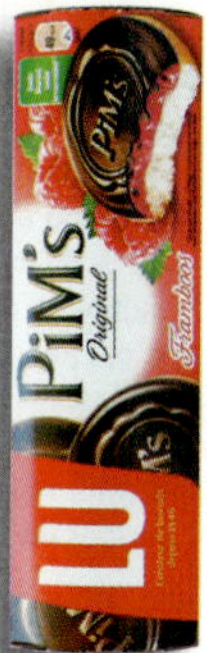

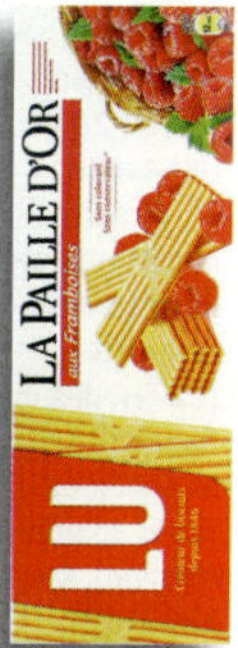

* NC = non communiqué

NON

OUI

Biscuits du petit déjeuner

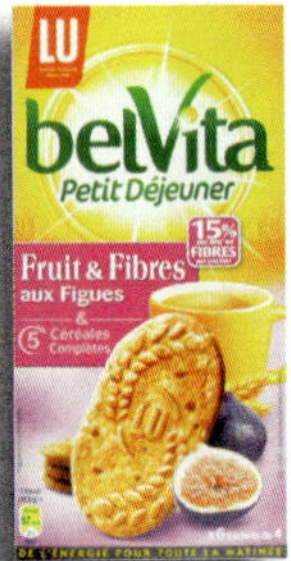

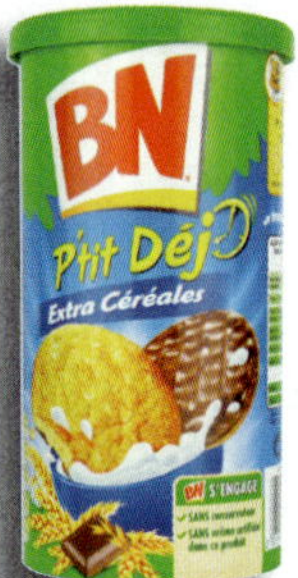

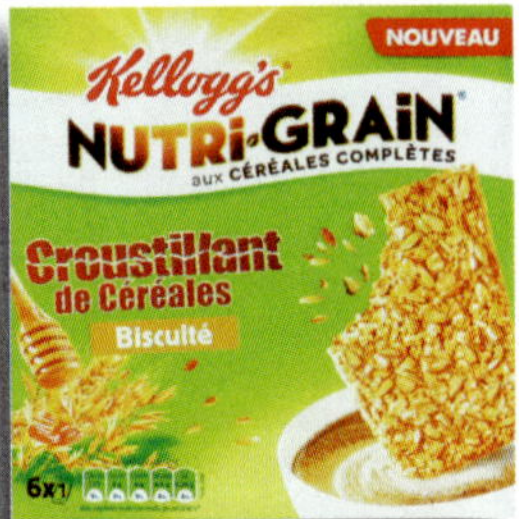

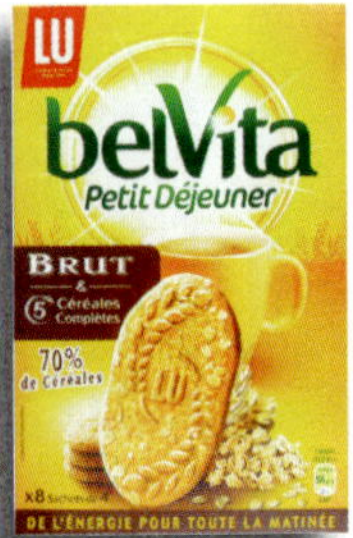

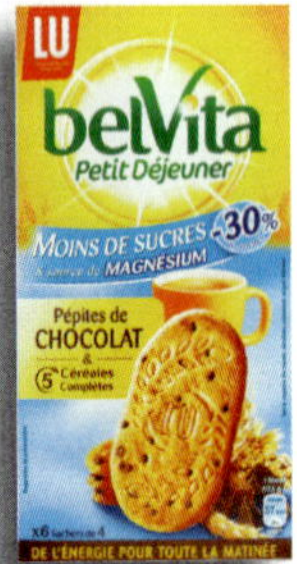

BelVita Fruit et Fibres aux figues LU

- **Céréales : 58 %**
- **Teneur en sucre : 23 g**

Une teneur en céréales importante avec des céréales complètes (22 %), des figues (7 %) et quelques fibres solubles (inuline). C'est bien.

- **Cal : 455**
- **Prot : 8.4 g**
- **Glu : 67 g**
- **Lip : 16 g**

BN P'tit Déj Extra céréales

- **Céréales : 46 %**
- **Teneur en sucre : 32.8 g**

30 % de flocons d'avoine et 16 % de farine complète de blé. C'est pas mal. 25 % de chocolat au lait. Dommage d'avoir ajouté autant de sucre !

- **Cal : 487**
- **Prot : 7.2 g**
- **Glu : 59.3 g**
- **Lip : 23.4 g**

Nutri-grain croustillant Kellogg's

- **Céréales : 49 % min.**
- **Teneur en sucre : 19 g**

49 % d'avoine complète, une teneur en sucre correcte et peu d'additifs. C'est bien. Mais qui dit croustillant dit riz soufflé et ça c'est un peu moins bien.

- **Cal : 442**
- **Prot : 6 g**
- **Glu : 71 g**
- **Lip : 14 g**

BelVita Brut de céréales LU

- **Céréales : 70 %**
- **Teneur en sucre : 20 g**

70 % de céréales dans ce biscuit (40 % complètes) avec surtout des flocons d'avoine. Peu d'additifs. IG plus bas que la plupart des biscuits petits dej. Un bon biscuit !

- **Cal : 445**
- **Prot : 7.9 g**
- **Glu : 67 g**
- **Lip : 15 g**

LE TOP

BelVita Pépites de chocolat LU

- **Céréales : 69.4 %**
- **Teneur en sucre : 22 g**

Une bonne teneur en céréales et une faible teneur en sucre (une des plus faibles de la sélection) : un intérêt nutritionnel non négligeable !

- **Cal : 460**
- **Prot : 7.5 g**
- **Glu : 70 g**
- **Lip : 16 g**

LE FLOP

BN Matin Céréales & Pépites

- Céréales : 50 %
- Teneur en sucre : 30.6 g

Un bâtonnet croustillant nappé de chocolat. Riche en sucre (2e ingrédient). Des billettes de céréales à éviter car index glycémique élevé.

- Cal : 469
- Prot : 6.4 g
- Glu : 66.5 g
- Lip : 19.2 g

Biscuits Matin Abricot Casino

- Céréales : 52 %
- Teneur en sucre : 29 g

Seulement 50% de céréales. Des biscuits au chocolat et à l'abricot qui ne contiennent que 2.5 % de pépites d'abricot et un conservateur à éviter. Il y a mieux.

- Cal : 474
- Prot : 8 g
- Glu : 63 g
- Lip : 20 g

Nutri-grain chocolat Kellogg's

- Céréales : 25 % min.
- Teneur en sucre : 23 g

Un chausson fourré avec une sorte de crème au chocolat à base de pâte de cacao, de sucre, d'amidon modifié, de poudre de lait écrémé.

- Cal : 487
- Prot : 6 g
- Glu : 63 g
- Lip : 14 g

Prince Petit Déj céréales LU

- Céréales : 58 %
- Teneur en sucre : 29 g

Des billettes au riz soufflé donc un IG élevé. Le sucre apparait plusieurs fois et sous forme de sirop de glucose-fructose. Biscuit très sucré.

- Cal : 465
- Prot : 7 g
- Glu : 68 g
- Lip : 18 g

Le tartiné à la fraise BelVita

- Céréales : 58.9 %
- Teneur en sucre : 24.5 g

26.2% de céréales complètes mais 10 additifs et à peine 8 % de purée de fraise. Préférez le « Brut » de BelVita et de vraies fraises.

- Cal : 415
- Prot : 7 g
- Glu : 72.5 g
- Lip : 24.5 g

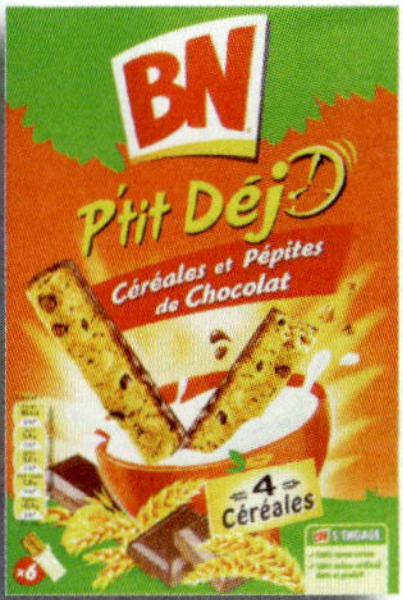

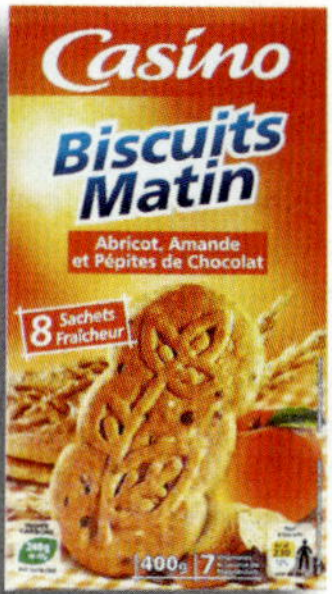

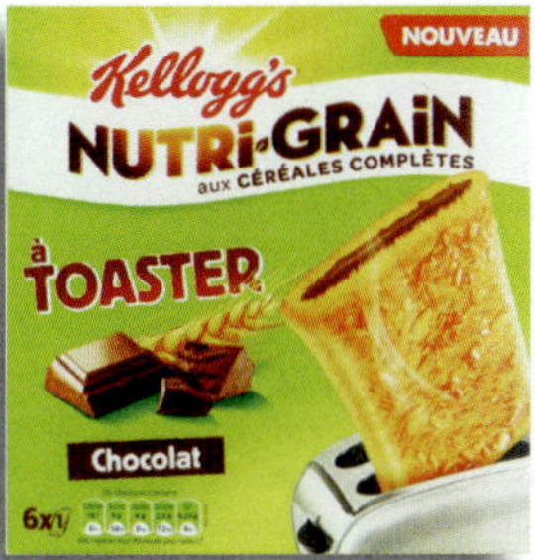

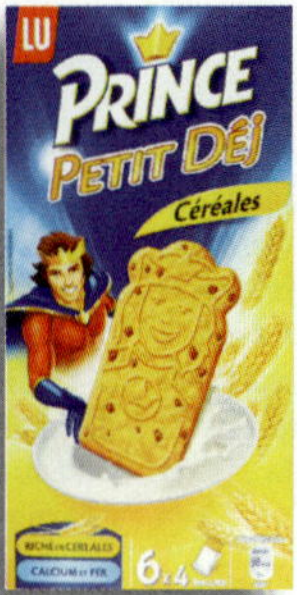

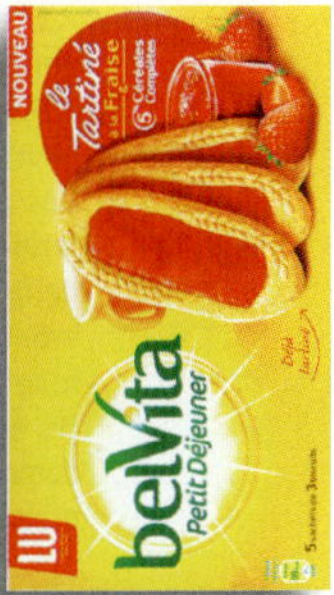

NON

Gâteaux mous

OUI

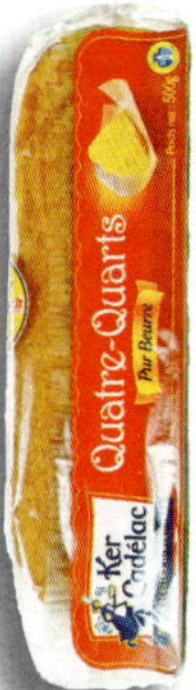

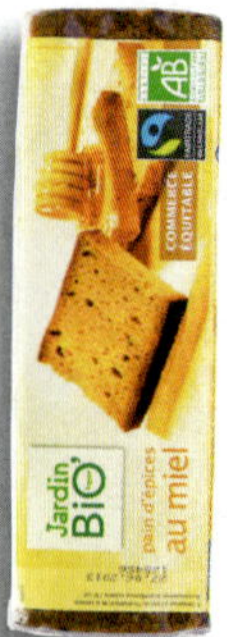

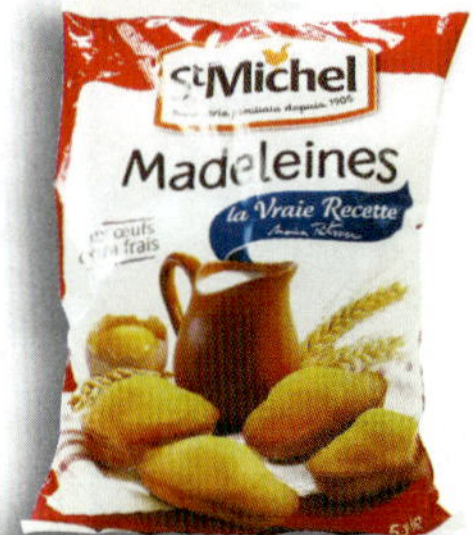

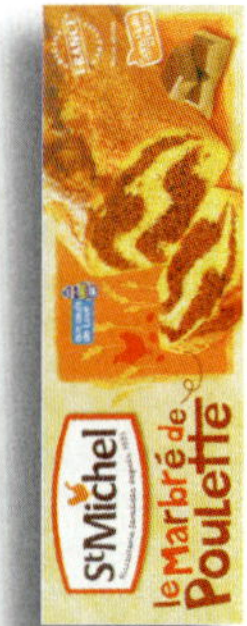

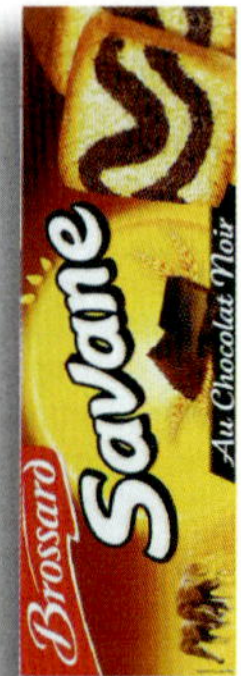

Quatre-Quarts Ker Cadélac

- 1er ingrédient : œuf
- Mat grasses : beurre pâtissier

Des œufs, de la farine, du beurre, de la levure, des arômes, bref une recette simple. Un 4/4 presque comme à la maison.

- Cal : 432
- Prot : 6 g
- Glu : 48 g
- Lip : 24 g

Pain d'épices Jardin Bio

- 1er ingrédient : farine de seigle
- Pas de mat grasses

Un des seuls pains d'épices avec celui de Bjorg qui respecte la recette traditionnelle (sans graisse). Fabriqué avec du seigle mais sucré !

- Cal : 342
- Prot : 3 g
- Glu : 81 g
- Lip : 0.7 g

Madeleines aux œufs extra frais St Michel

- 1er ingrédient : farine de blé
- Mat grasses : colza

Ces madeleines sont fabriquées avec de l'huile de colza (équilibrée en acides gras) et 16 % d'œufs « extra frais ». La recette est simple, la madeleine est bonne.

- Cal : 453
- Prot : 6 g
- Glu : 59 g
- Lip : 21 g

Le marbré de poulette St Michel

- 1er ingrédient : farine
- Mat grasses : colza

La recette classique du marbré : farine, sucre, œuf, chocolat et une mat grasse. Normalement c'est du beurre, là c'est de l'huile de colza. Bien.

- Cal : 459
- Prot : 5.5 g
- Glu : 48.7 g
- Lip : 26.5 g

LE TOP

Savane chocolat noir Brossard

- 1er ingrédient : farine
- Mat grasses : palme, colza, coprah

Seule différence avec Savane l'Original, la présence de poudre de cacao. Recette acceptable. Pas de graisses *trans*.

- Cal : 437
- Prot : 6.3 g
- Glu : 48 g
- Lip : 24 g

LE FLOP

Cookie Brownie Brossard

- 1er ingrédient : sucre
- Mat grasses : colza, palme, coprah

Un gâteau au chocolat avec de la nougatine. Une liste d'ingrédients interminable avec pas moins de 11 additifs ! Des stabilisants, des conservateurs...

- Cal : 459
- Prot : 5.5 g
- Glu : 48.7 g
- Lip : 26.5 g

Napolitain LU

- 1er ingrédient : farine
- Mat grasses : végétales

Un gâteau très industriel à base de farine, matières grasses végétales et sucre. De nombreux additifs (13 !). C'est plus de la cuisine, c'est de la chimie.

- Cal : 425
- Prot : 4.3 g
- Glu : 57 g
- Lip : 19 g

Gaufres liégeoises Carrefour

- 1er ingrédient : farine
- Mat grasses : palme, colza, coprah

Une gaufre nappée avec du faux chocolat (sucre, graisses et cacao en poudre). Très peu d'œufs et beaucoup de sucre perlé.

- Cal : 456
- Prot : 5.8 g
- Glu : 54.9 g
- Lip : 23.1 g

Pain d'épices Prosper au lait LU

- 1er ingrédient : sirop de glucose-fructose
- Mat grasses : végétales

Avec du sirop de glucose-fructose comme ingrédient principal, on peut difficilement recommander ce pain d'épices comme goûter.

- Cal : 340
- Prot : 3.5 g
- Glu : 74 g
- Lip : 2.7 g

Brownie chocolat Brossard

- 1er ingrédient : sucre
- Mat grasses : colza, palmiste

Un gâteau gras, sucré (34 g de sucre/100 g) et bourré d'additifs (9). Seul intérêt : les 5 % de noisettes. Préférez le brownie de la marque St Michel.

- Cal : 454
- Prot : 7.3 g
- Glu : 48 g
- Lip : 25 g

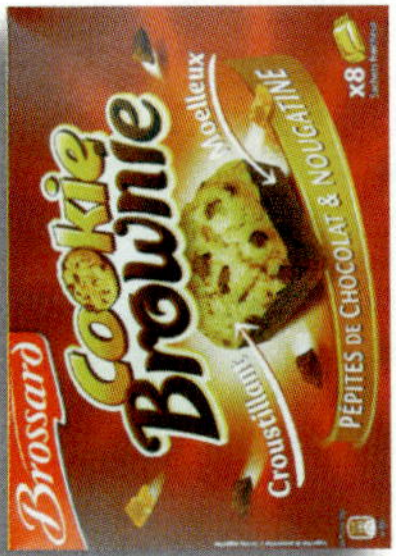

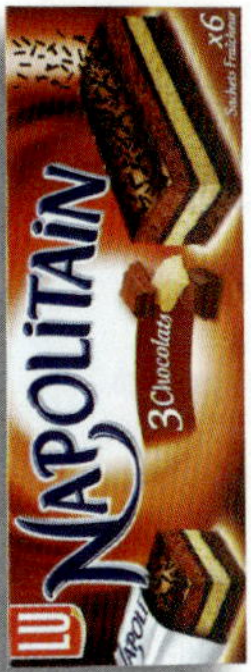

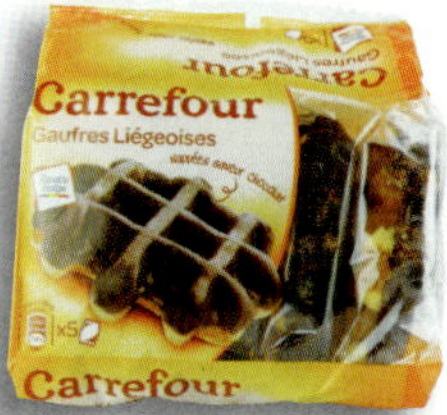

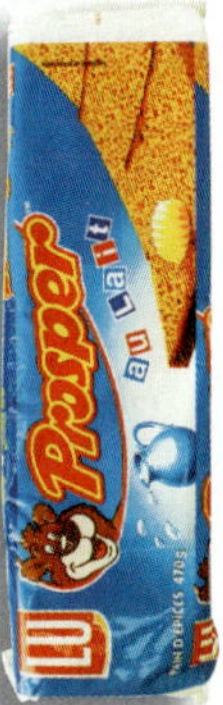

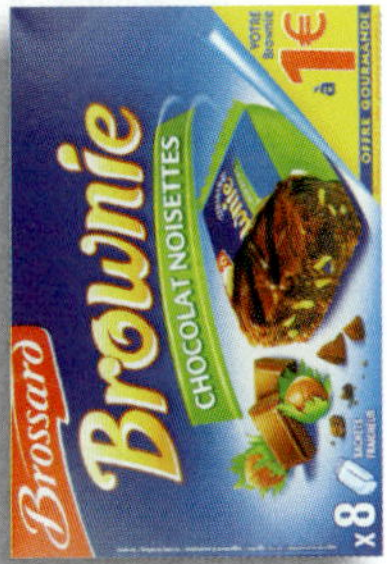

NON

Gâteaux mous fourrés

OUI

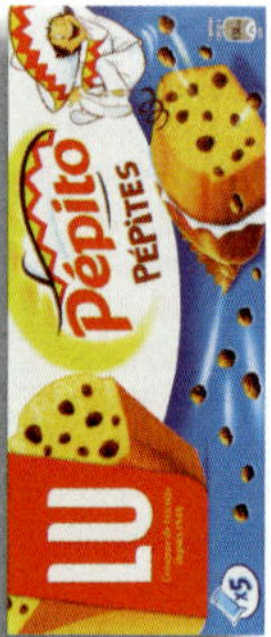

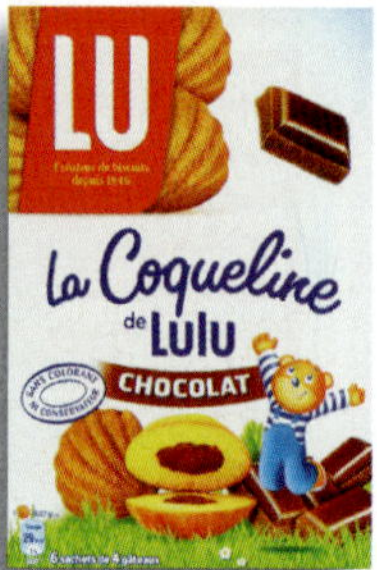

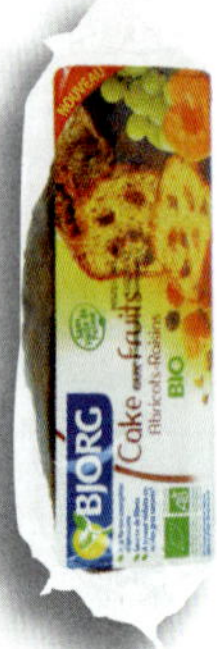

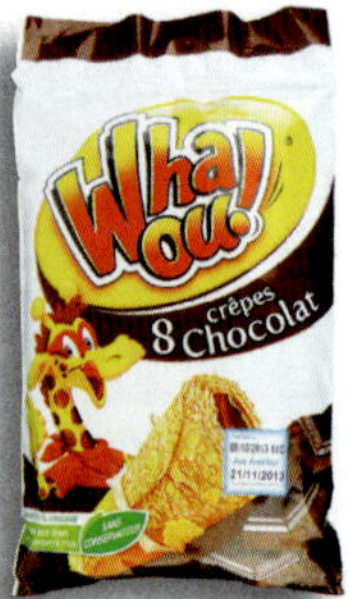

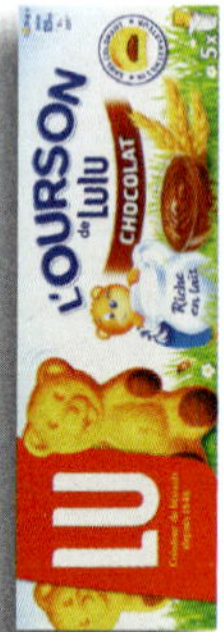

Pépito ChocoPépites LU

- **1er ingrédient :** farine de blé
- **Additifs :** 9

Beaucoup d'additifs mais les deux premiers ingrédients sont de bonne qualité : 23 % de farine et 18.6 % de pépites de chocolat. C'est correct pour un gâteau mou.

- Cal : 450
- Prot : 5.7 g
- Glu : 51 g
- Lip : 24 g

Coqueline 3 chatons Chocolat LU

- **1er ingrédient :** farine de blé
- **Additifs :** 7

Une longue liste d'ingrédients mais la farine de blé arrive en 1ère position (25.5 %). Contient 7.6 % de chocolat au lait. À la rigueur, pour le plaisir.

- Cal : 425
- Prot : 5.5 g
- Glu : 59 g
- Lip : 19 g

Cake aux fruits Bjorg

- **1er ingrédient :** farine d'épeautre
- **Additifs :** 6

De la farine d'épeautre, de l'huile de colza, du sucre de canne, des œufs, 15 % de fruits secs. Pour un cake aux fruits c'est plutôt pas mal..

- Cal : 440
- Prot : 5.7 g
- Glu : 51 g
- Lip : 24 g

LE TOP

Crêpes chocolat Whaou

- **1er ingrédient :** lait frais entier
- **Additifs :** 1

Les ingrédients classiques d'une crêpe (lait, farine de blé, sucre, œufs) et un fourrage avec 10 % de chocolat. Peu d'additifs, produit correct.

- Cal : 460
- Prot : 7.3 g
- Glu : 58 g
- Lip : 21.9 g

Lulu L'Ourson chocolat LU

- **1er ingrédient :** farine de blé
- **Additifs :** 6

Le sirop de glucose arrive après la farine de blé. Si votre enfant raffole des oursons, sachez que ceux au chocolat sont de meilleure qualité que ceux au fruit.

- Cal : 400
- Prot : 6 g
- Glu : 58.5 g
- Lip : 15.5 g

LE FLOP

Cake & choc Milka

- 1er ingrédient : farine de blé
- Additifs : 11

Un cake fourré au chocolat et aux pépites de chocolat avec du lait en poudre, du lactose, des protéines de lait, de l'amidon, du sirop de glucose... miam !

- Cal : 420
- Prot : 5.4 g
- Glu : 55 g
- Lip : 21 g

Tronche de cake St Michel

- 1er ingrédient : farine de blé
- Additifs : 8

Un biscuit mou cacaoté fourré au lait, mais aussi à l'huile de colza et au sirop de glucose-fructose. On obtient donc un biscuit calorique sans intérêt.

- Cal : 477
- Prot : 5.6 g
- Glu : 52.6 g
- Lip : 27 g

Kinder Pingui chocolat

- 1er ingrédient : lait
- Additifs : 2

Beaucoup de sucres, beaucoup de graisses et peu de farine (10 %). C'est ce que l'on appelle des calories vides.

- Cal : 446
- Prot : 7.2 g
- Glu : 38.4 g
- Lip : 29.3 g

Chamonix LU

- 1er ingrédient : sirop de glucose-fructose
- Additifs : 6

44 % de sucre, de la farine blanche, un peu de graisse et du jaune d'œuf en poudre. Aucun intérêt nutritionnel et un IG élevé.

- Cal : 350
- Prot : 4.3 g
- Glu : 78 g
- Lip : 1.9 g

Mini Roulés chocolat Pépito LU

- 1er ingrédient : sirop de glucose-fructose
- Additifs : 12

Du sirop de glucose-fructose, un peu de farine (17.5 %), un peu de chocolat (10.5 %) et une tonne d'additifs. Évitez ça à votre enfant !

- Cal : 380
- Prot : 5.5 g
- Glu : 54 g
- Lip : 16 g

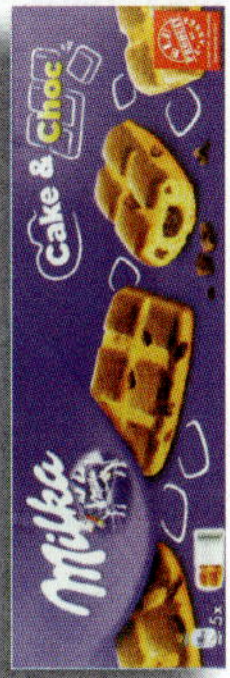

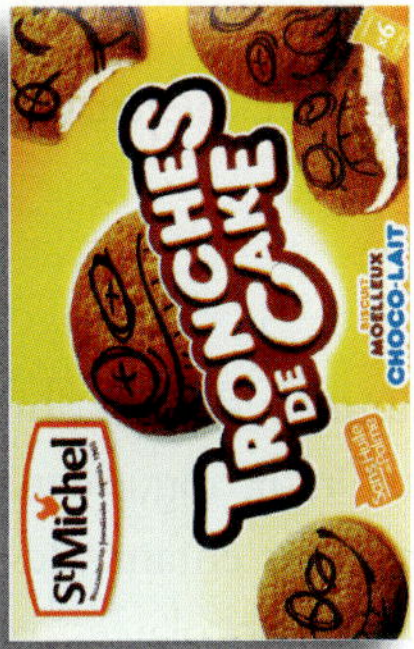

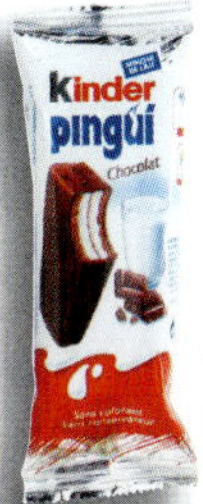

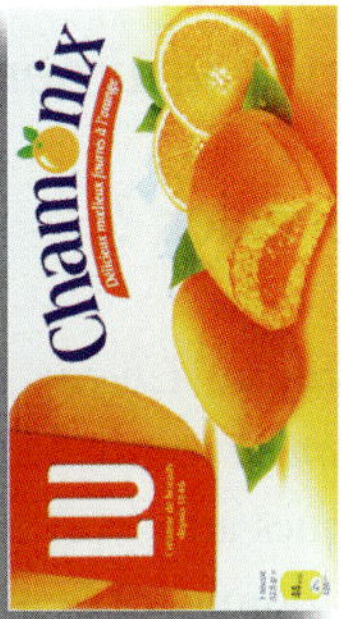

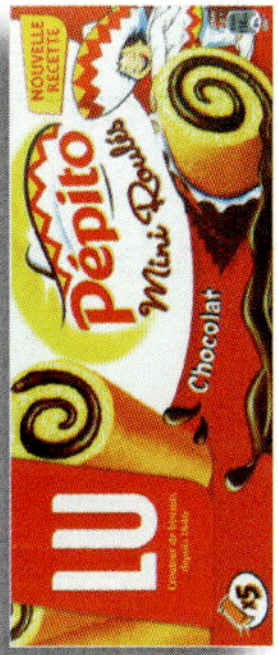

NON

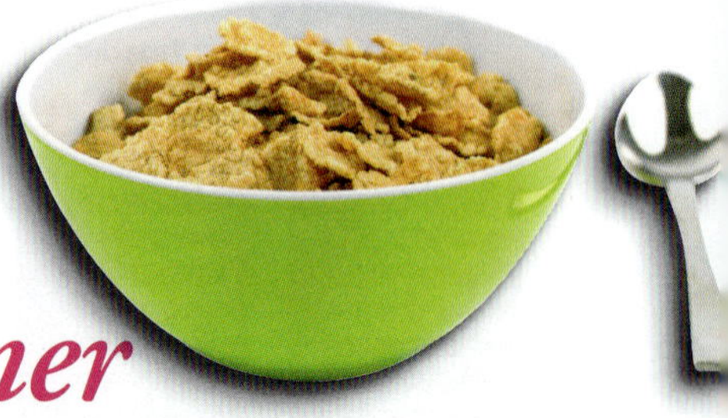

Des céréales au petit déjeuner

Si l'on en croit les messages publicitaires, les céréales du petit déjeuner sont un allié précieux pour aider les enfants à grandir en pleine forme. Tonus, vitalité et surtout santé : les promesses des fabricants sont bien allèchantes pour les mamans. Mais est-ce que vous donnez vraiment le meilleur petit déjeuner à vos enfants avec un bol de céréales ?

●●● *Chocapic* contre *Chocos*, *Frosties* contre *Corn Flakes*, *Nesquick* contre *Miel Pops*, c'est la guerre des marques au rayon céréales. Sur le ring, deux géants dominent le marché : Kellogg's et Nestlé, qui se battent à grand renfort de marketing et de publicité tandis que les marques de distributeurs comptent les points. On distingue deux catégories parmi les céréales pour enfant : les céréales chocolatées et les non chocolatées, les mueslis s'adressant plutôt aux adultes (rien ne vous empêche d'en donner à votre enfant).

Voici un éventail de ce que vous pouvez trouver en rayon (ne figurent que les produits des marques nationales, les marques de distributeurs s'inspirant largement de ces derniers).

- **Kellogg's** : Original Corn Flakes, Frosties, Miel Pops, Rice Krispies, Smacks, Coco Pops, Trésor, Chocos...
- **Nestlé** : Chocapic, Nesquik, Chokella, Cookie Crisp, Crunch, Lion, Clusters, Cheerios, Golden Grahams...
- **Quacker** : Quaker oats original, Cruesli Chocolat, Cruesli fruit&fibres, Quaker life…
- **Weetabix** : Weetabix Original, Weetabix Minis, Weetos, Alpen…
- **Jordans** : Country Crisp, Special Muesli...

Qu'elles soient destinées aux enfants ou aux adultes, l'objectif est de vous convaincre que les céréales du petit déjeuner sont excellentes pour la santé. Et là les fabricants n'y vont pas avec le dos de la cuillère. De « *Formule énergie* » à « *Capital santé* », les allégations fusent de tous les côtés. Pour les céréales enfant, les fabricants vont davantage insister sur la supplémentation en vitamines (lire encadré page 160) et la présence d'ingrédients connotés « nutritionnels » ou énergétiques comme le miel. Pour les céréales adulte, ils mettront plutôt en avant le côté naturel du produit : fibres, minéraux, céréales complètes, nutriments essentiels... pour donner l'impression d'un produit peu transformé. Tout cela relève d'un marketing très poussé, voyons à présent de quoi il retourne exactement côté nutrition.

Les céréales trônent au p'tit déj

D'après une analyse des comportements et consommation alimentaires des Français réalisée par le Crédoc en 2010, les principaux consommateurs de céréales pour le petit déjeuner sont les enfants (3-17 ans). Ils sont 60 % à en consommer au moins 1 fois/semaine, 55 % au moins 3 fois par semaine et 12 % quotidiennement. En quantité, un enfant consomme en moyenne 23,1 g de céréales par jour et ce principalement au petit déjeuner.

Enrichies en vitamines, c'est bien ?

La plupart des céréales pour enfant sont enrichies en vitamines et minéraux. Ceci améliore la qualité nutritionnelle des produits (ce qui est plutôt une bonne chose) et permet de couvrir une partie des apports journaliers recommandés (AJR) en micronutriments de l'enfant. Par exemple, une portion de céréales Lion de Nestlé de 40 g couvre environ 34 % des AJR en 8 vitamines et en fer. Cependant il y a un bémol. Et cela concerne le fer justement. De nombreux aliments étant enrichis en fer, il peut arriver qu'au final l'enfant ingère des quantités importantes de ce minéral. Si l'enfant n'est pas anémié, cet excès de fer peut être néfaste. De plus, le fer est très souvent associé à la vitamine C, un mélange qui peut entraîner la formation de composés indésirables.

Nutritionnellement, ça donne quoi ?

Bien avant de s'intéresser aux calories, à la teneur en sucres ou à la supplémentation en vitamines, c'est encore du côté de l'index glycémique qu'il faut regarder pour pouvoir juger de la qualité nutritionnelle des céréales du petit déjeuner. En effet, les transformations subies par les céréales sont telles dans ces produits qu'il ne leur reste plus grand-chose d'intéressant à l'arrivée. Il s'agit bien de céréales mais pour l'organisme, cela équivaut la plupart du temps à du sucre.

Les seules céréales **brutes** que l'on peut trouver en supermarché sont les flocons d'avoine (procédé de fabrication : on prend les grains d'avoine tels quels, on les fait cuire à la vapeur, on les aplatit puis on les sèche).

Toutes les autres céréales du petit déjeuner sont des céréales **hautement transformées**. Les grains sont d'abord raffinés (c'est-à-dire qu'ils sont débarrassés, en totalité ou en partie, de leur enveloppe puis cuits à la vapeur (l'amidon doit être cuit pour pouvoir être digéré). Ensuite selon que l'industriel souhaite obtenir des pétales, des clusters, des boules ou des étoiles, le procédé de fabrication varie et avec lui, **l'index glycémique**.

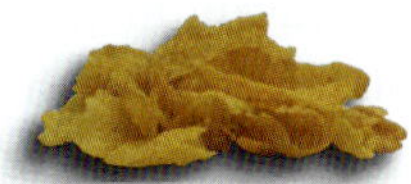

- **Les pétales** ou comment fabriquer des *Frosties*.

Les grains broyés grossièrement sont étuvés (maïs, blé, orge), refroidis, aplatis entre des cylindres, séchés pour être dorés (on dit toastés) et enrobés de sucre, de miel ou de chocolat.

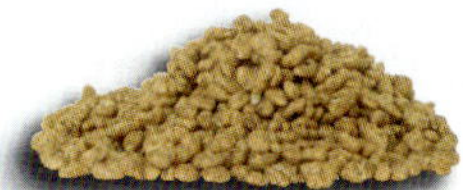

- **Les éclatées** ou comment fabriquer des *Rice Krispies*.

Les grains de riz sont cuits à la vapeur après addition de malt, sel et sucre. Après séchage, ils sont écrasés : les parois des cellules intérieures éclatent mais les grains conservent leur forme. Le grillage s'effectue à haute température dans des fours rotatifs géants, faisant gonfler les grains. Ces céréales éclatées sont proposées nature ou enrobées de chocolat.

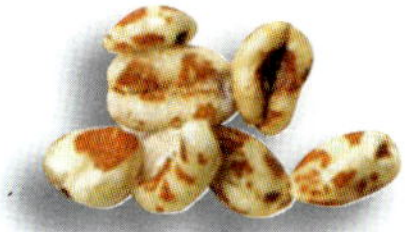

- **Les soufflées** ou comment fabriquer des *Smacks*.

Les grains (maïs, blé) sont soumis à un vide partiel. L'air à l'intérieur des grains va pousser les parois.

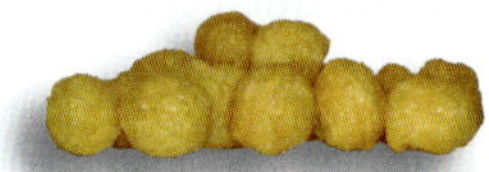

- **Les extrudées** ou comment fabriquer des *Miel Pops*.

Ces céréales sont obtenues non pas à partir des grains entiers mais à partir de farine (astuce pour les repérer : la farine est le premier ingrédient dans la composition). On forme alors une pâte que l'on soumet à l'action conjuguée de hautes températures et de hautes pressions dans un cuiseur-extrudeur. Ce procédé permet d'obtenir des formes plus originales (boules, anneaux, étoiles).

Règle à retenir : plus les céréales sont transformées, plus l'IG est élevé.

Que les céréales soient transformées en pétales, qu'elles soient éclatées, soufflées, extrudées, l'amidon qu'elles renferment est rendu hautement digestible. Ces céréales ont très souvent un index glycémique supérieur à 70, ce qui les classe dans la catégorie IG élevé. Ces aliments attisent l'appétit et favorisent la prise de poids.

Toutes les céréales pour enfant entrent dans cette catégorie de même que certaines céréales pour adultes.

CÉRÉALES	INDEX GLYCÉMIQUE
Flocons d'avoine	59
Corn flakes	77
Miel pops	80
Rice Krispies	82
Chocapic	74
Cheerios	74
Coco Pops	77
Spécial K	84

C'est donc sans conteste les **flocons d'avoine** qui sont les plus intéressants nutritionnellement. Un index glycémique bas (59) mais aussi plus de protéines, plus de fibres et moins de sucre que les céréales transformées. Les **mueslis** qui sont des mélanges de céréales brutes et transformées auxquelles on ajoute des fruits secs (raisins secs, noisettes, pommes ou autres mais aussi parfois du sucre, du malt) représentent une alternative acceptable. Les flocons d'avoine sont bien souvent majoritaires. Plus il y a de céréales brutes, moins il y a de sucre ajouté et mieux c'est. Si votre enfant est un inconditionnel des céréales le matin, proposez-lui prioritairement un muesli traditionnel (moins transformé) et s'il a du mal à apprécier, un muesli croustillant à la rigueur (Jordans ou Bjorg).

Que penser de l'argument « avec des céréales complètes » ?

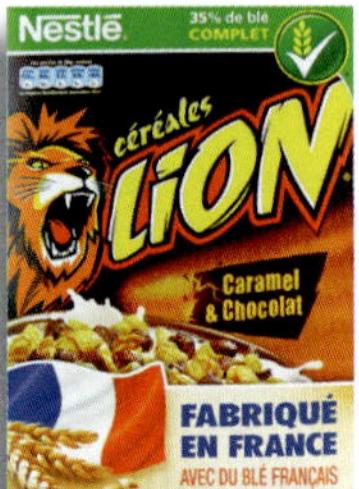

Avant de vous laisser impressionner, commencez par jeter un œil sur la liste des ingrédients pour vous donner une idée de la proportion exacte de céréales complètes. Vous risquez d'avoir des surprises.

Ingrédients :

Céréales 59% (farine de blé complet (35%), farine de blé, farine de riz), sucre, caramel 8,5 % (lait écrémé concentré sucré (lait écrémé, sucre), sucre, sirop de glucose, beurre pâtissier, gélifiant : pectine; conservateur: sorbate de potassium; sel, arôme), sirop de glucose, huile végétale, chocolat 4,4% (sucre, cacao en poudre, pâte de cacao), dextrose, sel, arômes vanille et caramel; émulsifiant : lécithine de soja; colorant : caramel (E150c).

Ces céréales sont fabriquées à partir de farines et non de grains entiers ce qui signifie qu'il s'agit de céréales extrudées. Elles renferment 35 % de farine complète soit à peine le tiers du produit.

Les céréales complètes sont des céréales dont on a conservé le germe, l'amande et l'enveloppe (le son). Le germe contient des vitamines du groupe B, de la vitamine E, des acides gras essentiels et des minéraux (magnésium, fer). L'enveloppe est riche en fibres. L'amande est riche en amidon.

Les céréales complètes ont donc une densité nutritionnelle supérieure à celle des céréales raffinées. Malheureusement dans les céréales du petit déjeuner, elles subissent les mêmes transformations que les céréales raffinées ce qui aboutit au même résultat en terme d'index glycémique.

	MIEL POPS DE KELLOGG'S (boules de farine de maïs sucrées) 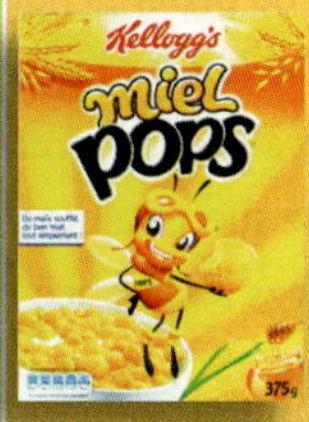	MUESLI SUPER FRUITS BIO DE BJORG (flocons d'avoine + fruits + graines) 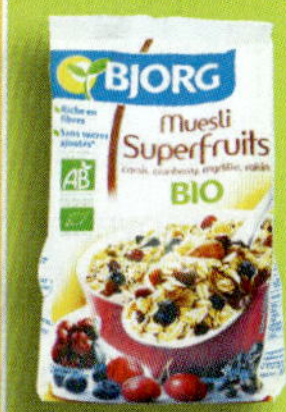
IG	Élevé (> 70)	Modéré (55< IG<70)
Énergie	381 kcal	350 kcal
Protéines	5 g	10 g
Glucides	88 g	60.7 g
dont sucres	28 g	22.7 g
dont amidon	60 g	38 g
Lipides	1 g	5.5 g
Fibres	1 g	8.6 g

Le faux progrès nutritionnel

En décembre 2010, Nestlé et Kellogg's ont signé une charte d'engagements volontaires de progrès nutritionnel dans le cadre du PNNS. Ces engagements visent notamment à réduire la consommation moyenne de sucres ajoutés. En septembre 2011, Kellogg's a annoncé en fanfare la réduction de 15 % du taux de sucre dans les *Miel Pops*. Chez Nestlé, c'est désormais 13 % de sucre en moins dans les céréales *Nesquick*. Un progrès ? Regardons de plus près. En 2010, 30 g de *Miel Pops* apportaient 9.5 g de sucre. Ils en apportent 8 g aujourd'hui : 1.5 g de sucre en moins par portion, c'est un progrès, oui mais... cette réduction des sucres s'est faite au profit de l'amidon : + 1.5 g. Quand on sait, grâce à la notion d'index glycémique, que l'amidon des *Miel Pops* est quasiment équivalent à du glucose pour l'organisme, on comprend qu'une portion de *Miel Pops* ça reste encore et toujours 9.5 g de sucre !

Un pétale de blé complet a le même index glycémique qu'un pétale de blé raffiné. Si la teneur en fibres est supérieure, ces fibres sont principalement des fibres insolubles. Celles-ci ont la particularité de faciliter le transit intestinal mais elles ne ralentissent pas la digestion de l'amidon donc ne freinent pas la montée du taux de sucre dans le sang.

Si c'est la richesse en fibres que vous recherchez pour votre enfant (pour stimuler un transit paresseux par exemple), la plupart des céréales du petit déjeuner apportent entre 0.5 et 5 g de fibres pour 100 g, ce qui est peu. La gamme **Bjorg** fait beaucoup mieux. Par exemple, le *Muesli ensoleillé*, qui est à base de flocons d'avoine, affiche une teneur en fibres de 10.8 g/100 g et apporte une part importante de fibres solubles, celles qui justement freinent la montée du taux de sucre dans le sang. Même chose chez Jordans avec son *Country Crisp sirop d'érable & noix de Pécan*. Alors faites découvrir les mueslis à votre enfant, en plus il appréciera certainement !

Faites LE BON CHOIX

- Bon nombre de céréales du petit déjeuner ne sont pas bonnes pour la santé. Un bol de temps en temps ne fait de mal à personne mais elles sont pour la plupart beaucoup trop sucrées et présentent des IG trop élevés pour être consommées tous les matins. Elles attisent l'appétit et entraînent une baisse plus rapide de l'attention des enfants à l'école le matin. De plus, c'est un des petits déjeuners les plus chers qui soit.
- Sans conteste ce sont les flocons d'avoine qui sont les plus intéressants nutritionnellement et avec eux les mueslis qui sont des produits peu transformés (ces produits ont l'avantage de conserver la céréale entière). Si ces produits ne font pas l'unanimité chez les enfants, vous pouvez leur proposer d'autres formules de petit déjeuner tout aussi appétissantes et probablement meilleures pour leur santé à commencer par une bonne tartine de pain multicéréales au levain avec un peu de beurre et de confiture. Et en plus, c'est beaucoup moins cher !

Céréales de petit déjeuner

OUI

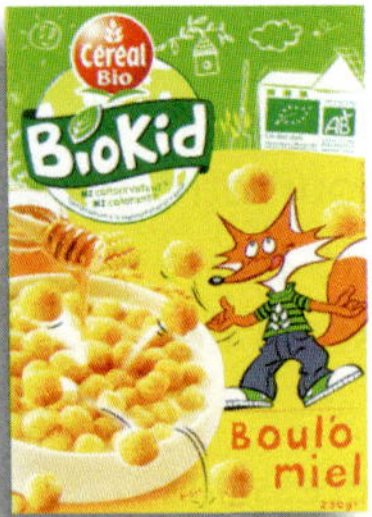

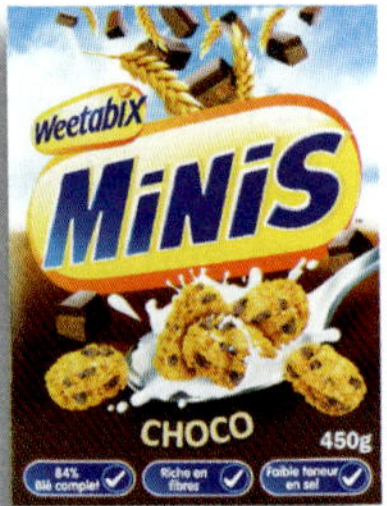

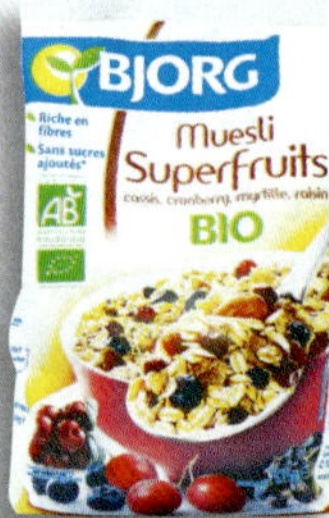

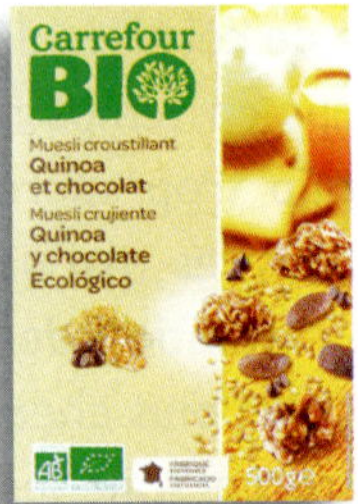

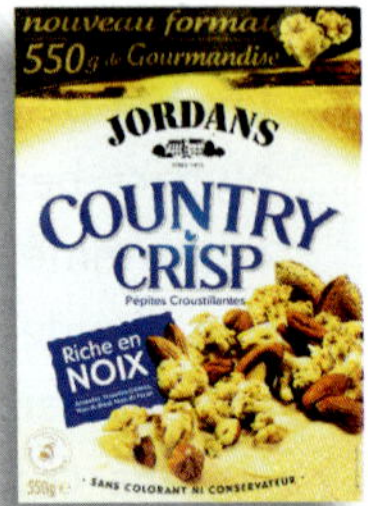

Boul'o miel Céréal Bio

- IG : élevé
- Fibres : 3.4 g
- Sucre : 26.3 g

Des céréales transformées certes, mais de meilleure qualité que les Miel Pops de Kellogg's : moins de sucre et plus de fibres. De temps en temps, pour faire plaisir à votre enfant.

- Cal : 375
- Prot : 6.3 g
- Glu : 83.2 g
- Lip : 1.1 g

Weetabix Minis Choco

- IG : élevé
- Fibres : 9.4 g
- Sucre : 21.5 g

84 % de blé complet donc une teneur en fibres élevée (9.4 g), du sucre et 12 % de chocolat. Des céréales de qualité acceptable.

- Cal : 389
- Prot : 9.8 g
- Glu : 70.6 g
- Lip : 5.3 g

Muesli superfruits Bio Bjorg

- IG : modéré
- Fibres : 8.6 g
- Sucre : 22.7 g

62 % de flocons d'avoine et d'épeautre complets, 38 % de fruits, principalement des raisins, quelques amandes et baies. Le sucre c'est à vous de l'ajouter.

- Cal : 350
- Prot : 10 g
- Glu : 60.7 g
- Lip : 5.5 g

LE TOP

Muesli quinoa-chocolat Carrefour bio

- IG : élevé
- Fibres : 6.6 g
- Sucre : 21 g

Du riz et du quinoa soufflés, quelques flocons d'avoine et du chocolat. C'est un peu mieux que les Coco Pops de Kellogg's mais pas génial quand même. À la rigueur, pour faire plaisir.

- Cal : 436
- Prot : 9.1 g
- Glu : 65 g
- Lip : 14 g

Country Crisp Jordans

- IG : modéré
- Fibres : 6.3 g
- Sucre : 21.9 g

50 % de céréales complètes (avoine, orge) et 15 % de noix (amandes effilées, noisettes, noix du Brésil). Des ingrédients de bonne qualité, peu transformés.

- Cal : 492
- Prot : 8.7 g
- Glu : 59.8 g
- Lip : 22.7 g

LE FLOP

Trésor duo choco Kellogg's

- IG : élevé
- Fibres : 3 g
- Sucre : 30 g

Une coque à base de céréales nappée de chocolat, fourrée au chocolat blanc. De la farine de riz en 1er ingrédient, de nombreux additifs. Produit le plus sucré.

- Cal : 440
- Prot : 8 g
- Glu : 69 g
- Lip : 14 g

Miel pops Kellogg's

- IG : élevé (80)
- Fibres : 1 g
- Sucre : 28 g

De la farine de maïs, du sucre, du sirop de glucose et du miel (3.5 %). Seulement 1 g de fibres. Quoi de mieux pour faire monter la glycémie en flèche !

- Cal : 383
- Prot : 5 g
- Glu : 88 g
- Lip : 1 g

Lion caramel et chocolat Nestlé

- IG : élevé
- Fibres : 5 g
- Sucre : 28.8 g

Des pétales de farines au caramel avec quelques pétales de farines au chocolat. Beaucoup de sucre dont du glucose pur. Des additifs. Aucun intérêt.

- Cal : 412
- Prot : 7.3 g
- Glu : 76 g
- Lip : 7.6 g

Chocapic Nestlé

- IG : élevé
- Fibres : 6.2 g
- Sucre : 28.8 g

Céréales à base de farines donc des céréales très transformées qui se comportent comme du sucre dans l'organisme. Votre enfant aura faim bien avant midi.

- Cal : 389
- Prot : 8.1 g
- Glu : 75.8 g
- Lip : 4.5 g

Smacks Kellogg's

- IG : élevé (71)
- Fibres : 4 g
- Sucre : 43 g

Du blé enrobé de sucre, de sirop de glucose et de miel (1 %). Des céréales très sucrées qui n'apportent rien de bon nutritionnellement parlant !

- Cal : 382
- Prot : 6 g
- Glu : 83 g
- Lip : 1.5 g

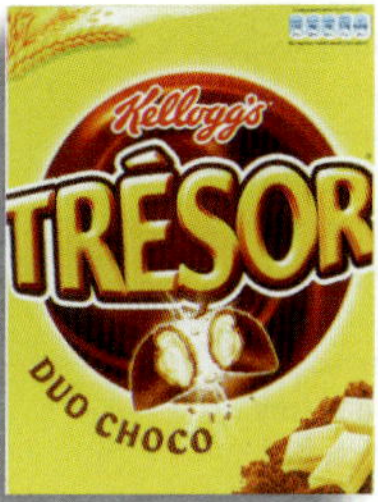

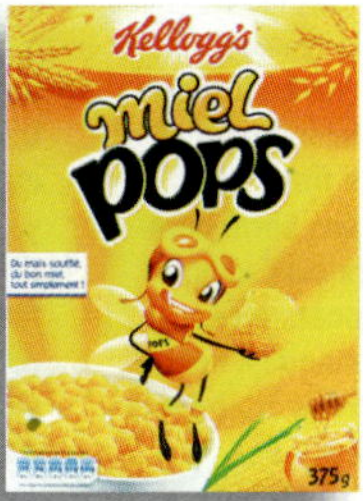

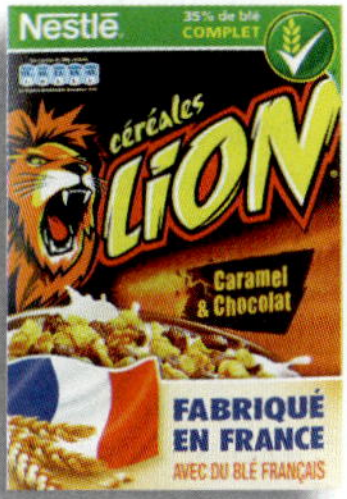

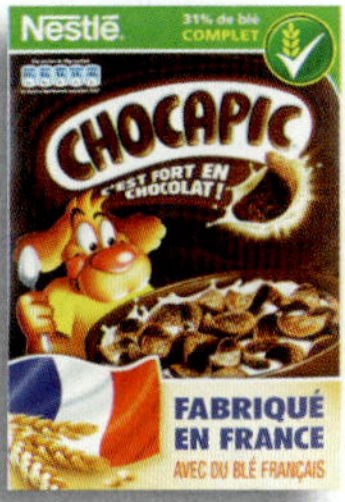

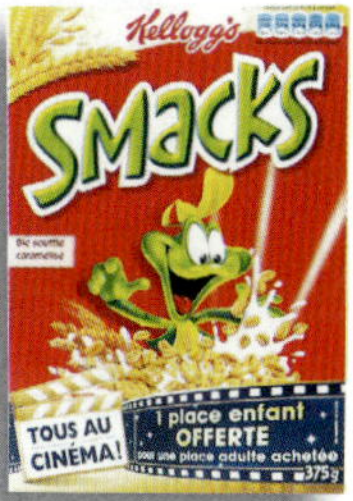

NON

Barres de céréales

OUI

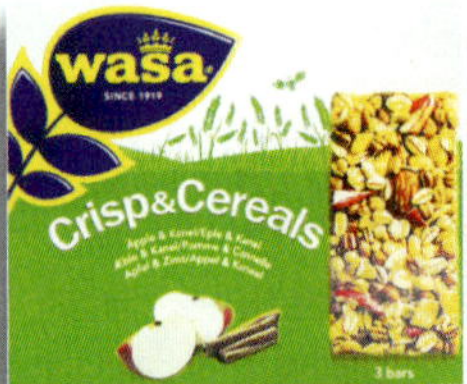

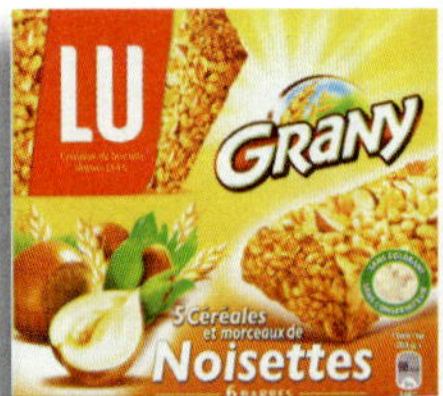

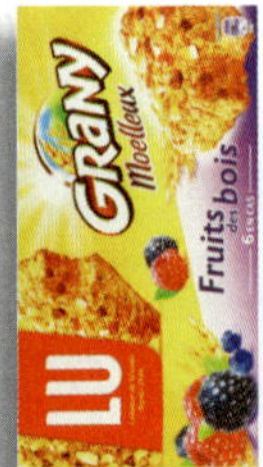

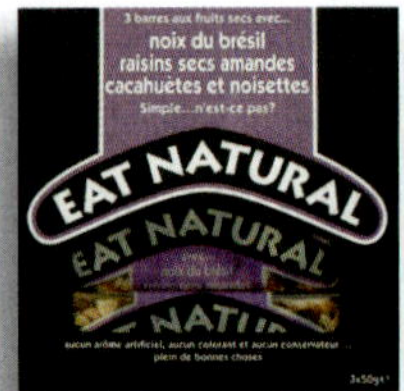

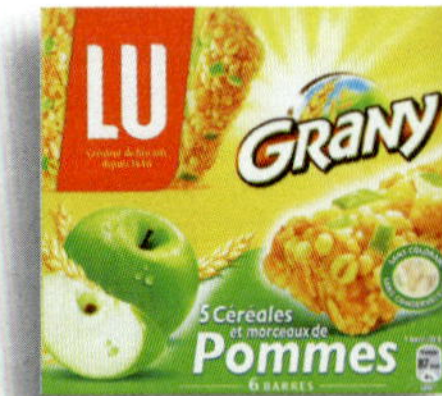

Crisp & cereals pommes cannelle Wasa

- Céréales : 46.5 %
- Additifs : 5
- Le plus : fibres

Des grains de céréales entiers (flocons d'avoine et blé), peu de céréales soufflées, des pommes et des, amandes. Une barre pas trop sucrée.

- Cal : 419
- Prot : 7.8 g
- Glu : 56.9 g
- Lip : 15 g

Grany 5 céréales et noisettes LU

- Céréales : 38.5 %
- Additifs : 5
- Le plus : noisettes

38.5 % de céréales sous forme de farines, flocons et grains. 14.9 % de noisettes et donc pas mal de graisses de bonne qualité.

- Cal : 470
- Prot : 6.5 g
- Glu : 60 g
- Lip : 22 g

Grany Moelleux fruits des bois LU

- Céréales : 27.4 %
- Additifs : 11
- Le plus : fruits secs

Un gâteau mou avec des flocons d'avoine (10.8 %), des fruits secs (20.8 %) et 2.5 % de purée de fruits rouges. Nombreux additifs. Mouais... À la rigueur.

- Cal : 400
- Prot : 6.2 g
- Glu : 61 g
- Lip : 14 g

Noix du Brésil, raisins, amandes Eat Natural

- Céréales : NC
- Additifs : 0
- Le plus : oléagineux

Il y a beaucoup d'oléagineux et de fruits secs dans cette barre (raisins secs, cacahuètes, amandes, noix du Brésil et abricots secs). Pas d'additif !

- Cal : 469
- Prot : 12.1 g
- Glu : 40.5 g
- Lip : 28.7 g

LE TOP

Grany 5 Céréales et pommes LU

- Céréales : 43.5 %
- Additifs : 4
- Le plus : pommes

Des céréales majoritairement sous forme de flocons, de la farine et 12.2 % de pomme. Du sucre, pas trop d'additifs, à la rigueur.

- Cal : 425
- Prot : 4.5 g
- Glu : 71 g
- Lip : 12 g

LE FLOP

Grany cœur fondant LU

- Céréales : 31.4 %
- Additifs : 6
- IG céréales élevé

Des calories vides. Ça n'est pas une barre de céréales au chocolat mais une barre de chocolat aux céréales.

- Cal : 375
- Prot : 7.4 g
- Glu : 60 g
- Lip : 22 g

Golden grahams Nestlé

- Céréales : 30 %
- Additifs : 12
- IG céréales élevé

Peu de céréales pour beaucoup de sucre. Très peu de fibres. Un produit hautement calorique et transformé : sirop de glucose, amidon, dextrose...

- Cal : 419
- Prot : 6.4 g
- Glu : 65.2 g
- Lip : 12.9 g

Squares Rice Krispies Kellogg's

- Céréales : 27 %
- Additifs : nombreux
- IG céréales élevé

Des grains de riz soufflés et grillés, beaucoup de sucre et même un peu de gélatine. Trop transformé et riche en calories. Passez votre chemin.

- Cal : 432
- Prot : 4.5 g
- Glu : 74 g
- Lip : 13 g

Frosties Kellogg's

- Céréales : 39 %
- Additifs : 8
- IG céréales élevé

Des pétales de maïs enrobés de sucre collés sur du lait concentré et du sucre. Aucun ingrédient nutritionnellement intéressant et un IG qui atteint des sommets.

- Cal : 414
- Prot : 7 g
- Glu : 72 g
- Lip : 11 g

Coco pops Kellogg's

- Céréales : 42 %
- Additifs : 10
- IG céréales élevé

Une barre de riz soufflé chocolaté et beaucoup de sucre. La barre la plus sucrée de la sélection. Une bombe glycémique.

- Cal : 415
- Prot : 7 g
- Glu : 72 g
- Lip : 11 g

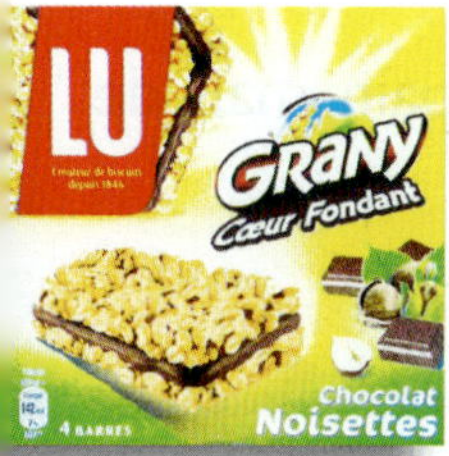

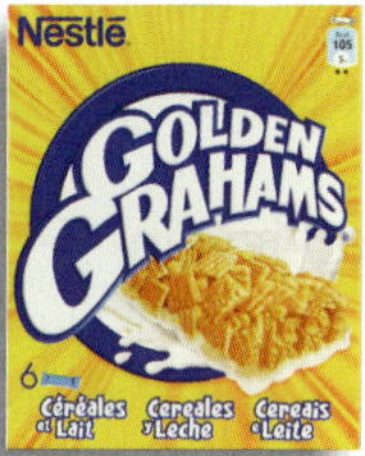

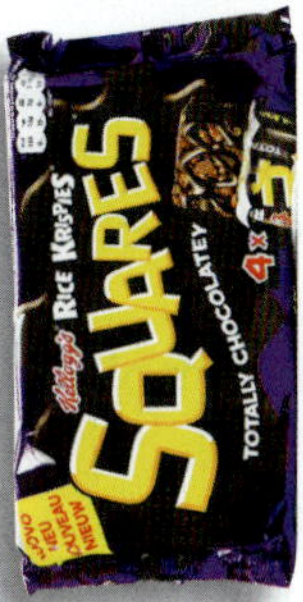

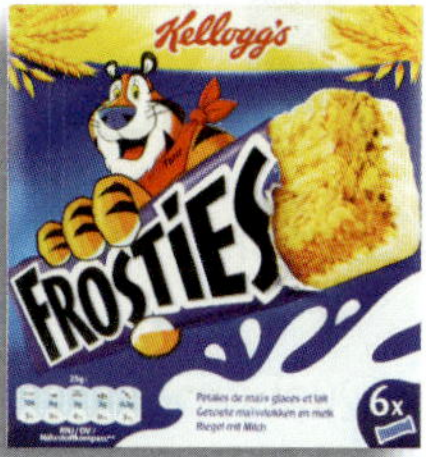

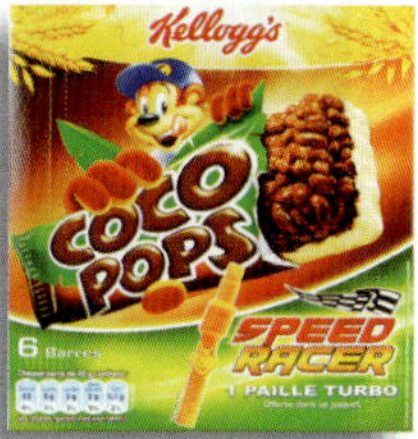

* NC = non communiqué

NON

Quel type de produit céréalier choisir pour le petit déjeuner ?

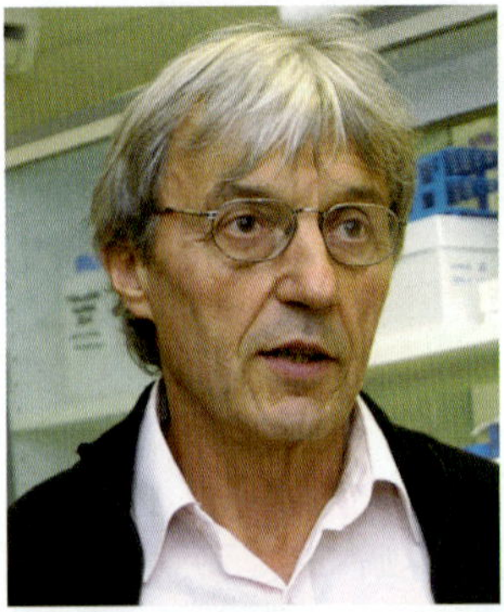

Christian Rémésy, ancien chercheur de l'Institut national de recherche agronomique (Inra) a passé au crible les différents types de céréales et de pain consommés au petit déjeuner. Sa préférence : du pain, mais de bonne qualité. Complet ou semi complet et au levain.

Le Bon Choix : Quel produit céréalier conseillez-vous pour le petit déjeuner ?
Christian Rémésy : Le pain peut être un très bon aliment pour commencer la journée mais il faut le choisir avec soin car en fonction des types de farine utilisés et des procédés de fabrication, sa qualité peut être très variable.

L. B. C. : Justement, comment choisir un bon pain ?

C. R. : Il faut d'abord regarder le type de farine utilisé, classifié de T55 à T150. Cette valeur traduit les minéraux contenus dans 100 grammes de farine, par exemple une farine de type 55 contient 0,55 grammes de minéraux dans 100 grammes de farine contre 1,5 grammes pour une farine de type 150 qui est la farine complète. Cette valeur traduit la différence des procédés de fabrication : une farine T55 est plus raffinée tandis qu'une farine de type 100 ou 150 conserve les enveloppes des grains qui sont justement les parties de la graine où l'on retrouve les minéraux.

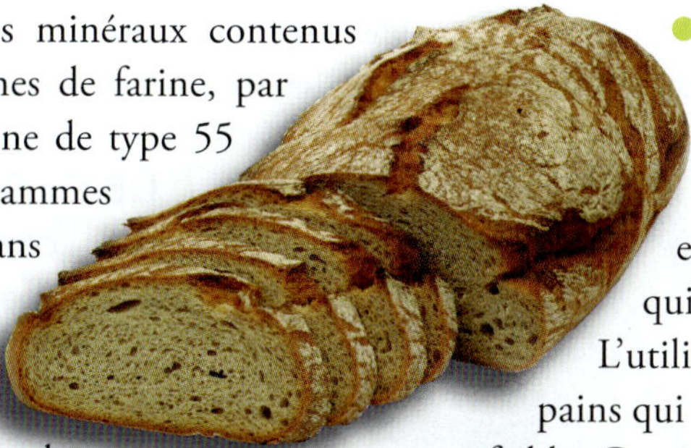

Les pains blancs de type baguette sont généralement fabriqués avec des farines de type 55. La farine intégrale de type 150 est utilisée pour le pain complet. Le pain bis ou semi complet fabriqué avec une farine de type 80 représente une bonne alternative pour les consommateurs qui n'aiment pas le goût du pain complet.

L. B. C. : Les procédés de fabrication modifient-ils la qualité du pain ?

C. R. : Oui. C'est le cas par exemple des pains au levain qui sont de meilleure qualité. L'utilisation de levain donne des pains qui ont un index glycémique plus faible. Ce procédé a également pour avantage d'améliorer la biodisponibilité des minéraux dans le pain.

L. B. C. : Concrètement quel pain demander à son boulanger ?

C. R. : L'idéal est de choisir un pain complet voire semi complet au levain. Malheureusement, ces produits répondent peu aux attentes des consommateurs qui sont encore très portés vers des pains blancs de type baguette. Par conséquent le pain complet ou semi complet est produit en moins grande quantité et donc vendu plus cher, alors qu'en terme de coût de production pour les matières premières et la fabrication, ça ne revient pas plus cher.

L. B. C. : Que conseillez-vous pour les enfants qui sont des inconditionnels des céréales du petit déjeuner ?

C. R. : En premier lieu de bannir les produits industriels destinés aux enfants justement, ils sont souvent beaucoup trop sucrés et présentent des index glycémiques très élevés. Par ailleurs les procédés de fabrication utilisés pour ces produits dénaturent complètement le goût des céréales. L'idéal est de leur donner des flocons de céréales : blé, orge et surtout avoine. Ces produits ont l'avantage de conserver la céréale entière. Pour obtenir des flocons, les grains sont simplement écrasés puis précuits et séchés. Vous pouvez ensuite rajouter quelques fruits ou des fruits secs dans leur bol pour agrémenter les flocons de céréales sous forme de muesli.

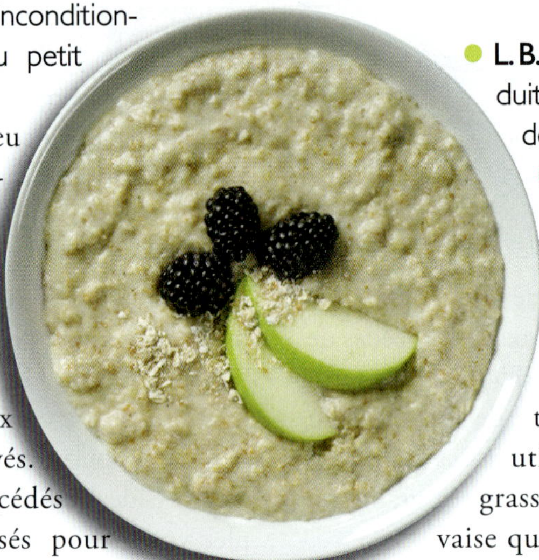

L. B. C. : Que valent les produits céréaliers industriels de type pain de mie ?

C. R. : Globalement la qualité de ces produits est très moyenne. Pour pouvoir augmenter leur durée de conservation les industriels utilisent des matières grasses végétales de mauvaise qualité comme les huiles végétales partiellement hydrogénées. Ces matières permettent d'obtenir des pains qui se conservent longtemps mais qui contiennent des acides gras *trans*. À déconseiller.

L. B. C. : En définitive comment composeriez-vous le petit déjeuner idéal ?

C. R. : 2 ou 3 tranches de pain complet ou semi complet agrémenté d'un peu de beurre et tartiné de compote, moins sucrée que la confiture. Ajoutez à cela un fruit frais et quelques fruits secs comme les noix ou les amandes et vous obtenez un petit déjeuner de bonne qualité.

Le pain de mie : aliment plaisir ou aliment santé ?

Le pain de mie est un pain enrichi en sucre et en matières grasses et cuit dans un moule. Comme pour la baguette, la farine de base est la farine de blé. Celle-ci est parfois enrichie en son de blé (le pain de mie est alors dit complet) ou bien mélangée à d'autres farines (seigle, maïs, épeautre, orge, riz), on obtient alors un pain de mie multicéréales. Certains pains renferment également des graines (tournesol, lin) ce qui améliore la qualité nutritionnelle du produit. Pendant longtemps, les graisses majoritairement utilisées étaient des graisses partiellement hydrogénées. Ces graisses, peu chères, avaient l'avantage de mieux résister à l'oxydation. Le pain de mie pouvait ainsi se conserver plus longtemps. Malheureusement elles apportaient un lot d'acides gras *trans* non négligeable, des graisses néfastes pour la santé. Bon point pour les industriels, notre enquête nous a permis de constater que ces graisses ont été remplacées par des matières grasses végétales (palme, colza, tournesol) non hydrogénées. Le problème des acides gras *trans* est donc un problème résolu dans ces produits. Le pain de mie est-il pour autant recommandable ? Non. Ce pain a un index glycémique élevé. Son amidon est hautement digestible et donc assimilé par l'organisme comme du glucose. Il est en outre extrêmement mou or sans une étape de mastication suffisante, le cerveau a du mal à détecter que l'estomac est rassasié. Et bien souvent, on mange plus de pain de mie qu'il n'en faut.

Pains de mie

OUI

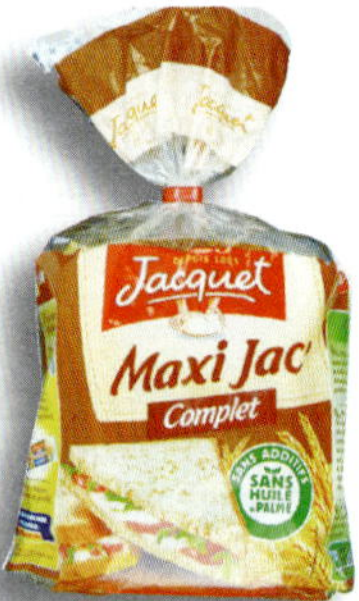

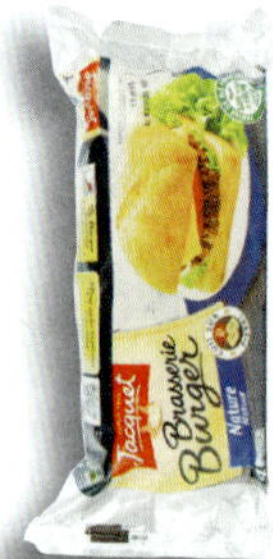

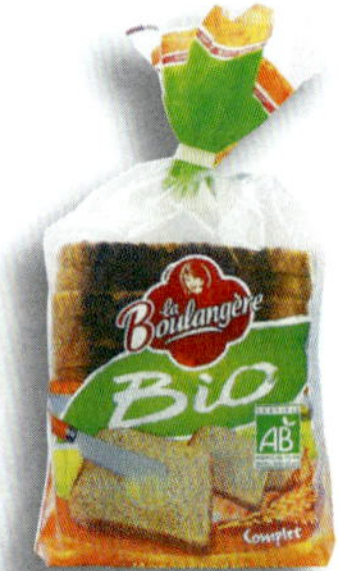

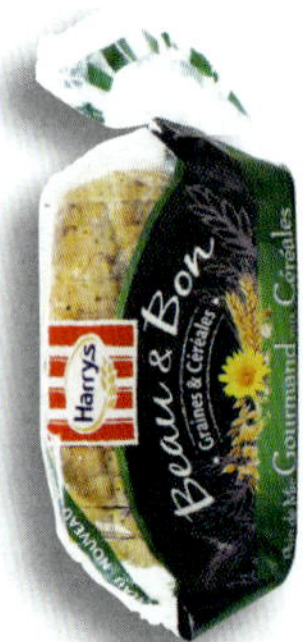

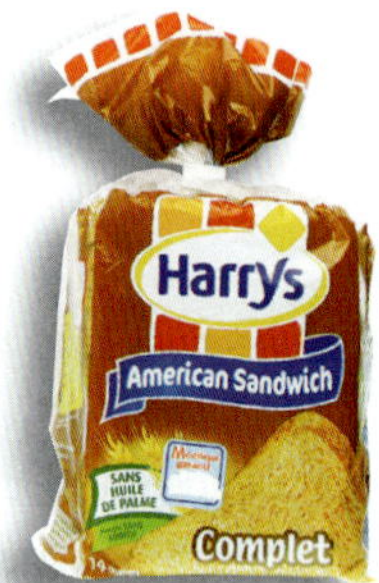

Maxi Jac' complet Jacquet

- Céréales : blé complet
- Additifs : 1

De la farine complète de blé (59 %), de l'eau, du sucre et de l'huile de colza. Un IG sans doute un peu élevé mais, à choisir, optez pour ce pain de mie.

- Cal : 258
- P : 9 g
- G : 44 g
- L : 4 g

Brasserie burger Jacquet

- Céréales : blé
- Additifs : 1

67 % de farine de blé, de l'huile de colza et un arome comme seul additif. Pour faire vos hamburgers maison, choisissez ce produit.

- Cal : 281
- Prot : 10 g
- Glu : 49 g
- Lip : 5 g

Pain de mie complet Bio La Boulangère

- Céréales : blé
- Additifs : 0

Un pain de mie avec une farine T65 (54 %) et du son de blé. La matière grasse c'est de l'huile de colza. Tous les ingrédients sont issus de l'agriculture biologique. Un bon produit.

- Cal : 271
- Prot : 9.5 g
- Glu : 51.4 g
- Lip : 4.2 g

Beau & Bon graines et céréales Harrys

- Céréales : multi
- Additifs : 3

57 % de céréales (blé, seigle, orge, riz et avoine) et 7 % de graines (sésame, lin, pavot...). Peu d'additifs, 8 g de fibres aux 100 g. L'un des meilleurs pains de mie.

- Cal : 308
- Prot : 12.7 g
- Glu : 40.5 g
- Lip : 9.2 g

LE TOP

American Sandwich complet Harry's

- Céréales : blé
- Additifs : 1

55 % de farine de blé + 6.7 % de son donc un peu plus de fibres que dans l'American Sandwich nature (4.8 g contre 3 g). C'est déjà ça !

- Cal : 259
- Prot : 8.6 g
- Glu : 43.1 g
- Lip : 4.7 g

LE FLOP

Tartine P'tit Dej Jacquet

- Céréales : blé
- Additifs : 6

De la farine raffinée, du sucre, du lait, des épaississants. Rien d'intéressant nutritionnellement dans ces tartines. Seule la forme est originale !

- Cal : 280
- P : 8.5 g
- G : 51.3 g
- L : 4 g

Maxi Jac' Nature Jacquet

- Céréales : blé
- Additifs : 1

Un classique du pain de mie : du blé raffiné (59 %), peu de fibres et beaucoup de sucre ajouté (7.5 %). Un aliment qui se comporte comme du glucose dans l'organisme. Des calories vides.

- Cal : 268
- Prot : 4 g
- Glu : 47 g
- Lip : 4 g

Le Burger classique Harrys

- Céréales : blé
- Additifs : 5

De la farine de blé raffinée, du sucre en 3e ingrédient, des huiles et 5 additifs (1 arôme, 1 conservateur et 3 émulsifiants). Pas terrible ! Préférez le concurrent en page de gauche.

- Cal : 282
- Prot : 10.4 g
- Glu : 47.7 g
- Lip : 4.7 g

100 % Mie nature Harrys

- Céréales : blé
- Additifs : 1

Un pain de mie sans croûte mais aussi dans fibres (ou presque) qui se comporte comme du sucre dans l'organisme (IG élevé) et fait monter la glycémie.

- Cal : 261
- Prot : 8.1 g
- Glu : 46.5 g
- Lip : 4.3 g

Crousti Moelleux nature Jacquet

- Céréales : blé
- Additifs : 1

De la farine de blé raffinée (59 %) et une matière grasse de bonne qualité (huile de colza) mais beaucoup de sucre ajouté (7,5 %). Au total, hausse rapide de la glycémie assurée.

- Cal : 268
- Prot : 9 g
- Glu : 47 g
- Lip : 4 g

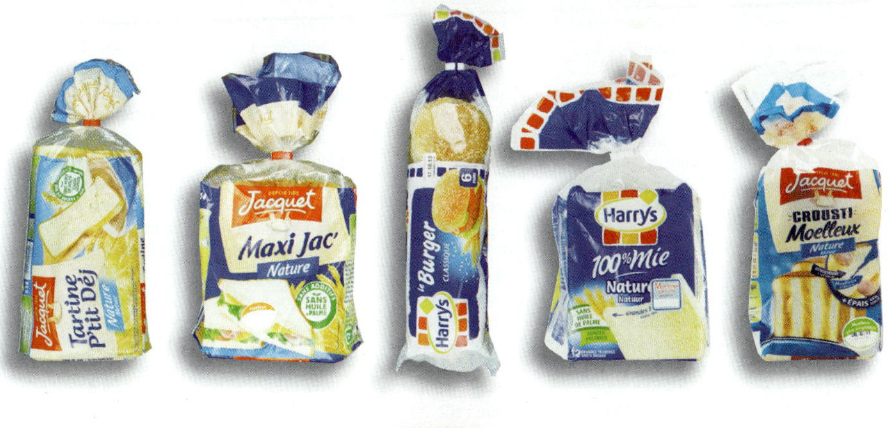

NON

Viennoiseries

OUI

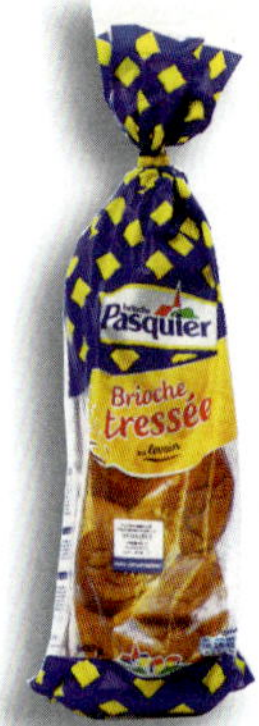

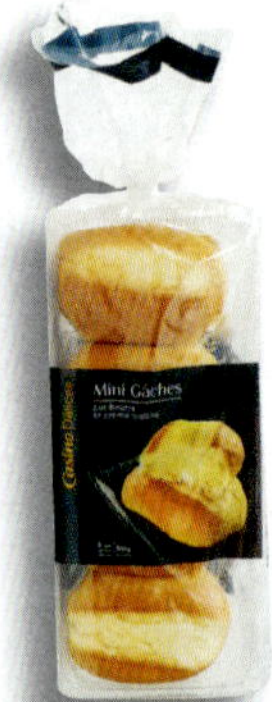

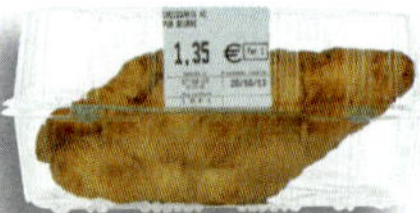

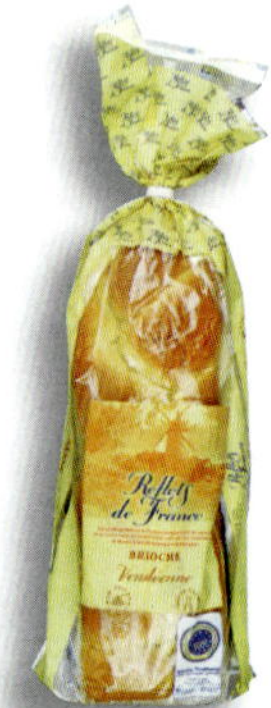

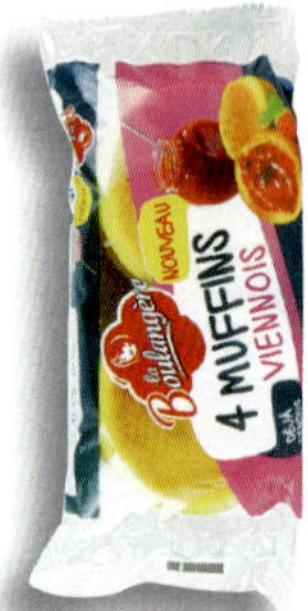

Brioche Tressée Pasquier

- Additifs : 4
- Graisses : beurre et colza

Une brioche industrielle de bonne qualité dans l'ensemble. Tout à fait acceptable pour se faire plaisir de temps en temps.

- Cal : 350
- Prot : 8.5 g
- Glu : 47 g
- Lip : 14 g

Mini Gâches pur beurre Casino Délices

- Additifs : 4
- Graisses : beurre et crème

Un produit distributeur de bonne qualité. Farine, sucre, beurre, œufs, levain, crème fraîche... La recette est simple, à préférer aux pains au lait Pasquier.

- Cal : 357
- Prot : 8.1 g
- Glu : 51 g
- Lip : 13 g

Croissant pur beurre Casino

- Additifs : 1
- Graisses : beurre

La recette classique du croissant au beurre. Ces croissants ne se gardent pas 20 jours comme les croissants Pasquier mais sont de bien meilleure qualité.

- Cal : NC
- Prot : NC
- Glu : NC
- Lip : NC

Brioche Vendéenne Reflet de France

- Additifs : 1
- Graisses : beurre

Farine de blé, œufs frais, sucre, beurre concentré reconstitué, levain, rhum. Des ingrédients simples donc un bon produit.

- Cal : NC
- Prot : NC
- Glu : NC
- Lip : NC

LE TOP

Muffins viennois La boulangère

- Additifs : 0
- Graisses : beurre et colza

Pour changer de la brioche, ces muffins viennois sont fabriqués à partir d'ingrédients simples : farine, eau, sucre, beurre, levure, huile de colza... Un bon produit !

- Cal : 361
- Prot : 8 g
- Glu : 48.5 g
- Lip : 15 g

LE FLOP

Pain au choco. au levain Pasquier

- Additifs : 5
- Graisses : beurre et colza

Des pains au chocolat industriels : émulsifiants, épaississants, protéines de lait, des ingrédients normalement absents de la recette classique...

- Cal : 430
- Prot : 7 g
- Glu : 46.3 g
- Lip : 23.3 g

Brioches au chocolat DooWap Harry's

- Additifs : 3
- Graisses : mat. grass. végétales, tournesol

Des brioches au lait (en poudre), au chocolat au lait (en poudre), sucrées au sirop de glucose fructose. Pas de beurre mais une matière grasse végétale. Bof.

- Cal : 330
- Prot : 8.7 g
- Glu : 47.5 g
- Lip : 11.2 g

Chinois La Fournée Dorée

- Additifs : 10
- Graisses : huiles végétales, beurre

Brioche fourrée à la crème pâtissière. Farine, sucre, œufs, lait reconstitué, amidon modifié, maltodextrine et une tonne d'additifs. On laisse.

- Cal : 259
- Prot : 5.6 g
- Glu : 47.3 g
- Lip : 5.3 g

Les tortis au sucre perlé Harrys

- Additifs : 4
- Graisses : tournesol et végétale

Des brioches qui fondent dans la bouche et empâte le palais. Pas de beurre mais de la graisse végétale. Moelleuses pendant... 25 jours !

- Cal : 379
- Prot : 8 g
- Glu : 53.8 g
- Lip : 14 g

Beignets pomme Pitch Pasquier

- Additifs : 9
- Graisses : palme, tournesol,

Des matières grasses de mauvaise qualité, du sirop de glucose-fructose et une liste d'additifs à n'en plus finir. Il y a vraiment mieux comme goûter.

- Cal : 386
- Prot : 4.3 g
- Glu : 45.6 g
- Lip : 20.3 g

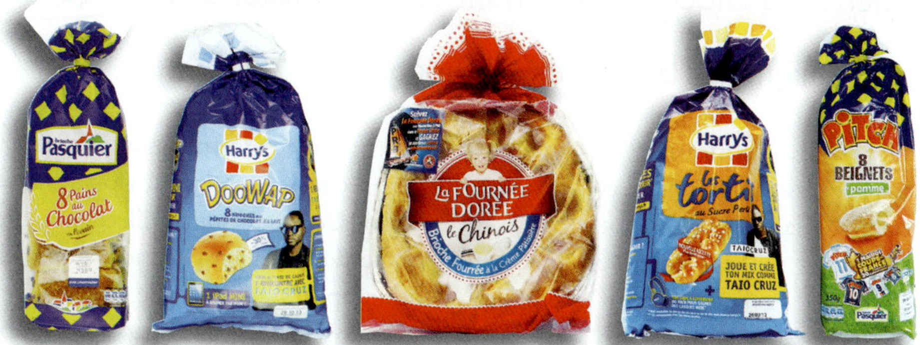

* NC = non communiqué

NON

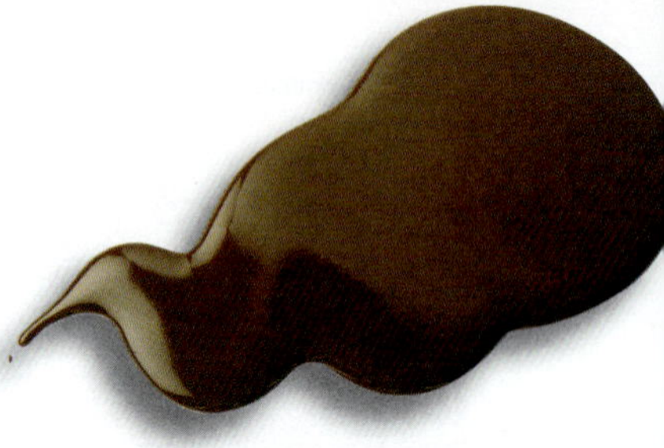

Chaud cacao !

Le chocolat, c'est l'aliment-plaisir par excellence, un aliment qui fait la quasi-unanimité. Apprécié des grands et des petits, tout le monde aime le chocolat ! Tablettes, bonbons, rochers, chocolat en poudre pour le petit déjeuner, pâte à tartiner… Le chocolat, c'est avant tout du cacao. C'est lui qui donne le goût, l'arôme et la couleur au chocolat.

●●● La fabrication du chocolat ne compte pas moins de 15 étapes, entre la récolte de la cabosse, à l'autre bout du monde, et la tablette emballée de votre supermarché. À l'origine, un arbre des régions tropicales : le cacaoyer. Cet arbre donne des fruits, les cabosses qui elles-mêmes renferment des graines. Ces graines sont récoltées, fermentées naturellement puis séchées. On obtient alors les **fèves** de cacao. Ces fèves sont grillées puis broyées ce qui donne la **pâte** de cacao : un mélange de composés solides et de graisses.

● Pour fabriquer un **cacao en poudre**, on extrait les graisses de la pâte, ce qui donne le beurre de cacao d'un côté et les composés solides de l'autre. Les composés solides sont réduits en poudre, formant ainsi ce que l'on appelle le cacao maigre.

- Pour fabriquer une **tablette de chocolat**, on prend la pâte de cacao, on y ajoute du sucre, on l'enrichit en beurre de cacao (récupéré lors de la fabrication du cacao en poudre). L'ensemble est malaxé, chauffé, émulsionné, refroidit puis moulé sous forme de tablettes.

Les recettes de la chocolaterie

Les préparations pour boissons cacaotées renferment des quantités variables de cacao maigre en poudre (9 %, 19 %, 32 % et jusqu'à 100 % pour le Van Houten). Le cacao est complété en général par du sucre. Parfois, on lui adjoint de l'extrait de malt d'orge (*Tonimalt*, *Ovomaltine*). L'extrait de malt est un produit de consistance mielleuse qui contient principalement du maltose c'est-à-dire du sucre (1 molécule de maltose = 2 molécules de glucose). Il renferme aussi des acides aminés, des fibres solubles, des vitamines et des sels minéraux.

Les enfants, les champions du chocolat

La consommation moyenne de chocolat est d'environ 10 g/jour chez les enfants et de 3,8 g/jour chez les adultes. Le taux de consommateurs de chocolat baisse avec l'âge. Alors que 67 % des enfants (3-14 ans) consomment du chocolat, cette proportion diminue de moitié chez les adultes (15 ans et plus) qui sont 32 % à en déguster. Chez les enfants, la grande majorité du chocolat est consommée au goûter (51 % de consommateurs) et au petit déjeuner (24 % de consommateurs).

L'extrait de malt d'orge torréfié donne de la couleur, confère de la saveur, sucre et ajoute une petite valeur nutritionnelle aux boissons cacaotées.

La recette du chocolat en tablette varie selon la couleur du chocolat.

- **Chocolat noir =** pâte de cacao + beurre de cacao (éventuellement) + sucre (35 % de cacao au minimum).

- **Chocolat au lait =** pâte de cacao + beurre de cacao + lait en poudre + sucre (25 % de cacao au minimum).
- **Chocolat blanc =** beurre de cacao + lait en poudre + sucre.

En chocolaterie, le sucre couvre le goût amer du cacao. C'est la raison pour laquelle les enfants préfèrent en général le chocolat au lait qui est un chocolat plus sucré que le chocolat noir (ce dernier étant, lui, plus gras). Ce paramètre, important à nos yeux, a été pris en compte dans nos sélections de tablettes et de poudres.

COMPOSITION DE 100 G DE CHOCOLAT

NUTRIMENTS	CHOCOLAT NOIR À 70 % DE CACAO	CHOCOLAT AU LAIT
Énergie (kcal)	545	547
Protéines (g)	8.1	7.9
Glucides (g)	33	56.5
Lipides (g)	42.3	32.1
Fibres (g)	10.9	2.1
Eau (g)	0.6	1.0
Cholestérol (mg)	3.2	40.1
MINÉRAUX		
Magnésium (mg)	206	58
Calcium (mg)	60	202
Potassium (mg)	727	251
Fer (mg)	10.7	2

Nutritionnellement, ça donne quoi ?

Le chocolat en tablette est donc constitué schématiquement de composés solides de cacao, de matières grasses (beurre de cacao) et de sucre. Noir ou au lait, le chocolat renferme beaucoup de calories (545 kcal pour 100 g) mais pas forcément des calories vides. Le sucre et le beurre de cacao ne présentent pas un grand intérêt nutritionnel. Seuls les composés solides du cacao sont intéressants. Ils renferment un peu de magnésium et de potassium mais surtout, ils sont riches en polyphénols, des substances **antioxydantes** qui protègent contre les maladies chroniques. Cible numéro 1 du cacao : les artères. Le cacao favorise la vasodilatation. Il fluidifie le sang et a des propriétés anti-inflammatoires.

Tous les chocolats sont-ils équivalents en termes de richesse en polyphénols ? Non. Le chocolat blanc n'en contient aucun puisqu'il est exempt de pâte de cacao. Le chocolat au lait en contient un peu mais c'est surtout le chocolat noir qui en contient, en général deux fois plus que le chocolat au lait. À noter que l'action antioxydante maximale est obtenue par la poudre de cacao, qui est riche en polyphénols. Ceci est confirmé par la mesure de l'action atioxydante, l'indice ORAC (voir tableau). La teneur en antioxydants, n'étant pas précisée sur l'emballage, comment choisir une tablette de chocolat de bonne qualité qui convienne aux papilles des enfants ?

ALIMENTS	INDICE ORAC POUR 100 G
Poudre de cacao non sucrée	80 940
Chocolat noir	49 930
Chocolat au lait	6 740
Chocolat blanc	0

1 Vous regardez la teneur en cacao : plus elle est élevée, mieux c'est.

2 Vous regardez la teneur en glucides : plus elle est basse et mieux c'est.

Faites LE BON CHOIX

Le chocolat a des atouts santé lorsqu'il est concentré en cacao c'est-à-dire lorsqu'il est noir. Malheureusement il est amer et les enfants ont du mal à l'apprécier.

- Choisissez soit un chocolat noir suffisamment sucré soit un chocolat au lait le moins sucré possible (voir notre sélection page suivante), en ne perdant pas de vue qu'il s'agit d'un aliment-plaisir, d'une friandise.
- Concernant le chocolat en poudre, choisissez un produit dont la teneur en cacao est de 32 % au minimum de façon à ce qu'il ne soit pas trop sucré *in fine*.

Chocolat

OUI

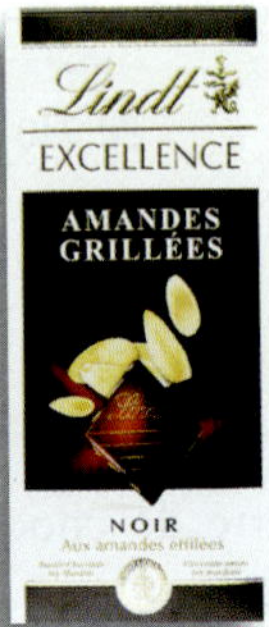

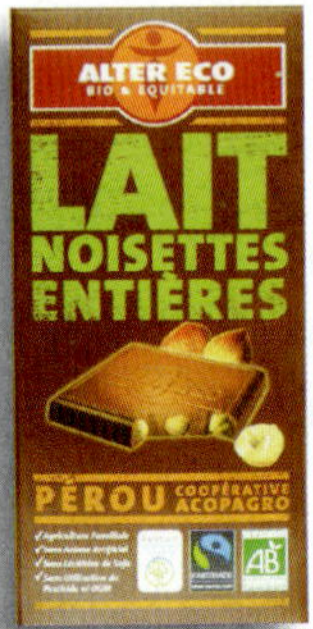

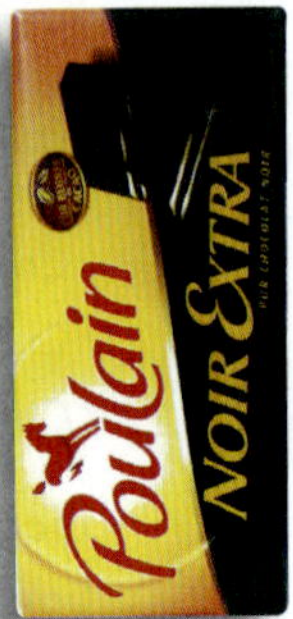

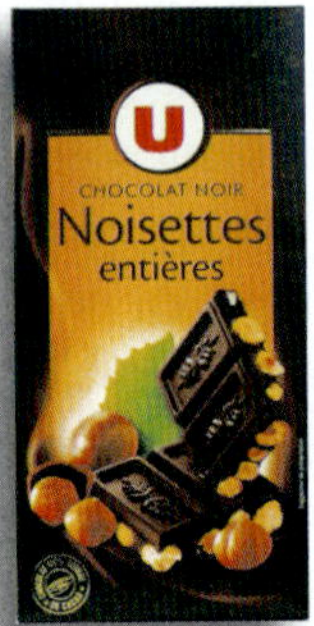

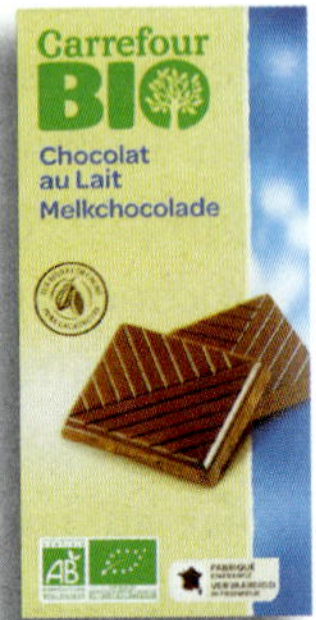

Amandes grillées Lindt

- Cacao : 47 %

Pourquoi ne pas donner à votre enfant ce chocolat noir avec 15 % d'amandes effilées ? Pâte de cacao, beurre de cacao + beurre laitier. Un bon produit que votre enfant devrait apprécier.

- Cal : 590
- Prot : 8 g
- Glu : 30.7 g
- Lip : 44.9 g

Chocolat Lait noisettes entières Alter Eco

- Cacao : 32 % minimum

Du sucre en 1er ingrédient comme dans tous les chocolats au lait. Une teneur intéressante en noisettes (22 %) et en cacao (32 %). Uniquement du beurre de cacao. C'est correct.

- Cal : NC
- Prot : NC
- Glu : NC
- Lip : NC

Chocolat noir extra Poulain

- Cacao : 47 %

Un chocolat noir pas trop amer pour les enfants. La pâte de cacao est le 2e ingrédient après le sucre. Faites-le découvrir à votre enfant, ça peut lui plaire.

- Cal : 515
- Prot : 4.9 g
- Glu : 54.4 g
- Lip : 29 g

Chocolat Noir noisettes entières U

- Cacao : 54 %

La pâte de cacao est le 1er ingrédient, c'est bien. Le beurre c'est du beurre de cacao. 30 % de noisettes. Un bon produit pour apprendre à votre enfant à aimer le chocolat noir.

- Cal : 574
- Prot : 7.8 g
- Glu : 36.6 g
- Lip : 42.2 g

LE TOP

Chocolat supérieur au lait Carrefour bio

- Cacao : 40 % minimum

Un chocolat au lait avec 40 % de cacao, c'est rare. Pas d'arôme mais des gousses de vanille. Un chocolat qui plaira sans pour autant être trop sucré. Produit bio.

- Cal : 576
- Prot : 8.6 g
- Glu : 46 g
- Lip : 39 g

LE FLOP

Chocolat caramel noisettes Milka

• Cacao : NC
En apparence du chocolat au lait fourré au caramel et aux noisettes. En réalité surtout du sucre et des graisses autrement dit beaucoup de calories sans les bienfaits du chocolat. À éviter.
• Cal : 560
• Prot : 5.9 g
• Glu : 52 g
• Lip : 36.5 g

Crunch Nestlé

• Cacao : 30 % minimum
Un chocolat de piètre qualité avec 15 % de céréales (riz et maïs) très transformées qui se comportent comme du sucre dans l'organisme. Préférez un chocolat avec des noisettes entières.
• Cal : 513
• Prot : 6.9 g
• Glu : 62.1 g
• Lip : 25.9 g

Mini Tablettes au lait Milka

• Cacao : 30 % minimum
30 % de cacao donc un chocolat au lait dit de dégustation mais très sucré (57.5 % de sucre !). Adjonction de beurre concentré au beurre de cacao.
• Cal : 530
• Prot : 6.6 g
• Glu : 58.5 g
• Lip : 29.5 g

Chocolat blanc Galak Nestlé

• Cacao : 0 %
Du chocolat sans cacao. Juste du sucre et des graisses donc des calories et c'est tout. Aucun intérêt nutritionnel !
• Cal : 546
• Prot : 7.1 g
• Glu : 58.5 g
• Lip : 31.6 g

Kinder Chocolat

• Cacao : 13 %
Un produit riche en sucre et graisses saturées avec seulement 13 % de cacao. Vraiment pas terrible.
• Cal : 558
• Prot : 8.8 g
• Glu : 53 g
• Lip : 34.5 g

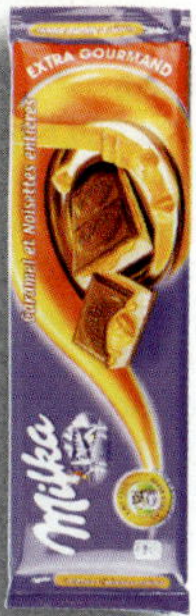

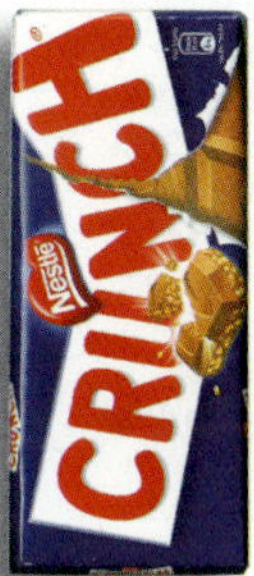

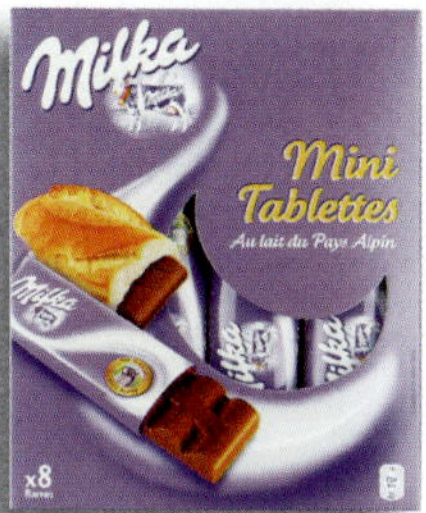

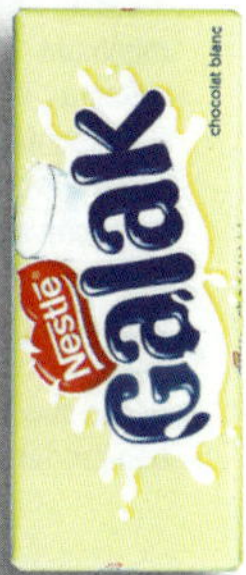

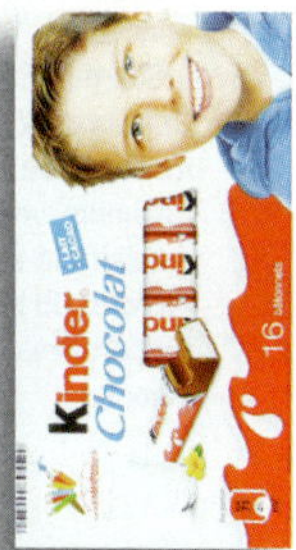

* NC = non communiqué

NON

Chocolats en poudre

OUI

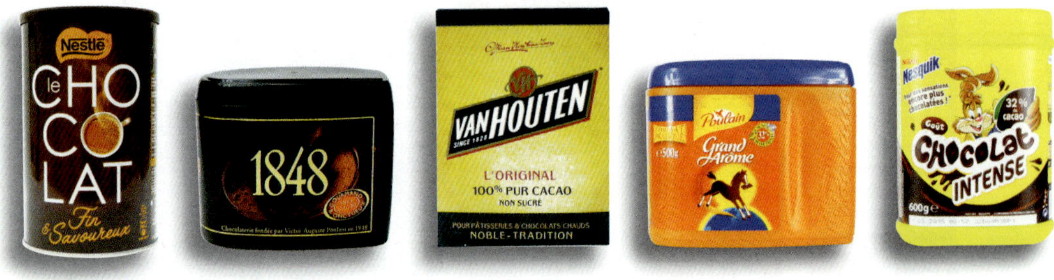

Le Chocolat Nestlé

- Cacao : 32 % minimum
- Sucre : 65.9 g

Du sucre, 32 % de cacao au minimum, un émulsifiant et des arômes. Un bon produit dans la gamme.

- Cal : 398
- Prot : 6.8 g
- Glu : 70.4 g
- Lip : 7.9 g

1848 Poulain

- Cacao : 50 % minimum
- Sucre : 47.2 g

Un chocolat en poudre avec 50 % de cacao au minimum. Pour une fois le 1er ingrédient n'est pas le sucre. Très bon produit.

- Cal : 350
- Prot : 10.8 g
- Glu : 55.2 g
- Lip : 5.8 g

LE TOP

L'original 100 % pur cacao Van Houten

- Cacao : 100 %
- Sucre : 0.4 g

Un chocolat 100 % cacao qui apporte très peu de sucre : à vous de le rajouter, avec modération ! Forte teneur en fibres (28 g aux 100 g).

- Cal : 376
- Prot : 18.4 g
- Glu : 13.9 g
- Lip : 21 g

Grand Arôme Poulain

- Cacao : 32 % minimum
- Sucre : 68.6 g

Du sucre, 32 % de cacao au minimum et un arôme. Une composition simple et beaucoup de goût.

- Cal : 355
- Prot : 7.7 g
- Glu : 72.6 g
- Lip : 3.5 g

Nesquik Intense Nestlé

- Cacao : 32 % minimum
- Sucre : 64.5 g

Un chocolat en poudre avec minimum 32 % de cacao. Ajout d'un émulsifiant et enrichissement en vitamines et minéraux.

- Cal : 374
- Prot : 7.4 g
- Glu : 70.8 g
- Lip : 4.5 g

Poudre OVOmaltine

- Cacao : 13 %
- Sucre : 50.6 g

Très peu de cacao, du lait et beaucoup de sucre. L'extrait de malt d'orge (51 %) qui donne de la saveur au produit apporte outre du sucre, quelques vitamines et minéraux.

- Cal : 369
- Prot : 9.9 g
- Glu : 76 g
- Lip : 1.7 g

Mon premier Nesquik Nestlé

- Cacao : 12 %
- Sucre : 40 g

Un chocolat qui se dit adapté aux plus petits mais qui contient du sucre, de la maltodextrine (donc du sucre), du riz hydrolysé (encore du sucre) et seulement 12 % de cacao. On laisse en rayon.

- Cal : 377
- Prot : 4.5 g
- Glu : 84.7 g
- Lip : 1.5 g

Nesquik Opti-dej Nestlé

- Cacao : 20.3 %
- Sucre : 75.6 g

Certes il y a quelques vitamines, du fer et du magnésium mais bon soyons lucide, c'est avant tout beaucoup de sucre mélangé à un peu de cacao.

- Cal : 378
- Prot : 5 g
- Glu : 79.6 g
- Lip : 3 g

LE FLOP

Super poulain

- Cacao : 13 %
- Sucre : 85 g

C'est le chocolat en poudre le plus sucré de la sélection ! Donc forcément peu de poudre de cacao (13 %). À choisir un chocolat Poulain, préférez le « Grand arôme ».

- Cal : 380
- Prot : 3.5 g
- Glu : 87 g
- Lip : 1.9 g

Lion Nestlé

- Cacao : 19 %
- Sucre : 78.1 g

Beaucoup de sucre dont une quantité non négligeable de glucose pur, seulement 19 % de cacao, un émulsifiant et des arômes. Il y a mieux, beaucoup mieux.

- Cal : 383
- Prot : 4.2 g
- Glu : 81.2 g
- Lip : 3.1 g

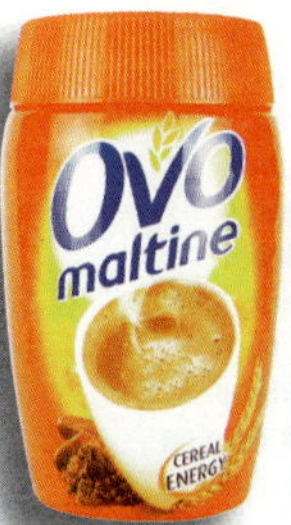

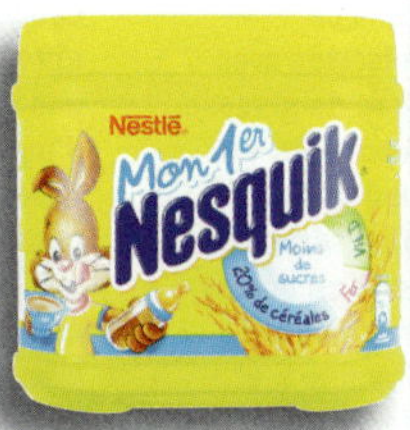

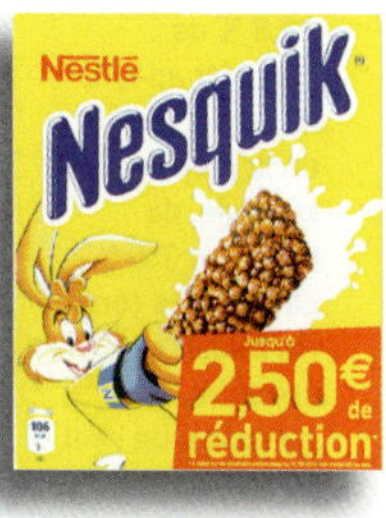

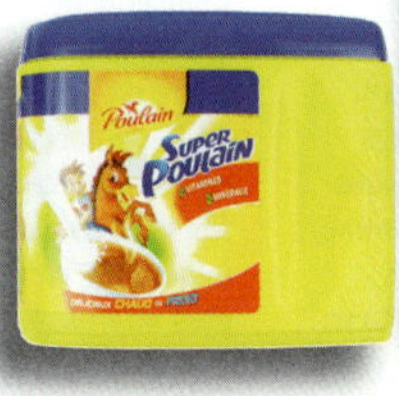

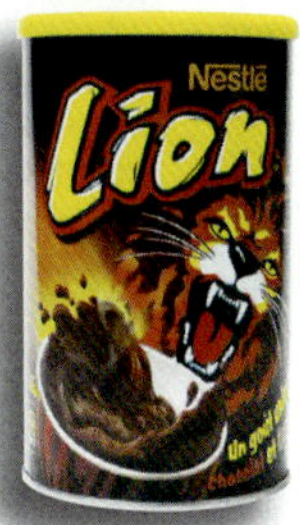

NON

Barres chocolatées

OUI

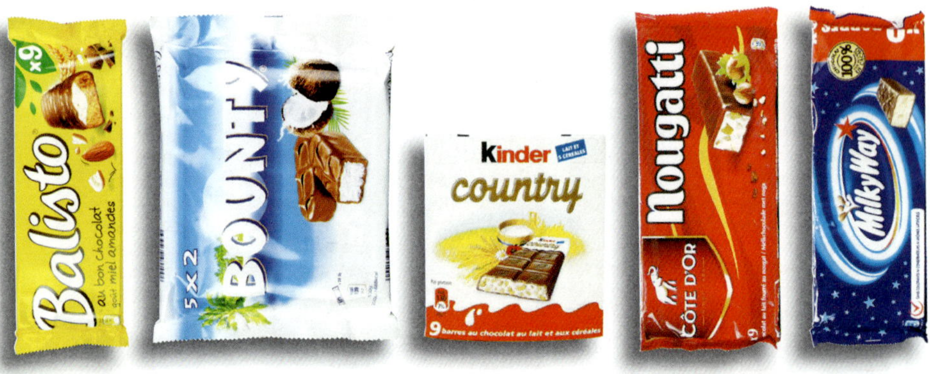

Balisto lait miel amandes

- Cal par sachet : 97
- Additifs : 3

L'une des barres les moins caloriques de la sélection. Du sucre en 1er ingrédient mais 19 % de céréales complètes (avoine, blé, orge), des amandes (5 %) et du chocolat.

- Cal : 522
- Prot : 7.1 g
- Glu : 57.6 g
- Lip : 28.4 g

Bounty

- Cal par sachet : 278
- Additifs : 3

Une liste d'ingrédients relativement courte pour ce genre de produit. 21 % de noix de coco (apporte des fibres et des sels minéraux), c'est la plus intéressante du rayon.

- Cal : 488
- Prot : 3.8 g
- Glu : 58.3 g
- Lip : 26 gg

LE TOP

Kinder Country

- Cal par sachet : 130
- Additifs : 1

33.5 % de chocolat au lait, du sucre, du lait, de la graisse végétale, du beurre et 7.5 % de céréales (orge, riz, froment, épeautre, sarrasin). Un seul additif.

- Cal : 557
- Prot : 8.6 g
- Glu : 54.9 g
- Lip : 33.4 g

Nougatti Côte d'Or

- Cal par sachet : 142
- Additifs : 1

53 % de nougat, 15 % de noisettes avec sirop de glucose, sucre, lait, etc. Seul intérêt : la noisette riche en acides gras insaturés, vitamine E et magnésium.

- Cal : 470
- Prot : 6.2 g
- Glu : 57.5 g
- Lip : 24 g

Milky Way

- Cal par sachet : 96
- Additifs : 1

Une barre chocolatée qui n'apporte pas vraiment d'ingrédients intéressants mais qui reste peu calorique. À condition de n'en manger qu'une !

- Cal : 448
- Prot : 4 g
- Glu : 71.9 g
- Lip : 15.9 g

LE FLOP

Mars

- Cal par sachet : 190
- Additifs : 1

Une barre chocolatée dont la composition est proche de celle du Milky Way, mais qui apporte près de deux fois plus de calories. Il faudrait réduire la taille du Mars !

- Cal : 452
- Prot : 3.6 g
- Glu : 70.2 g
- Lip : 17.2 g

Snickers

- Cal par sachet : 242
- Additif : 1

Des cacahuètes enrobées de sucre et de chocolat. Mieux vaut des cacahuètes seules non grillées non salées intéressantes pour leurs fibres et leur antioxydant : le resvératrol.

- Cal : 484
- Prot : 8.7 g
- Glu : 60.2 g
- Lip : 22.9 g

Kinder Bueno

- Cal par sachet : 246
- Additifs : 3

Une gaufrette fourrée de crème et enrobée de chocolat au lait. Beaucoup de sucre et de graisses. Résultat : deux barres de Kinder Bueno apportent 246 calories.

- Cal : 575
- Prot : 9.2 g
- Glu : 49.5 g
- Lip : 37.3 g

Lion Nestlé

- Cal par sachet : 207
- Additifs : 4

Des gaufrettes fourrées au caramel et aux céréales, enrobées de chocolat. 53 % de sucre ! Circulez y a rien à voir mis à part des calories !

- Cal : 493
- Prot : 5.5 g
- Glu : 65.5 g
- Lip : 22.9 g

Twix

- Cal par sachet : 248
- Additifs : 2

Avec deux barres par sachet, le Twix est un « petit » plaisir calorique ! Un biscuit réalisé avec seulement 17 % de farine de blé et 44 % de sucre. Belle performance.

- Cal : 495
- Prot : 4.5 g
- Glu : 64.6 g
- Lip : 24 g

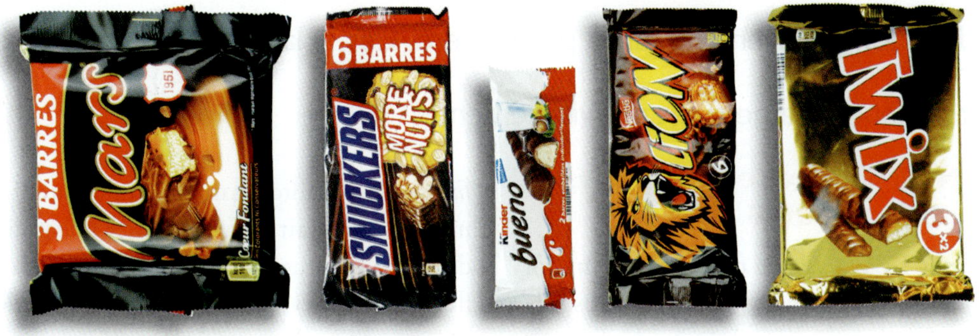

NON

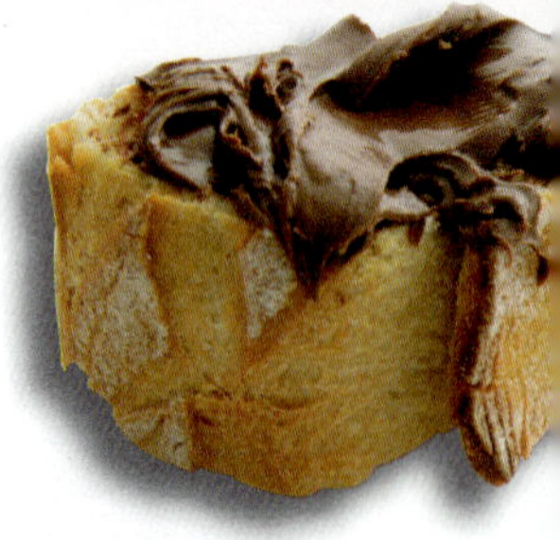

Les pâtes à tartiner

La pâte à tartiner *Nutella* est un produit mythique : 75 % des foyers qui ont des enfants en consomment majoritairement au goûter mais aussi au petit déjeuner. Onctueuse à souhait, il est difficile de lui résister une fois que l'on y a goûté. Les marques de distributeur ont du mal à l'égaler. La raison de ce succès ? Un secret de fabrication jalousement gardé par Ferrero. Car si la liste des ingrédients est connue, cela ne suffit pas visiblement.

Nutritionnellement, ça donne quoi ?

Le spot TV de *Nutella* nous montre un flot de lait auquel vient se mêler une cascade de noisettes puis une pluie de chocolat en poudre. « *Que des bonnes choses pour les enfants !* ». La réalité est un peu différente. Le mini-film devrait en fait montrer une pluie de sucre à laquelle viendrait se mêler un flot d'huile suivie d'une petite cascade de noisettes. En effet, voici de quoi est composé ce produit.

Ingrédients :

Sucre, huile végétale, noisettes (13 %), cacao maigre (7,4 %), lait écrémé en poudre (6,6 %), lactosérum en poudre, émulsifiant (lécithine de soja), arôme.

Nutella, c'est donc entre 60 et 70 % de sucre et d'huile. Seules les noisettes ont un intérêt nutritionnel (acides gras mono-insaturés, vitamine E, magnésium, fer, manganèse, cuivre, zinc…) mais elles ne représentent que 13 % du produit.

Pâte à tartiner ou confiture ?

Une portion de 15 grammes de pâte à tartiner apporte environ 8 grammes de sucre, soit l'équivalent de ce qu'apporte une confiture classique. La différence vient de la teneur en fruits et en nutriments : les confitures (surtout fraise, myrtille, mûre, cassis ou cerise) fournissent une quantité appréciable d'antioxydants, peu présents dans les pâtes à tartiner.

Le problème de l'huile de palme

Nutella est fabriqué à partir d'huile de palme. Longtemps la coqueluche des industriels, en raison de son faible coût et de sa texture, elle n'a plus vraiment la cote. Casino a décidé en mars 2010 de ne plus l'utiliser dans ses aliments, suivant en cela Findus, Unilever et Nestlé. Depuis des années, en effet, Greenpeace lui attribue la destruction des forêts tropicales d'Indonésie et de Malaisie et la disparition des orangs-outangs.

Les nutritionnistes, eux, reprochent à l'huile de palme d'être très riche en graisses saturées, ce qui favoriserait les maladies cardiovasculaires. En réalité, les chercheurs ont bien du mal à y voir clair (lire encadré). Car du point de vue nutritionnel, l'huile de palme a deux visages. Côté moins, une teneur élevée en acide palmitique (saturé). Côté plus, un taux record de vitamine E sous une forme extrêmement intéressante (les tocotriénols) et une stabilité remarquable à la chaleur.

L'huile de palme et la santé

La moitié environ des graisses de l'huile de palme sont saturées – essentiellement de l'acide palmitique. Selon quelques études, les personnes qui ont des taux élevés d'acide palmitique dans le corps auraient un risque accru de maladie coronarienne, de cancer de la prostate, de déclin plus rapide de la mémoire avec l'âge. Mais les taux d'acide palmitique dans le corps ne reflètent pas la consommation alimentaire. Le corps en fabrique lui-même à partir des sucres et de nombreuses graisses alimentaires. Tournons-nous alors vers les études portant sur l'huile de palme elle-même. Selon certaines, sa consommation favoriserait l'infarctus. Selon d'autres, cette huile pourrait réduire la pression artérielle, faciliter la circulation sanguine et diminuer le stress oxydant. L'huile de palme rouge atténuerait même les séquelles d'un infarctus !

Trois questions à

Dominique Turck, chef du service de pédiatrie au Centre hospitalier universitaire régional de Lille

- **Le Bon Choix :** Manger des pâtes à tartiner pose t-il un problème ?

D. T. : Je n'y vois pas d'obstacle particulier. En effet, la teneur en acides gras saturés n'est pas très importante. Il y a une bonne teneur en acides gras mono-insaturés et pratiquement pas d'acide gras *trans*. Il n'y a pas de raison de diaboliser ce produit. Seule la teneur en sucres simples peut poser problème. Elle est quand même assez élevée.

- **L. B. C. :** Lesquelles privilégier côté huiles ?

D. T. : Mieux vaut choisir celles fabriquées avec des mélanges. Par exemple, il est préférable de consommer une pâte à tartiner fabriquée avec un mélange d'huile de palme/colza/tournesol qu'une qui ne contient que de l'huile de palme car elles ont un meilleur équilibre en acides gras.

L. B. C. : Quels conseils donner aux parents ?

D.T. : C'est une question de fréquence de consommation. Si votre enfant mange des tartines de pâte de chocolat aux noisettes le matin et les même tartines au goûter, et n'en mange pas qu'une ou deux, ça peut devenir embêtant. Surtout si en parallèle, l'alimentation n'est pas très équilibrée.

Faites LE BON CHOIX

- Bourrées d'énergie, les pâtes à tartiner sont à classer parmi les aliments-plaisir, et non pas parmi ceux qui ont un intérêt nutritionnel. Contrairement à ce que prétend souvent la publicité, les pâtes à tartiner ne sont ni une bonne source de calcium, ni de magnésium (2,25 % des besoins en calcium et 3,4 % des besoins en magnésium des enfants de 1 à 9 ans pour une portion de 15 g). Certains fabricants mettent en avant un apport intéressant en phosphore ou en vitamine B12, mais les enfants ont déjà trop du premier, et suffisamment de la seconde.
- Vos enfants peuvent se régaler de pâtes à tartiner de temps en temps à condition de les accompagner d'un pain de bonne qualité et qu'ils se dépensent physiquement.
- L'huile de palme ne semble pas poser de problème tant que l'on reste dans une consommation mesurée, et que les autres corps gras consommés répondent mieux aux besoins physiologiques : huile de colza, huile d'olive, un peu de beurre, une margarine équilibrée (ratio oméga-6/oméga-3 < 5 comme Saint Hubert Oméga-3 par exemple.

Pâte à tartiner

OUI

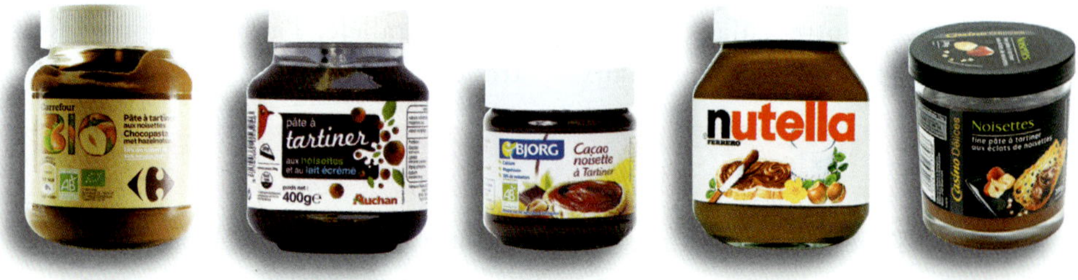

Pâte à tartiner Carrefour Bio

- Sucre : 59 %
- Noisettes : 14 %
- Huiles : tournesol, palme

Un peu plus de noisettes (14 %) que ses concurrentes et 5 % de cacao. De l'huile de colza à la place de l'huile de tournesol c'était mieux.

- Cal : 537
- Prot : 8 g
- Glu : 60 g
- Lip : 29 g

Pâte à tartiner Auchan

- Sucre : 55 %
- Noisettes : 13 %
- Huiles : palme, colza

L'association de ces deux huiles assure un apport assez équilibré en graisses. Une teneur en cacao de 6 %, c'est correct pour ce genre de produit.

- Cal : 542
- Prot : 5,6 g
- Glu : 57.1 g
- Lip : 32.4 g

Cacao noisettes à tartiner Bjorg

- Sucre : 40 %
- Noisettes : 20 %
- Huile : végétale

Teneur la plus élevée en noisettes de la sélection, avec moins de sucre. Dommage que l'on ne connaisse pas la nature de l'huile. Produit bio.

- Cal : 549
- Prot : 11.5 g
- Glu : 42.5 g
- Lip : 35.9 g

Nutella Ferrero

- Sucre : 56.7 %
- Noisettes : 13 %
- Huile : palme

La star du rayon pourtant il y a des concurrentes mieux conçues nutritionnellement. Son principal atout : son goût (secret de fabrication).

- Cal : 544
- Prot : 6 g
- Glu: 57,3 g
- Lip : 31,6

Éclats de noisettes Casino Délices

- Sucre : 50 %
- Noisettes : 16 %
- Huiles : colza, palme

16 % de noisettes dont 5.7 % sous forme d'éclats, c'est plus que dans la plupart des pâtes à tartiner. Un produit correct !

- Cal : 561
- Prot : 4.5 g
- Glu : 53 g
- Lip : 36 g

LE TOP

LE FLOP

Pâte à tartiner Carrefour Discount

- Sucre : 57 %
- Noisettes : 2 %
- Huiles : palme, colza

Faible teneur en noisettes donc des calories vides (densité nutritionnelle faible). Ajout d'un épaississant : absurde dans une pâte à tartiner.

- Cal : 574
- Prot : 2 g
- Glu : 57.7 g
- Lip : 36.9 g

Skippy Unilever

- Sucre : NC
- Noisettes : 0 %
- Huiles : palme, arachide

Un beurre de cacahuètes sucré : des cacahuètes grillées mélangées à du sucre et de l'huile de palme hydrogénée. Franchement pas terrible.

- Cal : 629
- Prot : 22.2 g
- Glu : 23.8 g
- Lip : 49.4 g

Philadelphia Milka

- Sucre : 38,5 %
- Noisettes : 0 %
- Beurre et crème

Un produit laitier industriel sous forme de pâte chocolatée. Moins calorique que les autres mais sans noisette, le seul ingrédient qui pouvait présenter un intérêt.

- Cal : 310
- Prot : 5.7 g
- Glu : 39.5 g
- Lip : 14 g

Noisette et lait Noikao Duo

- Sucre : 63 %
- Noisettes : 5 %
- Huiles : palme, colza

63 % de sucre et seulement 5 % de noisettes dans cette pâte. Le reste ce sont des graisses et des protéines de lait. Des calories totalement vides !

- Cal : 535
- Prot : 3.2 g
- Glu : 66.4 g
- Lip : 28.3 g

Crunchy Ovomaltine

- Sucres : 51 %
- Noisettes : 2.6 %
- Huile : végétale

Peu de noisettes et une huile dont on ignore la nature. 33 % d'Ovomaltine, un extrait de malt d'orge qui apporte de la saveur mais surtout du sucre.

- Cal : 544
- Prot : 4 g
- Glu : 60,2 g
- Lip : 31,6 g

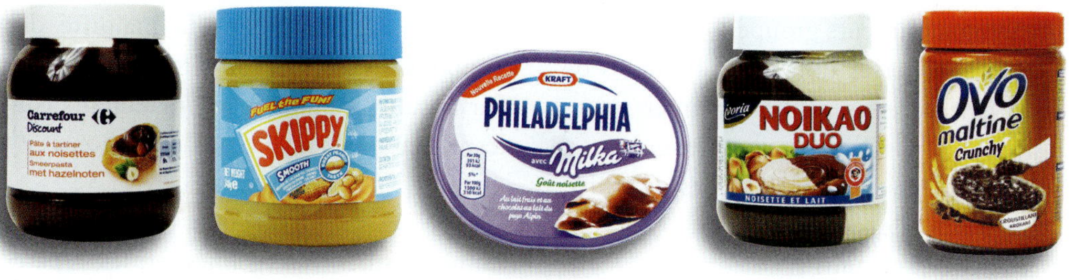

NON

Au paradis des bonbons

Ils sont de toutes tailles, de toutes formes, de toutes couleurs, durs ou mous, à sucer, à croquer ou à mâchouiller… les bonbons et confiseries se font parfois « pêché mignon » mais les enfants en raffolent. Alors peuvent-ils trouver grâce aux yeux de la nutrition ? Ce n'est pas gagné...

Les bonbons et confiseries se classent en plusieurs groupes.

- **Les confiseries de sucre :** bonbons de sucre cuit, sucettes, gélifiés, caramels, pâtes à mâcher, pastilles, boules de gommes, réglisses, dragées, nougats, pâtes de fruits, pâtes d'amande, guimauves ;
- **Les chewing-gums ;**
- **Les fruits confits et de nombreuses autres spécialités régionales :** calissons, etc.

Aujourd'hui, deux ingrédients de base sont présents dans la majorité des bonbons : le sucre et le sirop de glucose. Par la suite, s'ajoutent les ingrédients correspondant à chaque type de bonbons.

Petits secrets de fabrication

Lumière sur… les gélifiés et les « pâtes aérées ». Leur ingrédient de base (outre le sirop de glucose et le sucre) est la **gélatine**.

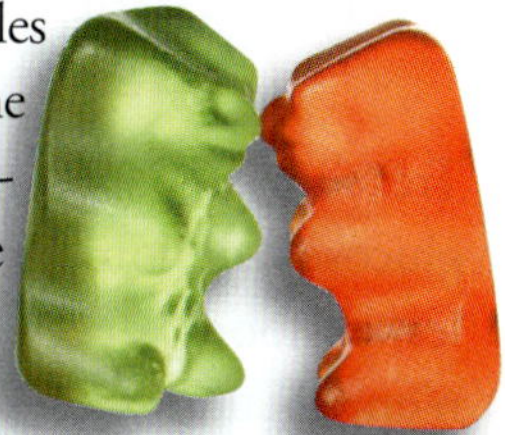

Par exemple, les bonbons Haribo comme l'*Ours d'Or* sont composés d'un mélange de sirop de glucose qui les rend transparents (et sucrés), de sucre et de dextrose pour toujours plus de saveur sucrée et de gélatine qui leur donne leur consistance de « gomme ». Depuis les années 1980, Haribo utilise principalement de la gélatine d'origine porcine mais aussi parfois de l'amidon ou de l'agar-agar, extrait d'une variété d'algue tropicale. À cela s'ajoutent ensuite des concentrés de fruits et de plantes colorantes, des arômes, de l'amidon et un peu d'acide citrique.

Tous les ingrédients sont ensuite mélangés et cuits en continu. Ce mélange est une matière de base pour la fabrication d'une variété de confiseries qui se regroupent en deux familles principales : les gélifiés et les pâtes aérées (coulées ou extrudées).

- **Les gélifiés :** les formes de bonbons souhaitées sont imprimées dans de l'amidon au moyen de moules. La pâte à bonbon est coulée dans les empreintes. Les bonbons sont ensuite séchés en étuve et démoulés, pour recevoir ensuite les opérations de finition : le lustrage (pour les nounours), le candissage (pour les bouteilles de cola) ou la dragéification (pour les *Carensac*, les *Starmint*) ;

La naissance d'Haribo

En 1920, Hans Riegel, confiseur, fonde sa propre société. Il achète une maison dans une banlieue de Bonn et y installe son premier atelier. Son capital de départ : un sac de sucre, une plaque de marbre, un tabouret, un four, un chaudron de cuivre et un rouleau. C'est là que naît ce qui deviendra l'une des plus grandes entreprises de confiserie au monde. Le 13 décembre 1920, Hans Riegel fait inscrire au registre du commerce de la ville de Bonn la société Haribo, acronyme de HAns RIegel BOnn.

- **La pâte aérée coulée (fraises *Tagada*, bananes…) :** les formes sont imprimées dans l'amidon. La pâte est aérée par battage puis coulée dans l'amidon. Les bonbons sont ensuite séchés en étuve. Après avoir été démoulés, ils sont transférés dans les turbines où ils sont enrobés d'un mélange de sucre fin, d'arômes et de colorants ;
- **La pâte aérée extrudée (type guimauves et chamallows) :** la pâte aérée par battage est poussée à travers une filière à trous. À la sortie s'étendent de longs cordons colorés qui seront refroidis, séchés, enrobés de sucre glace et coupés.

Plus il y a de couleurs, plus on mange

Vous prenez 2 personnes, 2 bols de M&M's (7 couleurs dans l'un, 10 dans l'autre) et vous les installez devant un bon film. Selon le Pr Brian Wansink (Université de Cornell), parce qu'elle pensera avoir un choix plus large, la personne qui a 10 couleurs mangera 43 M&M's de plus.

Nutritionnellement, ça donne quoi ?

Très souvent composés de sucre, de sirop de glucose et de nombreux additifs et colorants, les bonbons que s'arrachent les enfants n'ont aucun intérêt nutritionnel et doivent être considérés comme des aliments-plaisir, à consommer occasionnellement. Si tel est le cas, les bonbons ne présentent pas de danger particulier pour la plupart des enfants. En revanche, s'ils sont consommés en continu, ils participent à une surcharge en sucres qui peut favoriser caries et prise de poids.

De plus, certains colorants sont à l'origine d'allergies. D'autres sont considérés comme cancérigènes dans d'autres pays que le nôtre et donc interdits ; ce sont essentiellement :

- **E104 :** jaune de quinoléine (colorant jaune), interdit aux États-Unis et en Australie
- **E124 :** rouge Ponceau 4R, rouge cochenille (colorant rouge), interdit aux États-Unis
- **E142 :** vert brillant BS (colorant vert), interdit en Norvège, Suède et aux États-Unis

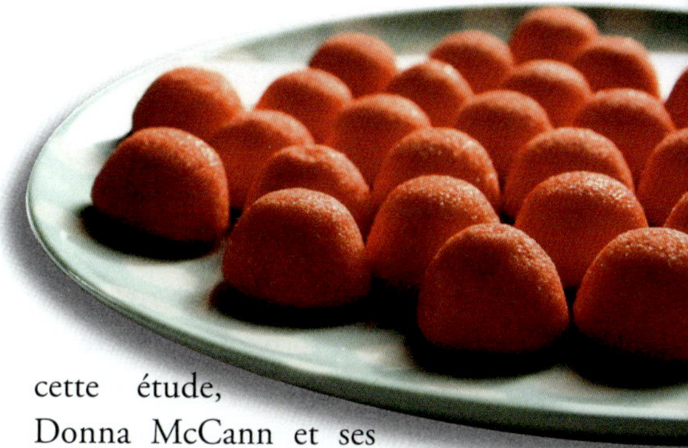

Des bonbons comme calmants

Un enfant sur 4 est « accro » aux aliments sucrés. La chercheuse Judith Wurtman a montré que ces enfants ont souvent un défaut de synthèse ou d'utilisation de la sérotonine, un messager chimique du cerveau qui régule l'humeur. Lorsqu'ils n'en ont pas assez, ils sont anxieux, agités, voire agressifs. Or les confiseries élèvent rapidement la sérotonine. Ces enfants les utiliseraient comme « médicament » pour augmenter leur sérotonine et se sentir mieux. Mieux vaut les aider à s'équilibrer avec des glucides à index glycémique modéré : pain, pâtes, riz complets, légumes secs.

Gare à l'hyperactivité

Certains colorants et additifs sont également accusés de favoriser l'hyperactivité chez les enfants. C'est ce que suggère une étude britannique publiée en 2007. Dans cette étude, Donna McCann et ses collègues de l'université de Southampton ont recrutés 153 enfants de 3 ans et 144 enfants de 8 et 9 ans. Ils leur ont donné à boire soit un placebo, soit différents mélanges contenant des colorants et du benzoate de sodium, un conservateur. En parallèle, le comportement des enfants a été évalué par les parents et par les enseignants. Résultat : lorsque les enfants ont consommé la mixture d'additifs alimentaires ils ont présenté davantage de symptômes d'hyperactivité, aussi bien chez les enfants de 3 ans que chez les plus grands de 8-9 ans. Pour les auteurs, « *ce sont des éléments solides pour montrer que les additifs exacerbent les comportements hyperactifs* ».

Les chewing-gums sans sucre

À l'inverse du sucre, le xylitol (un édulcorant) n'est pas fermenté par les bactéries de la cavité buccale : il diminue donc sensiblement le risque de caries. Avec le sorbitol – un autre substitut du sucre – le xylitol favorise aussi la reminéralisation de l'émail dentaire. Plusieurs études cliniques attestent de l'intérêt des chewing-gums au xylitol. Une étude récente montre que, par rapport à un chewing-gum au sucre, l'usage d'un chewing-gum au xylitol chez des enfants entraîne après 16 mois une réduction de moitié du nombre de caries, avec une stabilisation probable des caries déjà installées.

Les substances incriminées sont les

- **E102** (tartrazine)
- **E104** (jaune de quinoléine)
- **E110** (jaune orangé)
- **E122** (carmoisine)
- **E124** (ponceau 4R)
- **E129** (rouge allura)
- **E211** (benzoate de sodium)

Un groupe d'experts de l'Autorité Européenne de Sécurité des Aliments (EFSA) a conclu que les résultats de cette étude ne devaient pas conduire à abaisser la dose journalière d'additifs réputée sans risque pour la santé. Malgré tout, depuis le 20 juillet 2010, une directive européenne impose aux fabricants de produits contenant les additifs suspects d'indiquer sur l'étiquette : « P*eut avoir des effets indésirables sur l'activité et l'attention chez les enfants* ».

Il est donc conseillé de lire les étiquettes lorsqu'on achète des bonbons à ses enfants et d'éviter ceux qui contiennent les colorants suspects. Cadbury et Nestlé ont d'ailleurs été parmi les premiers à anticiper cette évolution législative et à évincer les colorants visés par le prochain étiquetage.

À noter que ces colorants se trouvent dans d'autres aliments (sodas, confitures, gâteaux, charcuteries, etc.).

Faites LE BON CHOIX

- N'empêchez pas vos enfants de consommer bonbons et confiseries : les études montrent que c'est contre-productif car à la première occasion, ils se ruent dessus !
- Au contraire, réservez les bonbons à des occasions particulières et veillez à ce que vos enfants les consomment avec mesure.
- Si vous vous trouvez dans l'impossibilité de contrôler la consommation de bonbons et que vous l'estimez excessive (les vacances chez les grands-parents !), veillez à ce que vos enfants consomment aussi des aliments riches en vitamine B1 ; en effet les sucres ont tendance à épuiser la vitamine B1, ce qui peut conduire à des fluctuations de l'humeur et de la fatigue. On trouve la vitamine B1 dans les viandes, les volailles, les poissons, les légumes secs, les flocons d'avoine, le lait, la levure de bière, les fruits et légumes et les céréales complètes (riz, pains complets…) .
- Assurez-vous que les dents sont brossées plutôt deux fois qu'une après un intermède « bonbons » (et pas de bonbon avant d'aller au lit !).
- Lisez les étiquettes et, dans la mesure du possible, évitez les 8 additifs suspects E102, E104, E110, E122, E124, E129, E142, E211 (principe de précaution !) – d'autant plus si l'un de vos enfants est hyperactif avéré ou que vous soupçonnez des signes d'hyperactivité.

Bonbons

OUI

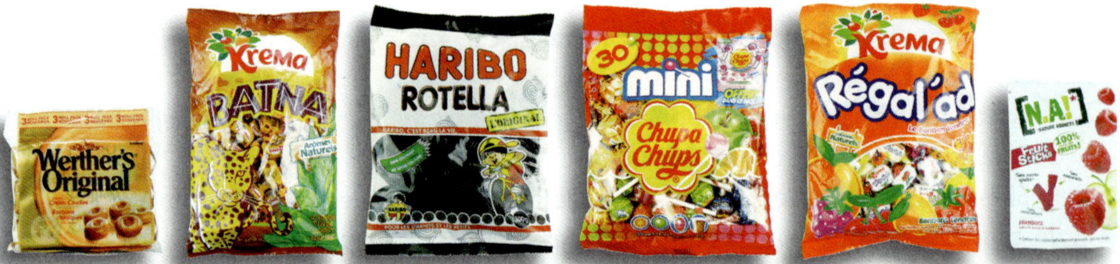

Werther's Original

- Colorants : non

Des ingrédients transformés pour un bonbon qui semble assez gras. En revanche, absence de colorants. Si votre enfant aime les caramels, vous pouvez lui proposer ceux là.

- Cal : NC
- Prot : NC
- Glu : NC
- Lip : NC

Batna Krema

- Colorants : non

Des bonbons avec du lait en poudre, du suc de réglisse et des arômes naturels d'anis étoilé. Ils sont sans colorant ce qui est de plus en plus rare !

- Cal : 400
- Prot : 2.8 g
- Glu : 81.3 g
- Lip : 7.2 g

Rotella réglisse Haribo

- Colorants : non

Du sucre, de la farine, de l'amidon et un extrait de réglisse (1.4 %). Ce sont les seuls bonbons Haribo qui ne contiennent pas de colorants !

- Cal : 330
- Prot : 4 g
- Glu : 78 g
- Lip : 0 g

Sucettes goûts variés Chupa Chups

- Colorants : E162, E100 , E160c

3% de purée de fruits. Le reste c'est du sucre et des colorants acceptables (E162 rouge issu de la betterave, E100 jaune issu du curcuma, E160c orange issu du paprika).

- Cal : NC
- Prot : NC
- Glu : NC
- Lip : NC

Regalad Krema

- Colorants : E163, E160, E161

Du sucre, de la graisse, de la gélatine avec une pointe de jus de fruits. Les arômes et les colorants sont naturels. 30 kcal par bonbon.

- Cal : 405
- Prot : 1.3 g
- Glu : 82.8 g
- Lip : 7.3 g

Pépites framboise Nature Addicts

- Colorants : non

100 % des ingrédients issus des fruits pour ce bonbon qui ressemble à une pâte de fruit. Saveur des fruits marquée et légèrement sucrée. Cher mais bon produit !

- Cal : 345
- Prot : 1 g
- Glu : 80 g
- Lip : 1 g

LE TOP

LE FLOP

Carambar multi goût

- Colorants : E160d, E163, E161b Sans ce concentré de graisses saturées (l'huile de coprah hydrogénée), les carambars seraient en page de gauche. Ceux aux fruits ont en plus des colorants.
- Cal : 390
- Prot : 1.5 g
- Glu : 82.5 g
- Lip : 5.9 g

Dragibus Haribo

- Colorants : E104, E110, E122, E129, E131, E153 Mon 1er contient du sucre, de l'amidon, un nombre de colorants record et mon tout colle terriblement aux dents. Ces bonbons Haribo sont à éviter !
- Cal : 380
- Prot : 0.5 g
- Glu : 94 g
- Lip : 0 g

Tagada Haribo

- Colorants : E120, E160a Aucune trace de fruit dans ce célèbre bonbon : seulement du sucre, de la gélatine et 2 colorants dont 1 qui peut poser problème chez les personnes sensibles.
- Cal : 360
- Prot : 3 g
- Glu : 88 g
- Lip : 0 g

Mentos Fruit

- Colorants : E162, E160a Beaucoup de sucre, seulement 1 % de jus de fruits. Présence d'huile végétale hydrogénée donc ces bonbons sont susceptibles de contenir des graisses trans. Pas terrible.
- Cal : 383
- Prot : 0 g
- Glu : 94.9 g
- Lip : 0 g

Chamallows Haribo

- Colorant : E120 Du sucre, de la gélatine, un seul colorant mais présence d'un stabilisant et d'un épaississant. Pas terrible mais ce n'est pas le pire sauf si on les fait griller !
- Cal : 330
- Prot : 3 g
- Glu : 80 g
- Lip : 0 g

Malabar Bubble mix

- Colorants : E160c, E120, E171, E161b Du sucre. Pas de fruit ni d'extrait de plantes. Tous les chewing gum qu'ils soient sucrés ou sans sucre sont des produits chimiques à mâcher.
- Cal : 315
- Prot : 0 g
- Glu : 77.9 g
- Lip : 0 g

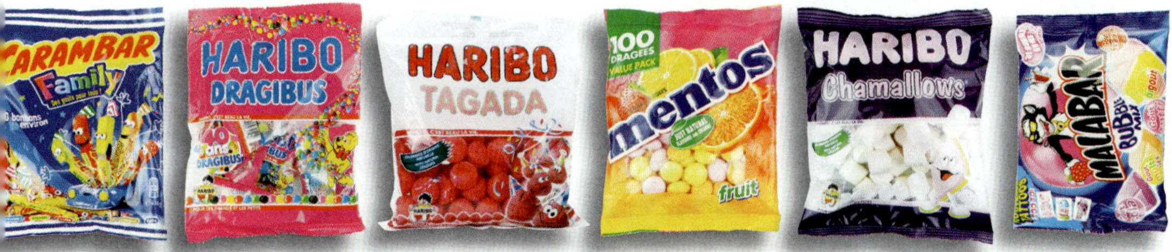

* NC = non communiqué

NON

Confiseries au chocolat

OUI

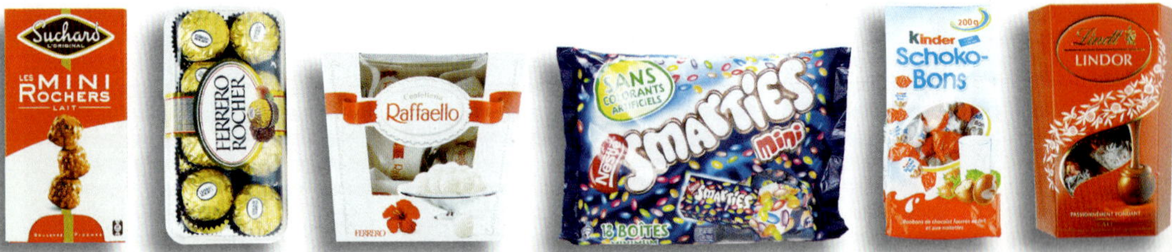

Mini rochers lait Suchard

- Le plus : noisettes
- Cal par portion : 68

Des mini rochers forcément moins caloriques que les originaux. L'ingrédient intéressant est la noisette dans le praliné (20 %) et sous forme d'éclats.

- Cal : 565
- Prot : 5.7 g
- Glu : 52.5 g
- Lip : 36 g

Ferrero Rocher

- Le plus : pâte de cacao, noisettes
- Cal par portion : 75

Un produit acceptable avec 30 % de chocolat au lait et 28.5 % de noisettes. Mais à 75 calories la douceur, il ne faut tout de même pas en abuser !

- Cal : 600
- Prot : 8.2 g
- Glu : 43.8 g
- Lip : 42.7 g

LE TOP

Raffaello Ferrero

- Le plus : noix de coco, amandes
- Cal par portion : 62

Un produit assez gras et sucré mais avec 2 ingrédients intéressants : noix de coco râpées (23 %) et amandes (8 %).

- Cal : 626
- Prot : 8.2 g
- Glu : 37.4 g
- Lip : 48.4 g

Smarties Mini Nestlé

- Le plus : pâte de cacao
- Cal par boite : 68

Un petit format qui permet de modérer la consommation. De la pâte de cacao et un concentré de fruits et de plantes assez original (radis, hibiscus, etc.) !

- Cal : 471
- Prot : 5 g
- Glu : 68.1 g
- Lip : 19.6 g

Schoko-bons Kinder

- Le plus : pâte de cacao
- Cal par portion : 33

Des bonbons au chocolat fourrés avec du lait et à peine 6 % de noisettes. Ce n'est pas terrible mais bon... Un petit œuf à donner occasionnellement.

- Cal : 575
- Prot : 8.5 g
- Glu : 52.2 g
- Lip : 36.5 g

Lindor Lindt

- Le plus : pâte de cacao
- Cal par bonbon : NC

Des billes au chocolat au lait un peu grasses (graisse végétale, beurre de cacao, beurre laitier), mais occasionnellement pourquoi pas.

- Cal : NC
- Prot : NC
- Glu : NC
- Lip : NC

Crispello Milka

- Le plus : x
- Cal par portion : 56

Des petites gaufrettes fourrées au chocolat mais aussi à la maltodextrine, à la crème en poudre, à la fécule de pomme de terre et à l'huile. Miam !

- Cal : 555
- Prot : 7.6 g
- Glu : 52 g
- Lip : 35 g

Koala Lutti

- Le plus : x
- Cal par portion : NC

Du sucre, du sirop de glucose-fructose, de l'eau, du beurre de cacao, du lait en poudre, de la gélatine... bref pas grand-chose d'intéressant !

- Cal : 385
- Prot : 5.3 g
- Glu : 69 g
- Lip : 10 g

Kinder Surprise Ferrero

- Le plus : x
- Cal par œuf : 112

47 % de chocolat au lait, du lait écrémé, du sucre, des graisses végétales, du beurre... Très peu de pâte de cacao. Aucun intérêt.

- Cal : 554
- Prot : 8.8 g
- Glu : 53.3 g
- Lip : 33.7 g

M&M's

- Le plus : cacahuètes
- Cal par portion : 228

Des cacahuètes enrobées de sucre, de chocolat au lait mais surtout de colorants. Mieux vaut des cacahuètes seules non grillées et non salées.

- Cal : 506
- Prot : 9.4 g
- Glu : 60.1 g
- Lip : 25.4 g

LE FLOP

Toffee Caramel Chocolat Milka

- Le plus : x
- Cal par bonbon : 30

62 % de caramel avec beaucoup de sirop de glucose. De l'huile végétale qui est hydrogénée (présence possible de graisses trans) et de nombreux additifs. On laisse.

- Cal : 445
- Prot : 3.3 g
- Glu : 67 g
- Lip : 19.2 g

Maltesers

- Le plus : pâte de cacao
- Cal par portion : 184

Un peu de farine mais beaucoup d'ingrédients sans intérêt (sucre, sirop de glucose, matière grasse, additifs, etc.). Des calories totalement vides.

- Cal : 498
- Prot : 8.1 g
- Glu : 61.7 g
- Lip : 24.3 g

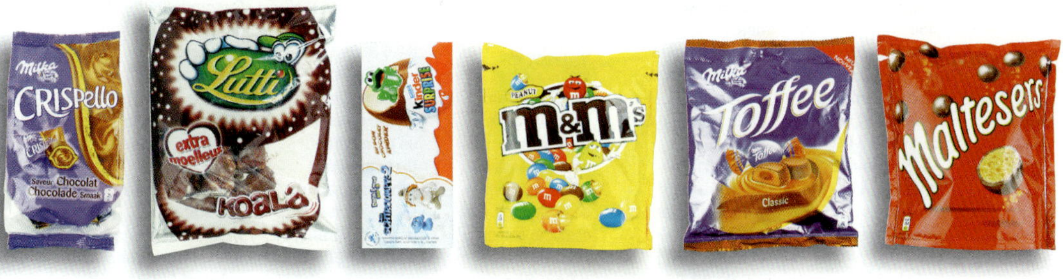

* NC = non communiqué

NON

Compotes

OUI

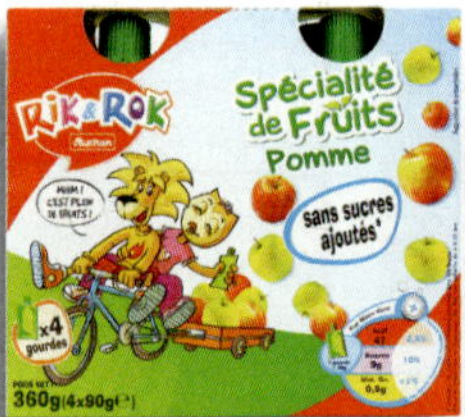

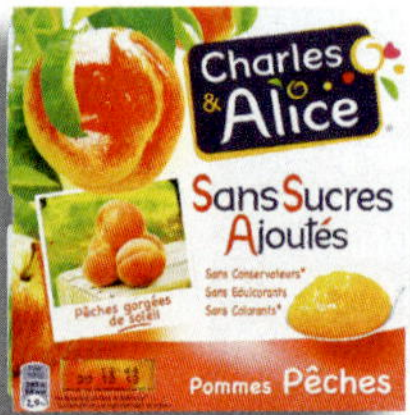

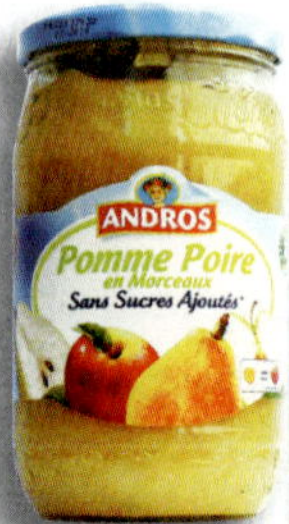

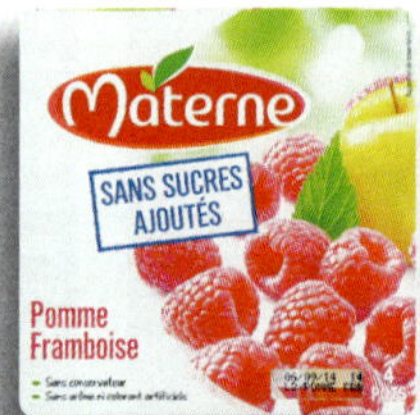

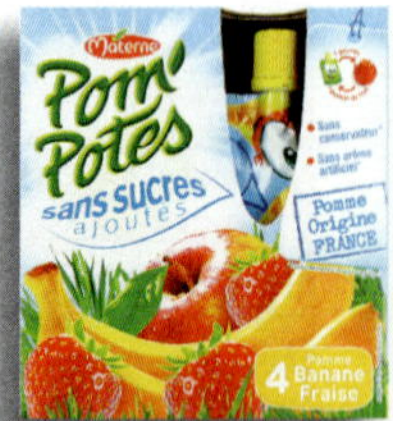

Gourde Pomme Rik et rok

- Teneur en fruits : 99.5 %
- Sucre ajouté : non

Une compote sans sucre ajouté. Uniquement des pommes et de la vitamine C. Un bon produit d'une marque de distributeur (10.3 g de sucre /100 g).

- Cal : 52
- Prot : 0.3 g
- Glu : 11.3 g
- Lip : 0.6 g

Pomme Pêche Charles & Alice

- Teneur en fruits : 99.9 %
- Sucre ajouté : non

Un mélange de purée de pêche et de pomme et de la vitamine C, le tout sans sucre ajouté (le sucre vient uniquement des fruits). Un bon produit.

- Cal : 58
- Prot : 0.3 g
- Glu : 12.4 g
- Lip : 0.3 g

Pomme poire en morceaux Andros

- Teneur en fruits : 100 %

Sucre ajouté : non

Compote la moins sucrée de la sélection. Un mélange de pomme et de poire laissées en morceaux, un peu de vitamine C. Une compote comme à la maison !

- Cal : 47
- Prot : 0.3 g
- Glu : 10 g
- Lip : 0,2 g

LE TOP

Pomme framboise Materne

Teneur en fruits : 99.4 %

Sucre ajouté : non

84.5 % de pomme, 14.9 % de framboise, un arôme naturel et un antioxydant. Un bon produit sans sucre ajouté. 10.3 g de sucre (issus des fruits) pour 100 g.

- Cal : 65
- Prot : 0.5 g
- Glu : 12.7 g
- Lip : 0.6 g

Pom'Pot pom. banane fraise Materne

Teneur en fruits : 100 %

Sucre ajouté : non

Compote peu sucrée (10.6 g/100 g). 70 % de pommes, 15 % de banane et 15 % de fraise. Juste des fruits et de la vitamine C pour éviter l'oxydation.

- Cal : 61
- Prot : 0.5 g
- Glu : 11.8 g
- Lip : 0.5 g

LE FLOP

Pom'Pot Pomme Vanille Materne

- Teneur en fruits : 96 %
- Sucre ajouté : oui

30 % de sucre en moins que dans une compote classique mais plus de sucre que dans une compote sans sucre ajouté (13.7 g/100 g).

- Cal : 70
- Prot : 0.5 g
- Glu : 14.8 g
- Lip : 0.6 g

Pommes et speculoos Charles & Alice

- Teneur en fruits : 89.4 %
- Sucre ajouté : oui

Une compote de pomme à laquelle on a ajouté un soupçon de spéculoos et de la crème entière. Un stabilisant et un émulsifiant et le tour est joué.

- Cal : 97
- Prot : 0,6 g
- Glu : 18 g
- Lip : 2,2 g

Dessert pomme nature Andros

- Teneur en fruits : 88 %
- Sucre ajouté : oui

Moins de fruits donc plus de sucre dont du sirop de glucose-fructose. Préférez les conserves sans sucre ajouté, ça existe (voir page de gauche).

- Cal : 87
- Prot : 0.2 g
- Glu : 20 g
- Lip : 0.2 g

Compote abricots Bonne Maman

- Teneur en fruits : 80 %
- Sucre ajouté : oui

Beaucoup de sucre (26 g/100 g). Cette compote est vraiment très sucrée. Consommez-la plutôt comme une confiture.

- Cal : NC
- Prot : NC
- Glu : 26 g
- Lip : NC

P'tit Dros Pomme pêche Andros

- Teneur en fruits : 93 %
- Sucre ajouté : oui

Compote à boire avec ajout de sucre (16 g de sucre pour 100 g). On se rapproche plus d'un fruit frais en choisissant une compte sans sucre ajouté.

- Cal : 71
- Prot : 0.2 g
- Glu : 16 g
- Lip : 0.2 g

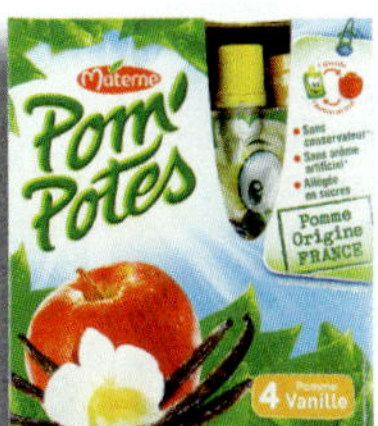

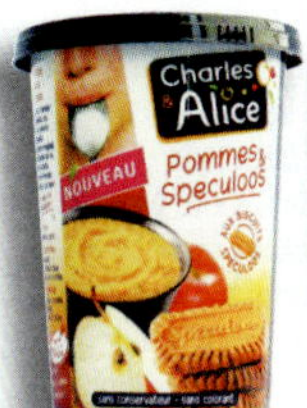

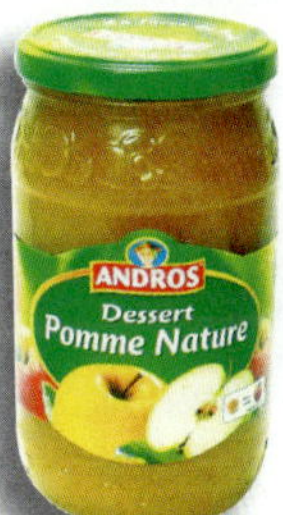

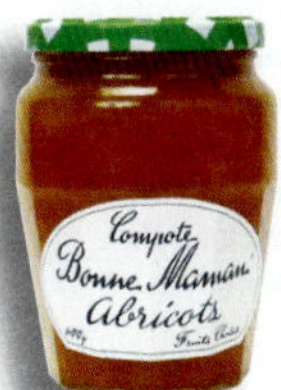

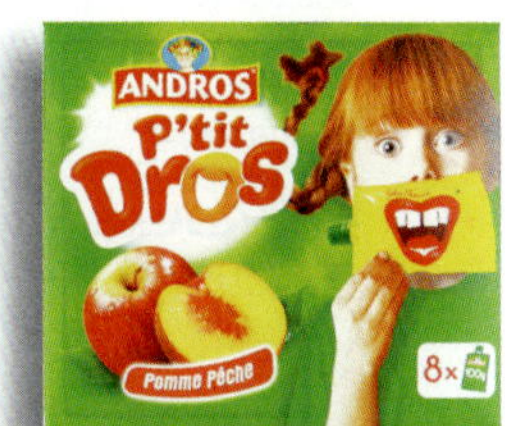

* NC = non communiqué

NON

Confitures

OUI

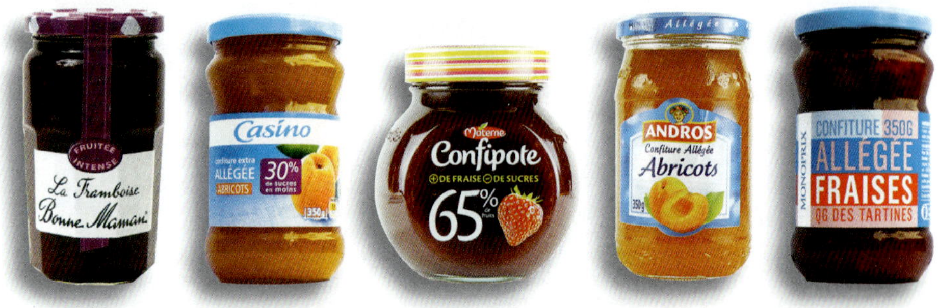

La Framboise Fruitée Intense Bonne Maman

- Fruits : 60 %
- Sucres totaux : 41 g

Une teneur élevée en fruits (60 %) et une recette simple avec un seul additif (gélifiant). Très bon produit.

- Cal : NC
- Prot : NC
- Glu : 41 g
- Lip : NC

Confiture d'abricot allégée Casino

- Fruits : 50 %
- Sucres totaux : 42 g

Une bonne teneur en fruit et moins de sucre ajouté que dans une confiture standard (30 % en moins). Un bon produit.

- Cal : 173
- Prot : 0.5 g
- Glu : 42 g
- Lip : 0.1 g

Confipote Fraise Materne

- Fruits : 65 %
- Sucres totaux : 38.5 g

Confiture la plus riche en fruits. Teneur en sucre la plus faible de la sélection : cette confiture est la meilleure de la sélection.

- Cal : 164
- Prot : 0.5 g
- Glu : 38.5 g
- Lip : 0.5 g

LE TOP

Confiture d'abricot allégée Andros

- Fruits : 50 %
- Sucres totaux : 41 g

La teneur en fruits est satisfaisante, le sucre est diminué de 30 % sans pour autant être remplacé par des édulcorants ou de nombreux additifs.

- Cal : 167
- Prot : 0.7 g
- Glu : 41 g
- Lip : 0.2 g

Confiture de fraise allégée Monoprix

- Fruits : 55 %
- Sucres totaux : 42 g

30 % de sucre en moins que dans une confiture de fraise classique, du sucre de canne, un gélifiant, du jus de cassis et un acidifiant. C'est correct.

- Cal : 173
- Prot : 0.4 g
- Glu : 42 g
- Lip : 0,2 g

LE FLOP

Confiture Extra Abricot U bio

- Fruits : 50 %
- Sucres totaux : 61 g

Cette confiture est beaucoup plus sucrée que ses concurrentes de la page de gauche. Bien que bio et roux, le sucre est en première place dans la liste des ingrédients.

- Cal : NC
- Prot : NC
- Glu : 61 g
- Lip : NC

Confiture de lait Bonne Maman

- Fruits : 0
- Sucres totaux : 73 g

Pas de fruit mais du lait concentré sucré, du sirop de glucose, du sucre, du sel, un acidifiant et un gélifiant. Aucun intérêt nutritionnel.

- Cal : NC
- Prot : NC
- Glu : 73 g
- Lip : NC

Gelée mûres Bonne Maman

- Fruits : 50 % (jus)
- Sucres totaux : 60 g

Il s'agit d'une gelée donc ce produit est réalisé à partir de jus et non de fruits, ce qui signifie qu'il contient moins de fibres et plus de sucres.

- Cal : NC
- Prot : NC
- Glu : 60 g
- Lip : NC

Confiture Bonne Maman Framboises

- Fruits : 50 %
- Sucres totaux : 60 g

50 % de fruits mais un peu trop de sucre. Donnez plutôt à votre enfant la Fruitée Intense qui est de meilleure qualité (plus de fruit et moins de sucre).

- Cal : NC
- Prot : NC
- Glu : 60 g
- Lip : NC

Confiture extra fraises Andros

- Fruits : 45 %
- Sucres totaux : 60 g

Peu de fruits pour beaucoup de sucre et principalement sous forme de sirop de glucose-fructose. Une confiture pas vraiment extra. Il y a beaucoup mieux.

- Cal : NC
- Prot : NC
- Glu : 60 g
- Lip : NC

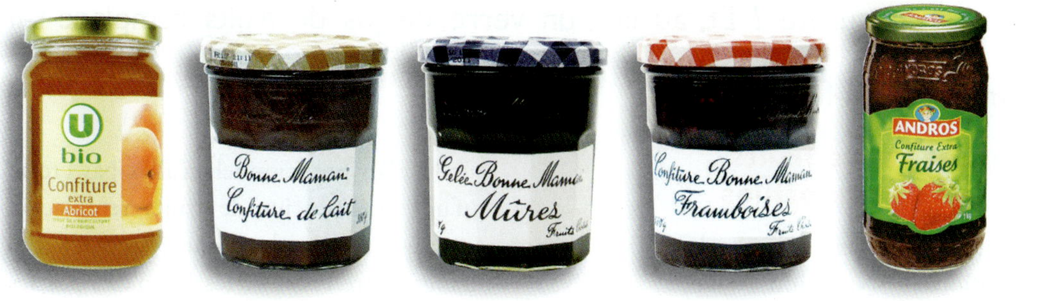

* NC = non communiqué

Des fruits à boire

Les enfants apprécient beaucoup les boissons aux fruits et en particulier les jus de fruits qu'ils consomment le plus souvent (12 %) après l'eau (53 %) et les boissons lactées (23 %). L'offre est énorme et elle s'enrichit un peu plus tous les ans notamment de jus de fruits frais. Comment acheter une boisson aux fruits de qualité ? Et, au fait, un verre de jus de fruits remplace-t-il vraiment un fruit ?

Les jus de fruits et les smoothies

Poussés par les slogans du Programme National Nutrition Santé (PNNS) « *manger cinq fruits et légumes par jour* », les jus de fruits ont le vent en poupe. Mais sur le plan nutritionnel, n'allez pas croire qu'un verre de jus de fruits remplacera avantageusement la pomme que n'a pas mangé votre enfant : les jus n'ont pas les vertus des fruits entiers. Certes, comme les fruits dont ils sont issus, ils apportent des vitamines et des antioxydants. En revanche, ils ne contiennent pas de fibres sauf certains smoothies fabriqués à partir de fruits entiers. Et ils pourraient, lorsqu'on en boit trop, avoir des inconvénients que les fruits n'ont pas. Des études montrent ainsi que la consommation régulière et soutenue de jus de fruits pourrait augmenter le risque d'obésité et de caries. Par ailleurs, les glucides des jus sont assimilés plus vite que ceux d'un fruit ce qui explique qu'on est rassasié après avoir mangé une pomme mais pas après avoir bu un verre de jus de pomme.

- **Les jus de fruits « 100 % pur jus »** sont obtenus par simple pression des fruits. Leur conservation est assurée par pasteurisation (le jus est chauffé à 90 °C pendant 2 minutes puis refroidi avant d'être emballé). Ils sont qualifiés de « purs » lorsqu'ils ne comportent aucun additif ou ingrédient ajouté (sucre notamment). Ils peuvent être conditionnés dans du verre, du plastique ou du carton et stockés et vendus au rayon ambiant. En revanche, si ces jus ont été conditionnés à froid (quel que soit l'emballage) et s'ils passent dans la filière du frais, ils seront qualifiés de « réfrigérés ». Ce sont les jus qui se rapprochent le plus de ceux que vous pourriez faire à la maison mais ce sont aussi les plus chers.
- **Les jus à base de concentré** sont obtenus par pression des fruits sur le lieu de récolte ou à proximité. Immédiatement après le pressage, environ 4/5 de l'eau est évaporée. Les arômes sont récupérés et l'on obtient un jus de fruits concentré qui est conservé et transporté à -18 °C. Pour la fabrication, on réincorpore de l'eau et des arômes. Leur conservation est assurée par pasteurisation. Ils peuvent être conditionnés dans du verre, du plastique ou du carton et stockés et vendus au rayon ambiant.

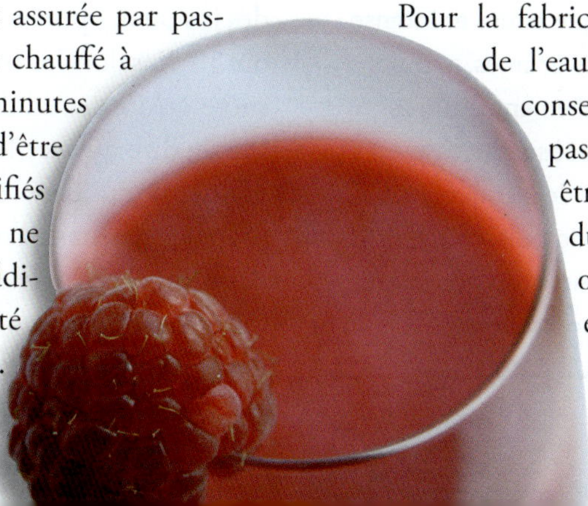

Fruits + sucre = sirop !

La fabrication d'un sirop de fruits est simple. Prenons l'exemple du sirop de grenadine Tesseire.

- On élabore un jus de fruits à base de jus concentrés dont les 3/4 sont issus des fruits rouges (cassis, framboise, sureau, groseille). Le jus de fruits représente 11 % du sirop, ce qui est peu.
- On élabore ensuite un sirop blanc avec du sucre cristallisé et de l'eau chaude. Ce sirop représente donc 89 % du produit final !
- On mélange le jus de fruits et le sirop blanc. Le mélange subit alors un traitement thermique court et intense. Puis on y ajoute des arômes, extraits de plantes, éventuellement d'autres sucres (sirop de glucose, fructose…) et d'autres additifs (acide citrique…).

Résultat : un verre de boisson de 250 ml apporte 5 morceaux de sucre. Donc tout doux sur les sirops !

- Trop liquides pour de la compote, trop épais pour des jus de fruits, **les smoothies** se trouvent à mi-chemin et connaissent un grand succès. Les smoothies sont des produits « naturels » ne comportant ni additif, ni conservateur, ni sucre ajouté, ni eau ajoutée, ni concentré. *Innocent* est la marque leader, suivie de *Tropicana* et des marques de distributeur. Disponibles au rayon frais, ces fruits mixés en bouteille sont 100 % fruits. Si votre enfant aime les jus de fruits onctueux, c'est vers ce type de produit qu'il faut vous tourner. Ceci étant dit, l'appellation « smoothie » n'étant pas réglementée (contrairement aux jus de fruits), lisez bien les étiquettes avant d'acheter !
- **Les nectars** sont obtenus en mélangeant des jus ou des purées de fruits (plus de 25 % ou 50 % selon les fruits) avec de l'eau, du sucre et/ou des édulcorants intenses. Inutile de dire qu'avec les nectars, on s'éloigne vraiment du fruit entier. Lorsqu'ils sont préparés à partir d'une purée ou d'un jus concentré, ces nectars sont dits « à base de jus et/ou purées concentrés ». Seul un tout petit nombre d'additifs peut être ajouté

aux nectars et les seuls arômes pouvant leur être restitués sont ceux provenant strictement des fruits en question.

Les différentes allégations

À côté des principales appellations que nous venons d'évoquer, vous pouvez retrouver d'autres mentions sur les emballages des jus et nectars. Les quatre plus courantes sont les suivantes.

- La mention **« À teneur garantie en vitamines et/ou minéraux »** signifie que le jus de fruits ou le nectar a fait l'objet d'un ajout de vitamines et/ou minéraux (qui peuvent être perdus lors de la fabrication ou l'entreposage) à des quantités au moins égales à celles présentes dans l'aliment avant la fabrication.
- L'allégation nutritionnelle **« Naturellement riche en… »** atteste quant à elle que le jus contient naturellement plus de 30 % des AJR (Apports Journaliers Recommandés) du nutriment (vitamines ou minéraux) concerné.
- Les 100 % purs jus sont toujours **« sans sucre ajouté »** conformément à la législation. Mais les jus à base de concentrés peuvent faire l'objet ou non d'ajout de sucre, il est donc important de bien regarder la liste des ingrédients.
- Enfin, la mention **« À faible teneur en calories »** concerne seulement les nectars de fruits sans addition de sucres ou dont la faible valeur énergétique s'explique par le fait que les sucres peuvent être remplacés totalement ou partiellement par des édulcorants. Côté pratique, sachez que tous ces jus, une fois entamés, ne peuvent être gardés au réfrigérateur que quelques jours. Préférez donc les petites briques aux grandes bouteilles si vous êtes le seul à en consommer. En revanche, si toute la famille consomme du jus de fruits,

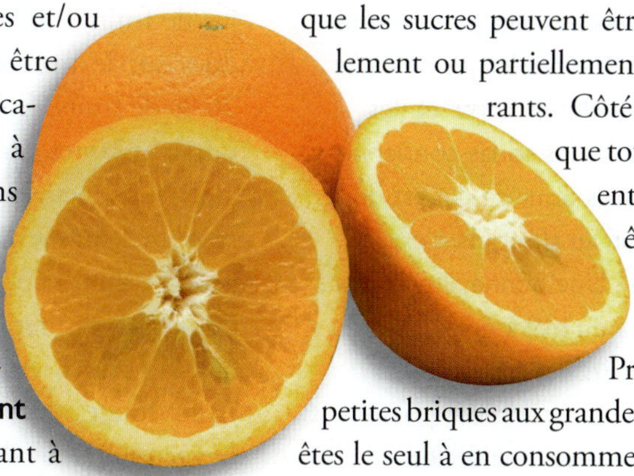

optez pour les grands conditionnements et gérez la part de votre enfant sans dépasser un verre de 200 ml par jour.

Aussi sucrés que les sodas

Contrairement aux sodas dont les teneurs en sucre sont jugées excessives, les jus de fruits sont généralement considérés comme des produits « bons pour la santé ». Un simple coup d'œil sur une étiquette suffit pour constater que les jus de fruits ont des teneurs en sucre aussi élevées voire plus élevées que les sodas. Certes, les jus de fruits contiennent quelques fibres et des vitamines, certes les sodas contiennent des additifs, mais pour ce qui est de la contribution au surpoids, c'est la même chose ! Une bonne alternative si votre enfant a du mal à boire de l'eau : les eaux aromatisées qui sont peu caloriques et dont certaines possèdent les qualités des eaux minérales.

Des boissons… not so good !

Si elles peuvent sembler moins chères à l'achat que les jus, les boissons aux fruits sont bien loin de leur ressembler. Un grand nombre de boissons aux fruits (*Oasis*, *Sunny Delight*, *Capri-Sun*…) contiennent ainsi surtout du sucre, des colorants et des arômes artificiels. Certaines boissons aux fruits peuvent être enrichies en vitamine C, ou contenir un peu de jus naturel, mais elles n'offrent pas le potassium, les vitamines B et les autres nutriments que l'on trouve dans le jus de fruits 100 % pur jus. Les plus répandues sur le marché contiennent autour de 20 % de fruits. Comme toutes les « boissons rafraîchissantes sans alcool », les boissons aux fruits peuvent contenir : édulcorants, colorants, arômes, sucre. Choisissez donc un produit dont l'étiquette porte le mot « jus » pour vous assurer d'acheter un produit tout à fait naturel. Attention aux boissons aux fruits rouges qui contiennent généralement beaucoup de jus de pomme et peu de fruits rouges. Méfiez-vous de tout produit appelé

« boisson », « cocktail », « délice » ou dont le nom se termine par « ade » (comme l'*Orangeade* de Pulco) qui contient habituellement très peu de jus de fruits. De fait, ces produits sont constitués surtout d'eau et de sucre.

COMBIEN DE SUCRE DANS LES BOISSONS AUX FRUITS ?

Equivalence en morceaux de sucre de 250 ml de boisson

Eau	0
Jus de pomme	5,5
Jus de raisin	7,5
Jus d'orange	5
Jus de pamplemousse	5
Jus d'ananas	6

Et si on essayait les jus de légumes ?

Les jus de légumes sont excellents pour la santé. Le jus de tomate est un peu acide mais riche en lycopène, un pigment fondamental pour la santé. Le jus de carotte est savoureux allongé d'un filet de citron et bourré de bêta-carotène. Le gazpacho en pack a fait une entrée remarquée au rayon frais (*Gazpacho* Alvalle de Tropicana et marques de distributeurs). Enfin, pensez à faire un tour au rayon diététique de votre supermarché, vous y trouverez d'autres mélanges de jus de légumes à faire goûter à vos enfants.

Faites LE BON CHOIX

- Évitez les produits avec du sucre ou des édulcorants ajoutés : ils n'ont vraiment plus grand-chose à voir sur le plan nutritionnel avec les fruits d'origine et sont aussi sucrés que les sodas.
- Préférez les jus de fruits pressés frais 100 % pur jus (troubles pour les jus de pomme ou avec de la pulpe pour les jus d'agrumes) ou mieux encore les smoothies qui sont des fruits entiers mixés.
- Proposez à vos enfants des jus de légumes, ils apprécieront sûrement.

Jus de fruits et boissons fruitées

OUI

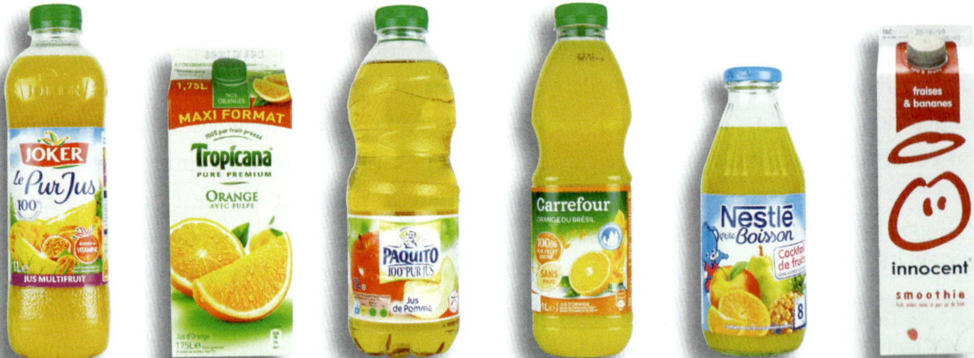

Pur jus multifruit Joker

- Additifs : 1
- Fruits : 100 %

Un jus multifruit 100 % pur jus (pomme, pêche, orange, ananas...) et pas trop sucré pour un multifruit. Un bon choix pour se faire plaisir !

- Cal : 46
- Prot : 0.5 g
- Glu : 10.4 g
- Lip : 0.3 g

Jus d'orange Pure Premium Tropicana

- Additifs : 0
- Fruits : 100 %

Un jus trouvé au rayon frais qui n'a subi qu'un traitement léger (flash pasteurisation) et qui conserve donc mieux ses qualités nutritionnelles.

- Cal : 48
- Prot : 0.8 g
- Glu : 10 g
- Lip : 0 g

LE TOP

Jus de pomme Paquito

- Additifs : 0
- Fruits : 100 %

Du jus de pomme 100 % pur jus et c'est tout : un jus de marque de distributeur sain et moins sucré que ceux des grandes marques Andros, Tropicana et Joker. Un bon produit !

- Cal : 43
- Prot : <0.1 g
- Glu : 10,8 g
- Lip : 0.3 g

Jus d'orange Carrefour

- Additifs : 0
- Fruits : 100 %

Un 100 % pur jus à base d'oranges du Brésil sans additifs, ni sucre ajouté. Bonne teneur en vitamine C (20 mg). Un bon produit malgré l'absence de pulpe.

- Cal : 46
- Prot : 0.7 g
- Glu : 10.2 g
- Lip : 0.2 g

Cocktail de fruits P'tite boisson Nestlé

- Additifs : 0
- Fruits : 99.9 %

Que des fruits dans cette boisson réservée aux petits dès 6 mois. Un jus de qualité mais dont la consommation doit rester occasionnelle pour ne pas habituer bébé au goût sucré.

- Cal : 44
- Prot : 0.3 g
- Glu : 10.4 g
- Lip : 0 g

Smoothie fraises & bananes Innocent

- Additifs : 0
- Fruits : 100 %

Uniquement des fruits entiers mixés. Pasteurisation légère. Bonne teneur en fibres pour une boisson (1 g). De la vitamine C (14 mg). Un smoothie quasiment comme à la maison !

- Cal : 54
- Prot : 0.6 g
- Glu : 11.9 g
- Lip : 0.2 g

LE FLOP

Boisson pêche abricot U

- Additifs : 8
- Fruits : 12 %

De l'eau, 10 % de jus à base de concentré (pomme, pêche, abricot), du sucre, encore du sucre (sirop de glucose-fructose) et 8 additifs. Il y a vraiment mieux.

- Cal : 41
- Prot : 0.2 g
- Glu : 9.8 g
- Lip : <0.1 g

Doux California Sunny Delight

- Additifs : 4
- Fruits : 5 %

Seulement 5 % de fruits 60 % d'eau et 30 % de sucre ! Parmi les nombreux additifs : un épaississant et un émulsifiant, étonnant dans une boisson !

- Cal : 34
- Prot : 0 g
- Glu : 8 g
- Lip : 0 g

Orange Capri sun

- Additifs : 2
- Fruits : 12 %

Du sucre, du sucre, du sucre... et un peu de fruits (12 %). C'est non ! Même verdict pour le « P'tit Oasis » et le « Fruit Shoot » de Teisseire qui présentent la même composition.

- Cal : 41
- Prot : <0.1 g
- Glu : 10 g
- Lip : <0.1 g

Le Nectar d'orange Réa

- Additifs : 1
- Fruits : 30 %

Plus d'eau que de fruits : comme pour tous les nectars on s'éloigne vraiment du fruit entier. Préférez les jus 100 % fruits de cette marque qui sont de bien meilleure qualité.

- Cal : 38
- Prot : 0.2 g
- Glu : 8.9 g
- Lip : 0.1 g

Nectar de jus de pomme bio Pressade

- Additifs : 1
- Fruits : 50 %

Même bio, ça n'est ni plus ni moins qu'un jus de pomme coupé avec de l'eau et du sucre. Évidemment (et encore heureux !) c'est moins cher qu'un vrai jus de pomme bio !

- Cal : 46
- Prot : 0.6 g
- Glu : 10.9 g
- Lip : traces

Tropical Oasis

- Additifs : 8
- Fruits : 12 %

Plus de 80 % d'eau, 12 % de jus de fruits, le reste (8 %) c'est du sucre. Des arômes, un soupçon de stabilisant et c'est fini ! Vous pouvez boire... mais il y a mieux !

- Cal : 38
- Prot : 0 g
- Glu : 9.3 g
- Lip : 0 g

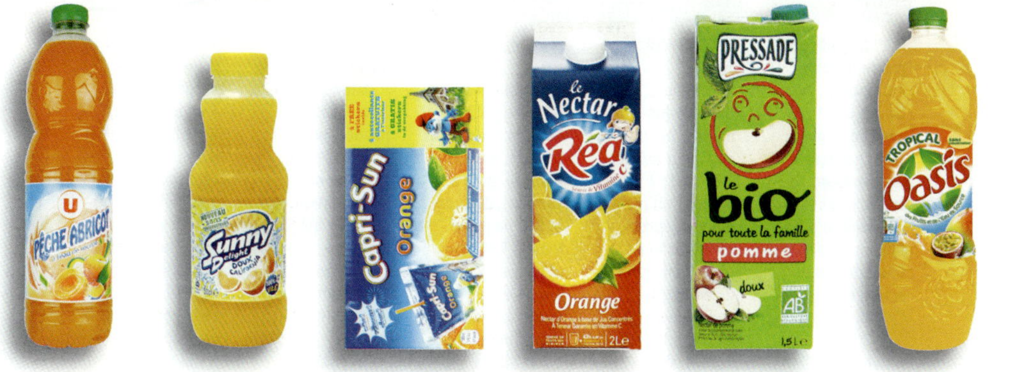

NON

OUI

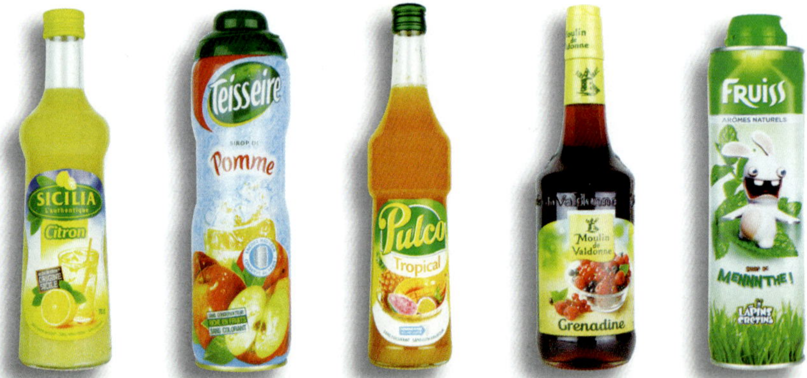

Citron Sicilia

- 1er ingrédient : jus de citron
- Colorant : non

Un jus de citron avec de la pulpe et un soupçon de jus d'orange. Le sucre, c'est vous qui décidez d'en ajouter ou pas. Une citronnade sur mesure, l'idéal.

- Cal : 22
- Prot : 0.2 g
- Glu : 1.5 g
- Lip : 0.1 g

Pomme Teisseire

- 1er ingrédient : Jus
- Colorant : non

65 % de jus de pomme, du sucre, un arôme. Dilué à 1+7 vous obtenez un jus de pomme, certes moins riche en fruits mais aussi légèrement moins sucré (9.9 g/100 ml) !

- Cal : 318
- Prot : <0.1 g
- Glu : 79,5 g
- Lip : <0.1 g

Tropical Pulco

- 1er ingrédient : jus
- Colorant : non

84 % de jus à base de concentré (orange, ananas, mangue, goyave, passion), du sucre et 5 % de pulpe. Dilué à 1+6, on obtient un jus avec 6.5 g de sucre/100 ml. Un bon produit.

- Cal : 201
- Prot : 0.6 g
- Glu : 45,8 g
- Lip : 0.1 g

Sirop grenadine Moulin De Valdonne

- 1er ingrédient : sucre
- Colorant : non

Sucre, eau et jus de fruits (12 %). Pas de colorant ni de conservateur. Un sirop qui respecte la recette traditionnelle donc un bon produit.

- Cal : 332
- Prot : < 0,1 g
- Glu : 83 g
- Lip : < 0,1 g

Menthe Fruiss

- 1er ingrédient : sucre
- Colorant : oui

Pas de fruit mais un arôme naturel de menthe. Le colorant caramel (E150a) utilisé n'est pas allergisant contrairement à l'E150b présent chez certains concurrents !

- Cal : 295
- Prot : < 0.1 g
- Glu : 73.6 g
- Lip : < 0.1 g

LE TOP

LE FLOP

Iced Tea pêche Teisseire

- 1er ingrédient : sirop de glucose-fructose
- Colorant : oui

Du sirop de glucose-fructose en plus du sucre, seulement 10 % de jus de pêche et 4 additifs. Seul ingrédient intéressant : l'extrait naturel de thé.

- Cal : 296
- Prot : < 0.1 g
- Glu : 74 g
- Lip : < 0.1 g

Fruit shoot Tropical Teisseire

- 1er ingrédient : sucre
- Colorants : oui

Du sucre, du sirop de glucose-fructose et seulement 22 % de jus de fruits à base de concentré. Le sirop le plus sucré de la sélection. On laisse en rayon.

- Cal : 344
- Prot : < 0.1 g
- Glu : 86 g
- Lip : < 0.1 g

Grenadine Paquito

- 1er ingrédient : sirop de glucose-fructose
- Colorant : non

Plus de sirop de glucose-fructose, de sucre et d'eau que de jus de fruits. Sans colorant et sans conservateur mais cela n'est pas suffisant !

- Cal : NC
- Prot : NC
- Glu : NC
- Lip : NC

Menthe Eco+ (Leclerc)

- 1er ingrédient : sirop de glucose-fructose
- Colorants : oui

Pas moins de 7 additifs mélangés à du sirop du glucose-fructose, du sucre et de l'eau. Seul ingrédient intéressant : l'arôme de menthe.

- Cal : 278
- Prot : traces
- Glu : 69.4
- Lip : traces

Agrumes Carrefour

- 1er ingrédient : sirop de glucose-fructose
- Colorants : oui

Il y a peu de fruits (7 %), mais du sirop de glucose-fructose, du sucre... et 5 additifs ! (acidifiant, colorant, stabilisant...).

- Cal : 305
- Prot : 0 g
- Glu : 76.3 g
- Lip : 0 g

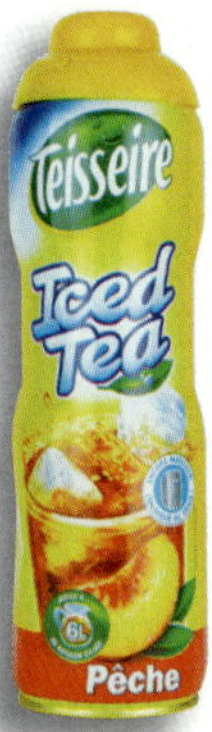

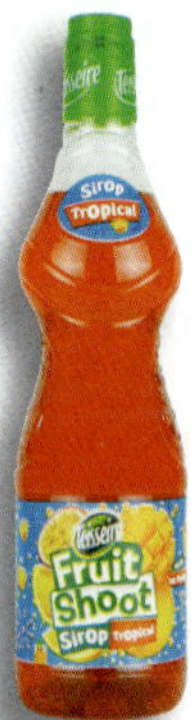

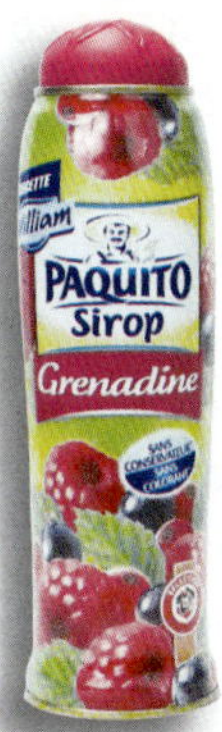

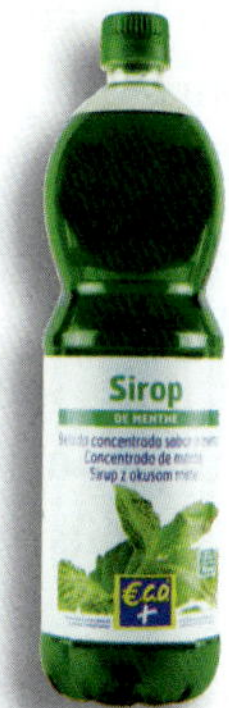

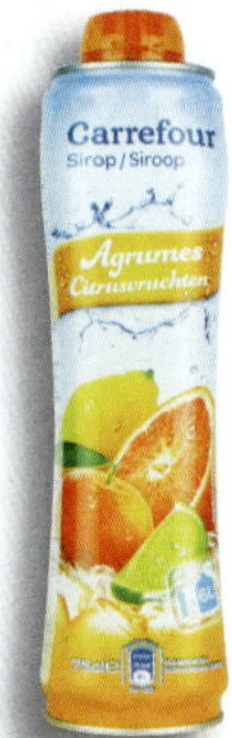

* NC = non communiqué

NON

Des bulles de plaisir !

Souvent montrés du doigt comme un des responsables de l'obésité galopante ou des caries de nos enfants, les sodas ne bénéficient pas de circonstances atténuantes. Pour quelles raisons ? C'est ce que nous allons voir…

●●● Les plus consommés par les enfants sont certainement les colas dont les ingrédients de base sont : eau gazéifiée, sucre, colorant (caramel E150d), acidifiant (acide phosphorique), extraits végétaux, arôme caféine. Comment fabrique-t-on le *Coca-Cola* ? Dans l'usine, une station de traitement d'eau fournit une eau neutre à laquelle sont rajoutés les extraits végétaux sous forme liquide ou en poudre. Personne ne connaît la formule exacte de ces extraits, c'est le grand secret de *Coca-Cola*, probablement le secret le mieux gardé du monde car ce sont eux qui donnent au breuvage son goût unique. Puis, l'eau et les extraits sont mélangés au sucre liquide dans une grande cuve. Du dioxyde de carbone (CO_2) est ensuite ajouté avant la mise en bouteille.

Nutritionnellement, ça donne quoi ?

Tous les sodas, colas ou autres, n'ont aucun intérêt nutritionnel. Et pour cause : leur apport calorique est très élevé pour un pouvoir satiétant quasi nul (le pouvoir satiétant est la capacité d'un aliment à maintenir la satiété dans le temps c'est-à-dire un état de non faim). En clair, ils n'ont qu'un seul effet (lorsqu'ils sont consommés en excès) : celui de participer à une surcharge en sucres (33 cl de coca = 6 morceaux de sucre) qui peut favoriser prise de poids et caries.

- La plupart des sodas contiennent beaucoup de sucre (saccharose) et ces sucres libres sont cariogènes.
- Les sodas ont aussi un pH très bas, du fait des acides (citrique, phosphorique) qu'ils contiennent. Cette caractéristique favorise l'érosion dentaire, c'est-à-dire la perte d'émail et de dentine (ivoire), qui affecte surtout les incisives, et qui est fréquente chez les adolescents.
- De plus, certains sodas favorisent la déminéralisation osseuse. Comme le rappelle le docteur Jean-Paul Curtay, nutrithérapeute (Paris), « *la consommation fréquente de « colas » est associée à une forte augmentation de la fréquence des fractures chez les adolescentes. Les boissons de ce type contiennent en effet des doses élevées d'acide phosphorique. Les excès de phosphore, en précipitant le calcium, réduisent l'absorption de ce minéral* ». À la fin de la croissance, le capital calcique osseux est constitué. Moins il est élevé, plus le risque d'ostéoporose, quelques décennies plus tard, est grand. D'où l'importance d'adopter des comportements

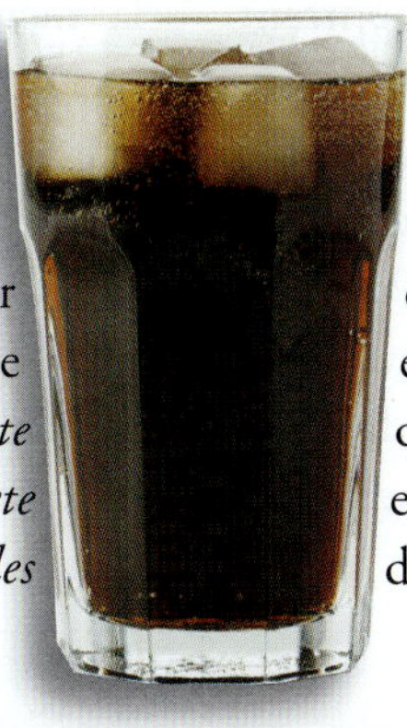

Des problèmes comportementaux

Une étude menée aux États-Unis en 2013 a montré que les enfants qui buvaient des sodas au moins quatre fois par jour étaient plus souvent agressifs. Par rapport à ceux qui ne buvaient pas de sodas, ils étaient au moins deux fois plus susceptibles de détruire des objets appartenant à d'autres, de se battre ou d'attaquer d'autres personnes.

alimentaires qui favorisent une densité osseuse optimale (alimentation riche en fruits et légumes, amandes, yaourts).

Les excès de phosphore ont d'autres inconvénients (lire page 224).

Que penser des sodas light ?

Pour obtenir un soda light, il suffit de remplacer le sucre par des édulcorants : aspartame, acésulfame-K, etc. Ces édulcorants de synthèse présentent-ils un intérêt et sont-ils sans danger ?

- **Avantages :** les édulcorants que contiennent les sodas n'ont pas d'effet sur le taux d'insuline et ne stimulent donc pas l'appétit. Par ailleurs, les études montrent que la consommation d'aliments édulcorés ne conduit pas à une augmentation de l'apport d'énergie (et elle ne conduit pas non plus à une perte de poids). Pour ces raisons, les sodas light peuvent avoir un intérêt pour les enfants (ou les adultes !) qui ont du mal à renoncer à ce genre de boisson.

PARTS DE MARCHÉ EN VOLUME DES 10 PRINCIPALES MARQUES DE BOISSONS

MARQUES	PARTS DE MARCHÉ EN VOLUME
Coca-Cola	43,3 %
MDD	28,3 %
Oasis	5,9 %
Orangina	3,4 %
Lipton Ice Tea	3,2 %
Schweppes	2,8 %
Pepsi	2,3 %
Fanta	2,1 %
Seven Up	0,8 %
Capri-Sun	0,6 %

Source : panel de distributeurs d'après fabricants, 2013

- **Inconvénients :** les édulcorants confèrent la même saveur sucrée aux sodas que le sucre classique ce qui risque d'entretenir voire d'aviver l'attirance des enfants pour les aliments sucrés. De plus, pour le toxicologue Jean-François Narbonne, à partir du moment où il y a des doutes sur la toxicité d'une substance comme c'est le cas pour l'aspartame, autant ne pas prendre de risque et consommer des produits les plus naturels possibles.

- **Conclusion :** si la consommation de sodas est occasionnelle, évitez le light pour vos enfants.

Quid de la caféine ?

Les sodas de type cola contiennent des extraits de feuilles de coca dont on a retiré le principal alcaloïde… la cocaïne. Elles renferment aussi des extraits de noix de cola, un fruit qui pousse surtout en Afrique tropicale, et qui est riche en caféine. Un verre de ces boissons apporte environ le tiers de la caféine contenue dans une tasse de café. La caféine étant un excitant, il n'est pas conseillé de donner aux enfants des quantités importantes de boissons à base de cola. Vous pouvez éventuellement acheter un cola décaféiné.

Faites LE BON CHOIX

- Inutile de bannir les sodas de l'alimentation de vos enfants, car à la moindre occasion ils vont se ruer dessus et en consommer à outrance.
- Réservez ces boissons à des occasions particulières en veillant à ce que vos enfants les consomment avec modération.
- N'oubliez pas que la seule boisson indispensable est l'eau et que les sodas – ou même les jus de fruits et les sirops – ne doivent pas trôner sur la table de vos déjeuners et dîners.
- Assurez-vous que vos enfants se brossent les dents plutôt deux fois qu'une après avoir consommé des sodas.
- Évitez les sodas qui contiennent de l'acide phosphorique. Évitez également les sodas light.

Boissons gazeuses

OUI

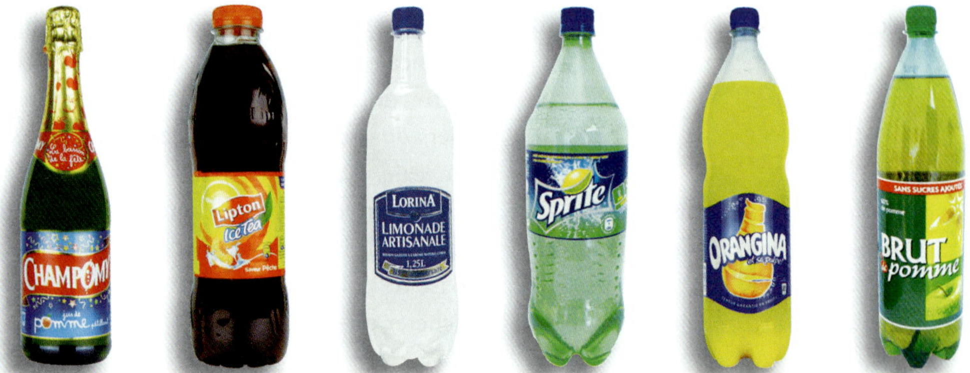

Champomy pomme

- Additifs : 0
- Sucre : +++

Une recette très simple : pur jus de pomme + gaz carbonique. Boisson assez sucrée donc à consommer occasionnellement, pour les jours de fête !

- Cal : 46
- Prot : 0 g
- Glu : 11.5 g
- Lip : 0 g

Ice Tea pêche Lipton

- Additifs : 3
- Sucre : +

Eau, sucre, extrait de thé, jus de pêche, arôme et 2 additifs (un acidifiant et de la vitamine C). Une boisson plutôt simple et peu sucrée.

- Cal : 30
- Prot : 0 g
- Glu : 7.1 g
- Lip : 0 g

Limonade artisanale Lorina

- Additifs : 2
- Sucre : NC

De l'eau, du sucre, un acidifiant et un arôme naturel de citron. Quoi de plus simple ? La teneur en sucre n'est pas précisée mais c'est un bon produit.

- Cal : NC
- Prot : NC
- Glu : NC
- Lip : NC

LE TOP

Sprite

- Additifs : 4
- Sucre : +

Soda le moins sucré de la sélection. Il contient des arômes naturels de citron et citron vert. Un bon produit malgré la présence de 2 acidifiants et d'1 conservateur.

- Cal : 27.7
- Prot : 0 g
- Glu : 6.6 g
- Lip : 0 g

Orangina standard

- Additifs : 3
- Sucre : ++

Une recette simple avec des arômes naturels et un conservateur comme seuls additifs. À préférer au Fanta qui est certes un peu moins sucré mais qui est beaucoup moins naturel !

- Cal : 42
- Prot : 0.1 g
- Glu : 10.2 g
- Lip : 0 g

Brut de pomme

- Additifs : 4
- Sucre : +

60 % de jus de pomme, de l'eau gazéifiée, un arôme pomme et 3 additifs. L'un des sodas les moins sucrés de la sélection. C'est pas mal.

- Cal : 32
- Prot : 0 g
- Glu : 7.5 g
- Lip : 0 g

LE FLOP

Pepsi PepsiCo

- Additifs : 4
- Sucre : +++

Boisson très sucrée avec présence d'acide phosphorique, une substance néfaste pour les muscles et les os. Composition très proche de son concurrent Coca-Cola.

- Cal : 44
- Prot : 0 g
- Glu : 10,9 g
- Lip : 0 g

Coca cola zéro

- Additifs : 5
- Sucre : -

De l'eau, des extraits végétaux et 5 additifs dont l'acide phosphorique néfaste pour les muscles et les os. Pas de caféine. Seul avantage : l'absence de sucre.

- Cal : 0.3
- Prot : 0 g
- Glu : 0 g
- Lip : 0 g

Fanta orange

- Additifs : 4
- Sucre : ++

Pas mal de sucre et 4 additifs dont un stabilisant : la gomme de guar. Optez plutôt pour l'Orangina dont la recette est plus simple.

- Cal : 39
- Prot : 0 g
- Glu : 9.6 g
- Lip : 0 g

Energy Drink Red Bull

- Additifs : 8
- Sucre : +++

Cette boisson est très sucrée et très riche en caféine (l'équivalent de 2 tasses de café). Ok pour les ados avant un séance de sport mais à éviter pour les autres.

- Cal : 45
- Prot : 0 g
- Glu : 11 g
- Lip : 0 g

Seven Up

- Additifs : 4
- Sucre : +++

Une boisson trop sucrée qui contient 4 additifs. Passez votre chemin et préférez le Sprite, presque 2 fois moins sucré.

- Cal : 42
- Prot : 0 g
- Glu : 10.4 g
- Lip : 0 g

Schweppes agrum'

- Additifs : 8
- Sucre : +

Les agrumes sont sous formes d'extraits et d'arômes naturels, noyés dans une sauce d'additifs : des conservateurs, de l'amidon modifié, un stabilisant, un colorant et des édulcorants.

- Cal : 28
- Prot : 0 g
- Glu : 6.6 g
- Lip : 0 g

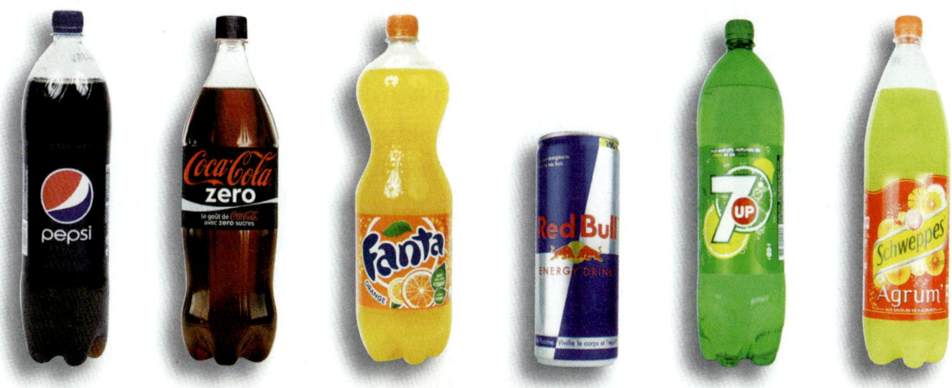

* NC = non communiqué

NON

Phosphore : la cote d'alerte est dépassée

On en parle peu, mais voilà un nouveau risque pour la santé de toute la famille : la quantité de phosphore apportée par l'alimentation, trop souvent à notre insu.

●●● Le phosphore est un minéral essentiel, nous en avons besoin, mais point trop n'en faut. **Un excès de phosphore** est associé à un risque plus élevé de maladies cardiovasculaires, osseuses et rénales. Chez l'adulte, il est lié à une mortalité plus élevée, tant chez les insuffisants rénaux que les personnes en bonne santé.

Les apports conseillés en phosphore sont de l'ordre de 300 à 450 mg par jour jusqu'à 9 ans, 600 mg chez les jeunes filles de 10 à 19 ans, 700 à 800 mg chez les garçons aux mêmes âges, et 550 mg pour les adultes des deux sexes. Mais l'alimentation en apporte infiniment plus : dans les années 1970, adolescents et adultes absorbaient en moyenne entre 500 mg et 900 mg de phosphore chaque jour ; aujourd'hui, c'est plus de 1200 mg quand on est de sexe féminin et plus de 1500 mg quand on est de sexe masculin, avec une consommation moyenne comprise entre 1000 et 2000 mg en Europe.

La principale raison de cette augmentation ? Une avalanche d'additifs à base de phosphates dans les aliments transformés !

3 sources de phosphore

Pour bien comprendre, sachez qu'il y a trois sources de phosphore alimentaires : les protéines animales, les végétaux et les aliments industriels avec leurs additifs.

- On trouve beaucoup de phosphore sous la forme de phosphates **organiques** dans les protéines animales : laitages, viande, volaille, poisson. Plus de la moitié du phosphore présent dans ces aliments est absorbée. Donc un régime riche en laitages, viandes, charcuteries en apporte déjà de grandes quantités.
- On trouve aussi des phosphates organiques dans certains végétaux : légumes secs, haricots, noix. Mais le phosphore des végétaux est moins bien absorbé que celui des produits animaux car il est stocké essentiellement sous la forme de phytates, que les êtres humains ne savent pas digérer. Donc, même si certains végétaux affichent une teneur en phosphore apparemment élevée, on en absorbe généralement deux fois moins. À noter que les levures savent décomposer les phytates, donc le pain apportera plus de phosphore que des céréales non levées (céréales du petit déjeuner).
- Mais la source la plus préoccupante de phosphore alimentaire, ce sont les additifs à base de phosphates **inorganiques**.

Il s'agit de :
- acide phosphorique (E338)
- phosphates de sodium (E 339)
- phosphates de potassium (E 340)
- phosphates de calcium (E 341)
- phosphates de magnésium (E343)
- diphosphates (E 450)
- triphosphates (E 451)
- polyphosphates (E 452)

Il y a aussi du phosphore dans les additifs suivants : E 322, E 442, E 626 à E 635, E 101(ii), E 1410, E 1412, E 1413, E 1414, E 1415 et E 541, mais à des doses moins problématiques.

L'acide phosphorique (E338) est utilisé comme acidifiant dans les sodas, notamment les colas. Les di- tri- et polyphosphates

TENEUR EN PHOSPHORE DE QUELQUES ALIMENTS (EN MG)

	TAILLE DE LA PORTION	PHOSPHORE	PRÉSENCE D'ADDITIFS
Fromages fondus industriels, parmesan	50 g	350-500 mg	Oui
Emmental, gruyère, comté	50 g	300-320 mg	Possible
Lait frais	200 mL	100-200 mg	Non
Yaourt	125 g	85-165 mg	Possible
1 œuf à la coque	60 g	100-200 mg	Non
Saucisses (Francfort…)	150 g	200-300 mg	Possible
Jambon cuit (porc, volaille)	50 g	200-225 mg	Possible
Viandes rouges (agneau, bœuf)	150 g	200-400 mg	Non
Nuggets de poulet	100 g	225 mg	Oui
Pain blanc	100 g	50-100 mg	Possible
Pain complet	100 g	100-200 mg	Possible
Levure de boulanger	Sachet	200-300 mg	Oui
Riz complet cuit	150 g	115 mg	Non
Pâtes	150 g	100-110 mg	Non
Pizza au fromage	150 g	420 mg	Oui
Amande	50 g	240 mg	Non
Noix de Grenoble	50 g	190 mg	Non
Salade	150 g	0-50 mg	Non
1 fruit frais	-	0-50 mg	Non
Pomme de terre frite	75 g	80-100 mg	Possible
Sodas au cola	200 mL	50-100 mg	Oui
Chocolat au lait	20 g	50-100 mg	Possible

s'emploient en fromagerie comme sels de fonte (ou agents de texture) et pour augmenter la rétention d'eau. Dans les laits en poudre et concentrés, ils servent de stabilisants. On les trouve aussi dans les charcuteries, le surimi, en boulangerie comme agents levants. Les aliments vendus dans la restauration rapide et les aliments industriels sont donc une source majeure de phosphore.

Plus de 90 % du phosphore apporté par ces additifs est effectivement absorbé (plus dans les boissons que les aliments solides).

Un régime alimentaire riche en produits industriels et en laitages peut ainsi conduire à recevoir chaque jour plus de 2 grammes de phosphore soit 3 à 4 fois les apports conseillés.

Faites LE BON CHOIX

Pour que votre enfant n'avale pas trop de phosphore, il ne faut pas éliminer les aliments comme le poisson ou les oléagineux, qui apportent des substances bonnes pour la santé.

- Donnez des laitages avec modération, en particulier les fromages fondus.
- Limitez (sans forcément les bannir) le fast-food, les sodas et aliments industriels en général. -
- Évitez les produits transformés dans lesquels figure l'un des 8 additifs aux phosphates. L'Agence européenne des aliments doit d'ailleurs réévaluer ces additifs avant le 31 décembre 2018, une tâche à laquelle est assignée une « priorité haute »

Ça jette un froid !

Quiches, pizzas, crêpes, frites, poissons panés… Voici des surgelés dont raffolent les enfants et les adolescents. Pratiques, souvent ludiques, ils sont très attirants. Mais ont-ils vraiment leur place dans votre congélateur ? Et d'ailleurs, quels sont les surgelés à privilégier ?

Pour commencer, une petite précision sur la différence entre congélation et surgélation. Les aliments congelés (pratique « maison ») à -18 °C passent par une phase de cristallisation et le produit se détériore (vitamines, nutriments, etc.). Au contraire, les aliments surgelés (technique industrielle) descendent rapidement à - 50 °C pour remonter lentement vers - 18 °C. Les cristaux étant fins, cela détériore peu le produit.

Les aliments surgelés sont généralement des produits prêts à l'emploi qui ne nécessitent pas d'épluchage, de nettoyage ou de découpage ce qui explique leur succès auprès des mamans qui ne souhaitent pas passer des heures aux fourneaux. Mais que faut-il vraiment en penser ?

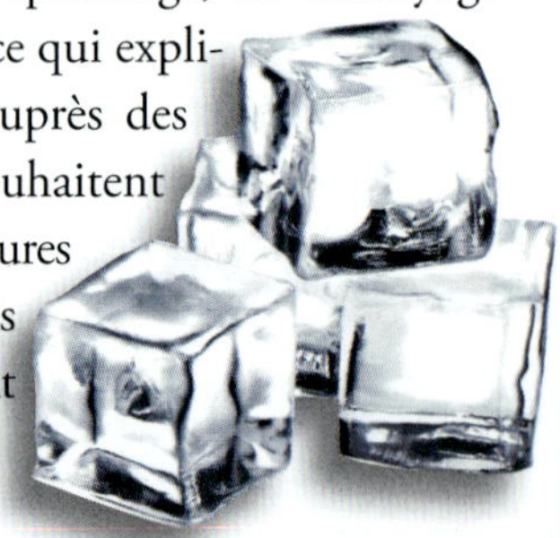

Aliments frais et surgelés : même profil nutritionnel ?

La surgélation a très peu d'impact sur la teneur en nutriments des aliments. Certains fruits et légumes sont blanchis (ébouillantés) avant surgélation afin d'inactiver les enzymes et les levures qui pourraient continuer à détériorer la nourriture dans le congélateur. Ce traitement peut causer une perte en vitamine C (de l'ordre de 15 à 20 %). Cependant les fruits et légumes sont surgelés juste après leur récolte, dans des conditions optimales. Ils présentent donc souvent davantage de qualités nutritives que leurs équivalents « frais » qui subissent des temps de transport et de stockage plus longs avant d'atterrir dans votre caddy. Pendant cette période, les vitamines et les minéraux peuvent progressivement être perdus. Les fruits et les légumes verts frais peuvent ainsi perdre jusqu'à 15 % de leur vitamine C par jour lorsqu'ils sont conservés à température ambiante.

En revanche, il n'y a pratiquement aucune perte de protéines, de vitamines ou de minéraux dans les poissons.

Au cours de la décongélation, il y a une perte de liquide contenant des vitamines solubles et des sels minéraux. Ceux-ci seront perdus au cours de la cuisson si ce liquide n'est pas récupéré.

Avantages des produits surgelés pour les nourrissons et les enfants en bas âge

Pour les nourrissons et les enfants en bas âge, les surgelés ont de nombreux avantages :

- La surgélation préserve les qualités nutritionnelles de l'aliment d'origine (notamment en ce qui concerne les vitamines et les minéraux) ce qui contribue à apporter à l'enfant les micronutriments dont il a besoin. De plus, il n'y a généralement ni sel ni sucre ajouté dans les produits surgelés de base « nature » (carottes, haricots verts, etc.), ce qui permet de les utiliser dès le début de la diversification, au moment où l'on introduit les légumes et les fruits.

EVOLUTION DE LA TENEUR EN VITAMINE C

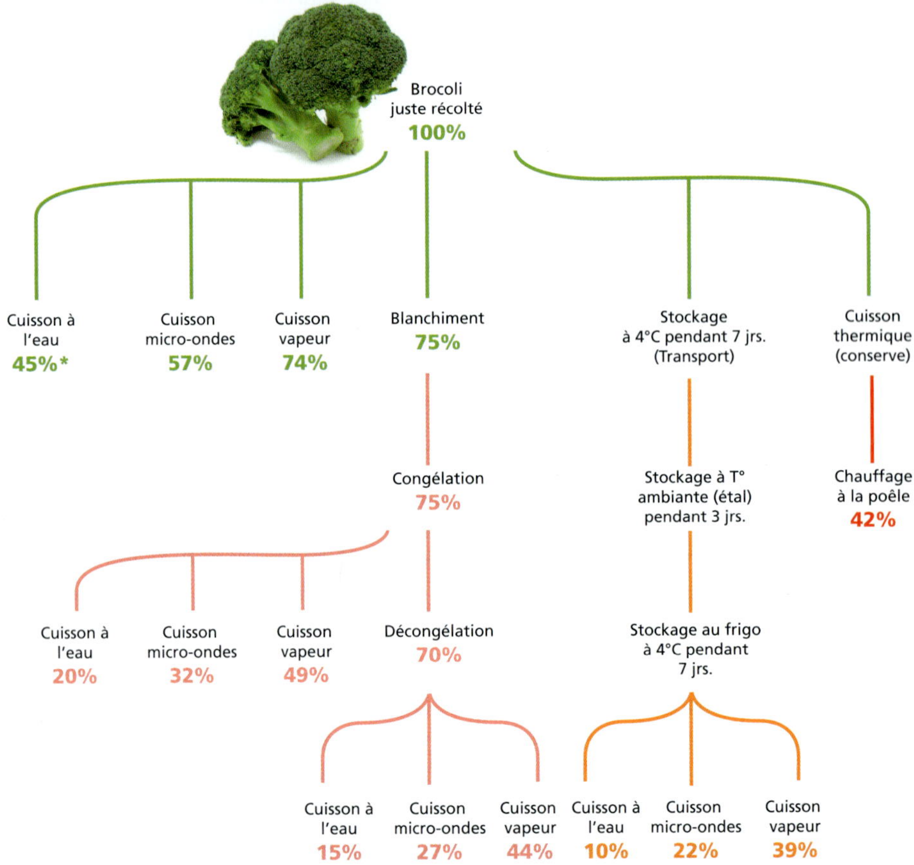

*Teneur finale en vitamine C exprimée en % de la teneur initiale

- Les produits surgelés s'adaptent au petit appétit du nourrisson et du jeune enfant, car on peut les doser facilement, et permettent de préparer de petites quantités d'aliments.
- La diversité des produits aide l'enfant à découvrir progressivement saveurs et textures : légumes et fruits proposés seuls ou associés, y compris hors saison, offrent une large palette de saveurs. Légumes en potage, en purée, entiers ou en morceaux, fruits en compotes ou en jus, filets de poissons sans arête permettent de s'adapter à l'évolution de l'enfant.
- Comme on peut les stocker et les préparer rapidement, les surgelés permettent une alimentation de bonne qualité en permanence.
- La surgélation, grâce aux nombreux contrôles effectués tout au long de la chaîne de fabrication, assure enfin l'hygiène et la sécurité alimentaire des produits. Faites cependant attention à ne pas rompre la chaîne du froid entre le supermarché et votre congélateur.

Les bons plans du rayon surgelés

Les meilleurs plans du rayon sont **les fruits et légumes nature** (c'est-à-dire non cuisinés). Leur premier atout : ils renferment souvent plus de vitamine C que les fruits et légumes frais car, comme on l'a déjà vu, ils sont cueillis à maturité et surgelés sur place sans subir de stockage et de transport longs. Cependant certains légumes cuisinés sont également de bonne qualité. Lorsqu'ils sont préparés avec un soupçon d'huile d'olive ou de crème par exemple, l'essentiel étant de bien lire les étiquettes. Par ailleurs, pour les fruits exotiques (*Mangues en morceaux* Carrefour) ou les fruits rouges (*Framboises entières* Casino), cela permet de s'approvisionner tout au long de l'année sans les faire venir de contrées lointaines et à des prix défiant tous les primeurs. Il est donc facile de réaliser des petits gâteaux aux fruits de qualité pour le goûter ou le dessert de vos enfants et d'éviter ainsi les produits industriels trop transformés !

Du poisson carré !

Difficile de se procurer du poisson frais tout au long de l'année. Mais les surgelés sont là. En filets ou en carrés, mais surtout panés, ils sont très appréciés des enfants. Leur fabrication fait intervenir plusieurs étapes. Les poissons sont d'abord lavés, triés, éviscérés et étêtés. Puis il faut lever les filets et les parer, c'est-à-dire supprimer les parties non consommables. Enfin, ces filets sont surgelés et sciés pour obtenir des carrés, avant d'être panés. À noter que certains industriels (comme Findus) soutiennent la pêche durable qui consiste, entre autres, à n'utiliser que des espèces qui ne sont pas surexploitées et menacées d'extinction. Pour changer des poissons panés, pensez à faire découvrir à votre enfant les filets de poissons nature accompagnés d'un filet d'huile d'olive et de citron ou d'une sauce tomate réalisée par vos soins !

Les herbes aromatiques surgelées sont également très intéressantes car elles permettent d'assaisonner vos plats tout au long de l'année sans attendre que le persil et la ciboulette aient poussé dans le jardin !

Les filets de poissons surgelés représentent aussi de bons plans car ils sont nutritionnellement aussi intéressants que les frais et ne demandent pas d'être achetés le jour de leur consommation. Ils sont aussi vendus par lot, ce qui permet de réduire le coût de revient. Les graisses oméga-3 des poissons gras (saumon, thon) pourraient s'altérer avec le temps, mais la perte reste faible si le délai de conservation est inférieur à 6 mois. Retenez que le poisson surgelé conserve toutes les qualités nutritionnelles du poisson frais (teneurs en protéines, vitamines et minéraux) si les conditions de surgélation sont optimales et si la durée de stockage ne dépasse pas 3 à 6 mois.

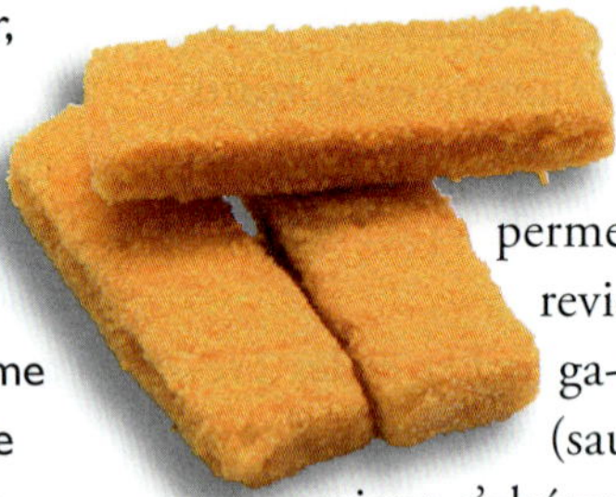

Autre bonne surprise du rayon, **les frites**. Oui vous avez bien lu, les frites ! Enfin, certaines seulement. Quelques industriels font aujourd'hui de gros efforts pour fournir aux consommateurs des produits de qualité. À l'instar de Findus qui supprime désormais l'huile de palme et la remplace par de l'huile de colza pour la cuisson de ses pommes de terre (*Pommes Rissolées, Frites au four*…) et aussi de ses poissons panés (*Nuggets de Poisson*…). Pour autant, tous les produits Findus ne sont pas d'excellente qualité (voir nos sélections) mais c'est déjà un bon début !

Les mauvais plans du rayon surgelés

Sans hésiter, ce sont **les plats préparés**. Comme leurs homologues frais, ils sont souvent bourrés d'additifs en tout genre : conservateurs, exhausteurs de goûts, émulsifiants, etc. Rares sont ceux qui présentent une liste d'ingrédients courte avec des aliments que l'on trouverait dans nos placards.

De mauvaises surprises peuvent vous attendre dans les légumes cuisinés (poêlées, purées) : certains contiennent pas mal d'eau ou de matière grasse, s'éloignant des plats que l'on ferait à la maison. De même pour les lasagnes ou les poêlées plus élaborées (savoyarde par exemple) qui contiennent souvent peu de viande ou autre ingrédient « noble » et trop de graisses, de pommes de terre, d'additifs et d'ingrédients transformés (dextrose, lait en poudre, etc.). Les produits à base de jambon (crêpes, fourrés, pizzas…) eux aussi, sont rarement de bonne qualité. Le jambon utilisé est souvent médiocre et apporte son lot d'additifs (stabilisants, nitrites, polyphosphates, etc.).

Autre piège des plats préparés : certains d'entre eux se révèlent plus onéreux que les mêmes réalisés à la maison. Pour un gain de temps pas forcément intéressant. Par exemple : quel est l'intérêt d'acheter des torsades à la carbonara surgelées alors qu'à la maison, avec deux œufs, quelques lardons et trois cuillerées de crème fraîche, on en prépare facilement en 10 minutes ? Au final, lorsqu'on regarde de plus près les étiquettes nutritionnelles, les produits surgelés qui s'adressent plus particulièrement aux enfants et aux ados (gratins, crêpes, pizzas, fourrés, quiches, etc.) sont loin d'attirer nos faveurs comme par exemple les *Original Bun's jambon 4 fromages* de Mc Cain.

LES ORIGINAL BUN'S JAMBON 4 FROMAGES DE MC CAIN

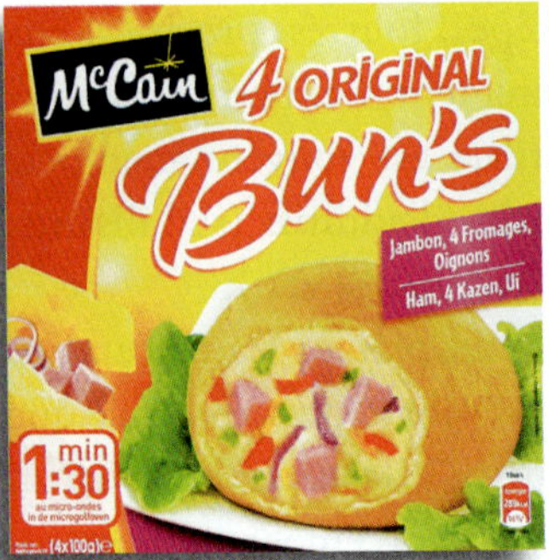

Ce produit bat certainement le record de la liste d'ingrédients la plus longue : 46 ingrédients auxquels s'ajoutent 15 additifs différents soit, au total, 61 éléments différents pour composer la recette. Ce bun's est définitivement un mauvais aliment industriel. Qu'on en juge :

Composition :

- Pâte (48 %) :

farine de blé, eau, margarine (huiles végétales, colorant: bêta-carotène), œufs, farine d'avoine, sucre, lait écrémé en poudre, levure, sel, extrait de levure, extrait de malt, farine de blé fermentée, agent de traitement de la farine: cystéine, antioxygène: acide ascorbique.

- Garniture (52 %) :

fromages (41 %) (mozzarella, emmental, gouda, fromage), crème, crème acide, tomates, eau, oignons rouges (7 %), oignons de printemps (7 %), jambon (4 %) (viande de porc (75 %), eau, sel, sirop de glucose, arôme, stabilisants: E451, E410, antioxygènes: E301, extrait de romarin, conservateur: E250), amidon modifié, arôme, bouillon de légumes (sel, amidon, arômes, maltodextrine, extrait de levure, sucre, huile végétale, noix de muscade, céleri, curcuma, poivre, origan, romarin, aneth, thym, extrait de poireau, oignon, extrait d'oignon, sucre caramélisé), extrait de levure, épaississant: E461, gomme xanthane, émulsifiant: E471, poivre de Cayenne, poivre.

Faites LE BON CHOIX

- Lisez bien les étiquettes et choisissez les produits sans additifs, dont la liste d'ingrédients est la plus courte possible.
- N'achetez jamais un produit dont l'emballage est abîmé.
- Préférez les filets de poissons nature (ou certains panés) et les légumes nature aux plats cuisinés ; ils offrent l'avantage d'une préparation rapide, ont les mêmes avantages nutritionnels que leurs homologues frais et sont plus sains pour vos enfants (et pour vous !).
- Respectez les dates limites de conservation.

Légumes cuisinés

OUI

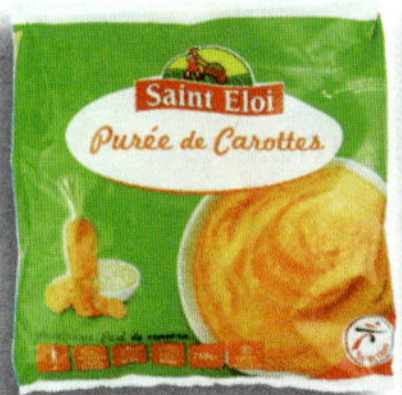

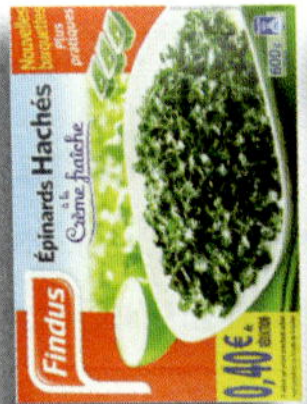

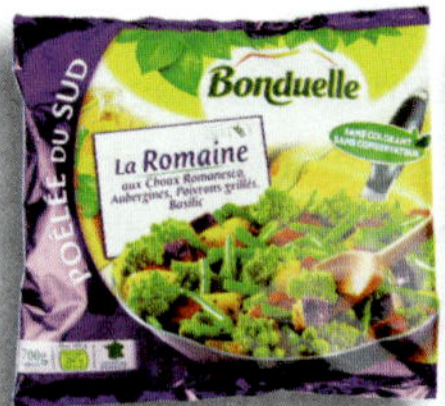

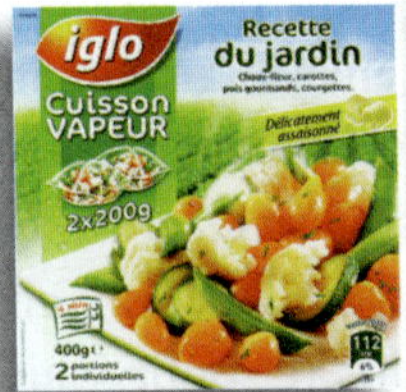

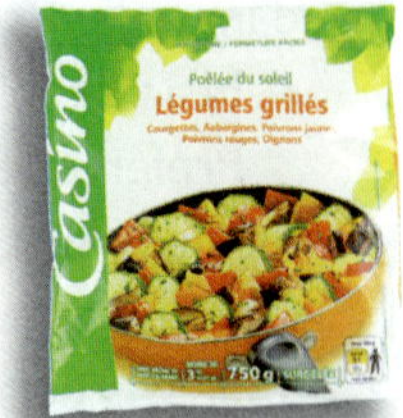

Purée de carottes Saint Eloi

- Légumes : 96 %
- Additifs : 0
- Mat. grasses : crème

Des carottes, une pointe de crème fraîche et une pincée de sel : tout ce qu'il y a de plus simple ! Un très bon produit de marque de distributeur.

- Cal : 44
- Prot : 1.1 g
- Glu : 5.5 g
- Lip : 1.4 g

LE TOP

Épinards hachés à la crème fraîche Findus

- Légumes : 71 %
- Additifs : 0
- Mat. grasses : crème

Des épinards avec une sauce à la crème comme à la maison. Une recette simple, une liste d'ingrédients courte. Une valeur sûre du rayon.

- Cal : 75
- Prot : 3.5 g
- Glu : 4.5 g
- Lip : 4 g

Poêlée Romaine Bonduelle

- Légumes : 76 %
- Additifs : 1
- Mat. grasses : tournesol, olive, colza

Des légumes cuisinés, des arômes naturels comme seul additif. Malgré la présence de 10 % d'eau, c'est correct et sain.

- Cal : 62
- Prot : 1.7 g
- Glu : 3.1 g
- Lip : 3.9 g

Recette du jardin Iglo

- Légumes : 92 %
- Additifs : 1
- Mat. grasses : végétale, beurre

Des légumes (chou-fleur, carottes, pois-croquant en gousse, courgettes) cuits à la vapeur avec un peu d'huile et de beurre. Bien.

- Cal : 56
- Prot : 2 g
- Glu : 3.8 g
- Lip : 3.3 g

Poêlée de légumes grillés Casino

- Légumes : 97 %
- Additifs : 0
- Mat. grasses : olive

Courgettes, aubergines, poivrons et oignons grillés avec une bonne huile. Basilic, sel et poivre pour l'assaisonnement. C'est parfait.

- Cal : 46
- Prot : 1.8 g
- Glu : 4.9 g
- Lip : 1.4 g

LE FLOP

Légumes noisette carotte Iglo

- Légumes : 62 %
- Additifs : 2
- Mat. grasses : huile végétale

Des pommes dauphine à la purée de carotte. Des ingrédients transformés : flocons de pommes de terre, amidon de riz, œufs en poudre...

- Cal : 182
- Prot : 4 g
- Glu : 21 g
- Lip : 9 g

Ma Poêlée de légumes D'aucy

- Légumes : 75 %
- Additifs : 3
- Mat. grasses : tournesol, palme

Ça irait mais alors sans la sauce qui contient du lait, de mauvaises huiles, des épaississants et du glucose. Choisissez un autre produit.

- Cal : 38.5
- Prot : 1.6 g
- Glu : 4.6 g
- Lip : 0.9 g

Palets de poireaux carottes Auchan

- Légumes : 75 %
- Additifs : 6
- Mat. grasses : colza, tournesol

Des légumes mélangés à des pommes de terre, de l'huile, de l'œuf et une sorte de béchamel pour lier le tout. Beaucoup d'additifs.

- Cal : 146
- Prot : 1.8 g
- Glu : 9.8 g
- Lip : 10.4 g

La Parisienne Bonduelle

- Légumes : 47 %
- Additifs : 7
- Mat. grasses : tournesol

49 % de légumes et 21 % de pomme de terre, des lardons, et une sauce à base d'eau, d'huile de tournesol épaissie à la farine et à l'amidon.

- Cal : 77
- Prot : 2.6 g
- Glu : 6.9 g
- Lip : 3.4 g

Galettes Choux fleurs, Brocolis Bonduelle

- Légumes : 91 %
- Additifs : 5
- Mat. grasses : non

Une teneur en légumes satisfaisante, mais présence d'amidon, d'épaississant, d'œuf en poudre, de lait en poudre...

- Cal : 78
- Prot : 4 g
- Glu : 4.5 g
- Lip : 4.1 g

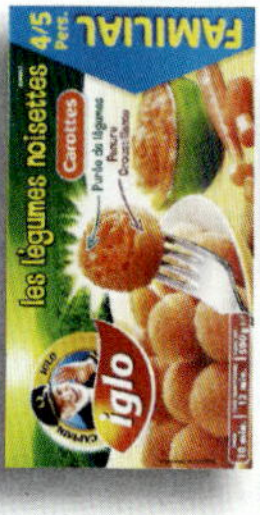

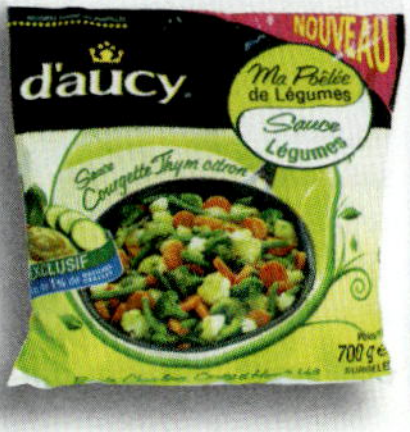

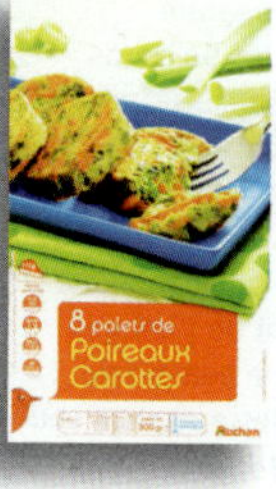

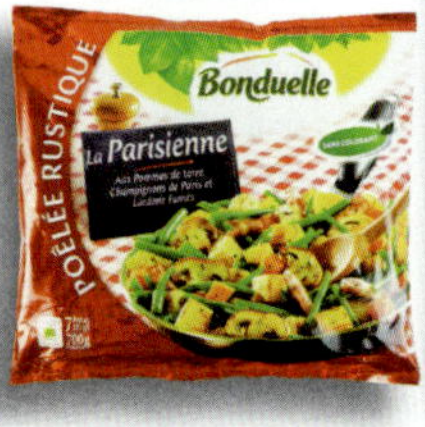

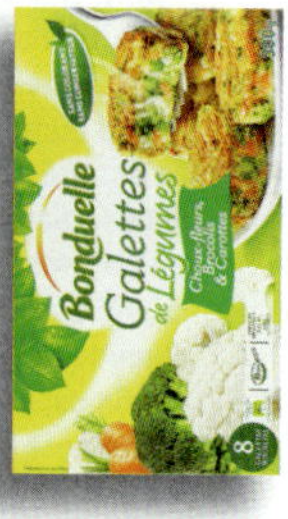

NON

Poisson et poulet panés ou en nuggets

OUI

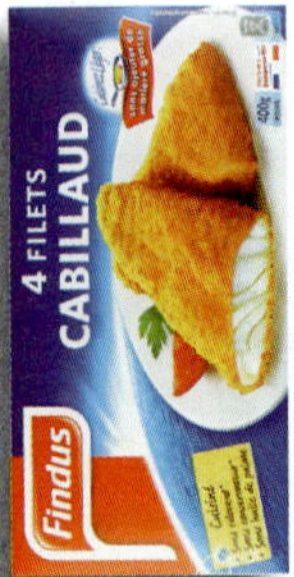

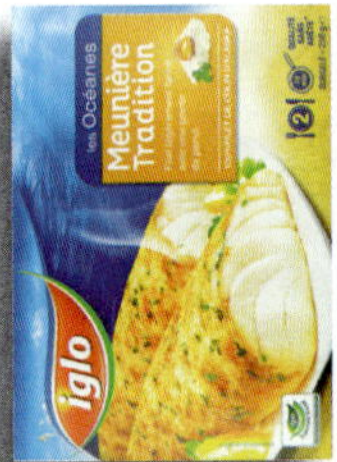

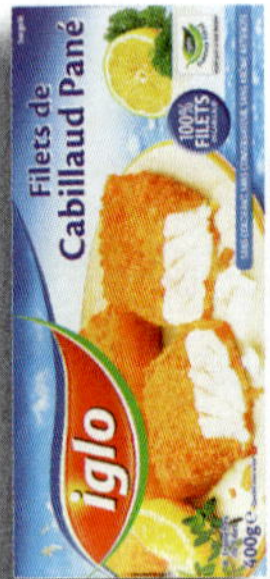

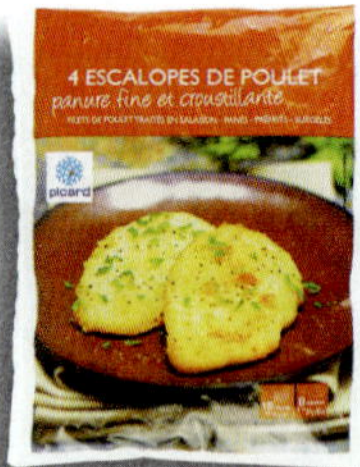

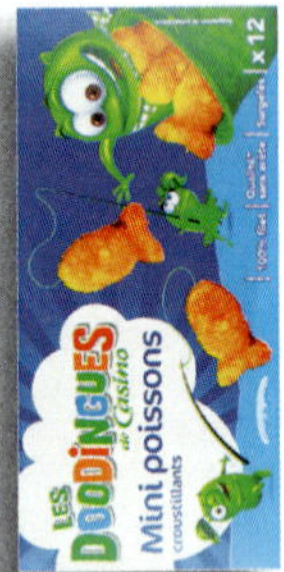

Filets de cabillaud Findus

- Poisson : 65 %
- Additifs : 2
- Mat. grasses : colza, coprah

65 % de poisson et une huile de qualité dans la panure (colza). Malgré la présence d'amidon et d'arômes, ce produit est très correct.

- Cal : 210
- Prot : 13 g
- Glu : 14 g
- Lip : 11 g

Colin d'Alaska Meunière Iglo

- Poisson : 80 %
- Additifs : 1
- Mat. grasses : tournesol

Une excellente teneur en poisson et un seul additif (amidon). Une recette relativement simple. On applaudit !

- Cal : 104
- Prot : 15 g
- Glu : 9 g
- Lip : 0.7 g

LE TOP

Filets de Cabillaud Pané Iglo

- Poisson : 65 %
- Additifs : 1
- Mat. grasses : végétale

Des poissons panés standard : 65 % de poisson, 17 % de chapelure, de l'huile végétale et de l'amidon de pomme de terre comme seul additif.

- Cal : 196
- Prot : 14 g
- Glu : 18 g
- Lip : 7.5 g

Escalope de poulet pané Picard

- Viande : 65.9 %
- Additifs : 4
- Mat. grasses : tournesol

Une teneur en viande correcte (65.9 %), des ingrédients simples mais présence de 4 additifs. À la rigueur !

- Cal : 179
- Prot : 16.8 g
- Glu : 9.2 g
- Lip : 8 g

Mini poissons Les doodingues de Casino

- Poisson : 70 %
- Additifs : 2
- Mat. grasses : tournesol

70 % de poisson, c'est très bien pour des panés ! La chapelure est simple : farine, eau, huile de tournesol... Un bon produit de marque de distributeur !

- Cal : 103
- Prot : 6.4 g
- Glu : 9.1 g
- Lip : 4.6 g

Fingers de poulet Carrefour

- Viande : 40 %
- Additifs : 0
- Mat. grasses : colza

Peu d'ingrédients, peu d'additifs : c'était pas mal pour ce genre de produit. Mais seulement 40 % de viande, c'est vraiment trop peu...

- Cal : 261
- Prot : 12 g
- Glu : 21 g
- Lip : 14 g

Croquettes de poisson ail Findus

- Poisson : 45 %
- Additifs : 5
- Mat. grasses : colza et coprah

Peu de poisson et trop d'ingrédients inintéressants : émulsifiant, stabilisant, antioxydant, sirop de glucose... On laisse en rayon.

- Cal : 200
- Prot : 9.5 g
- Glu : 19 g
- Lip : 10 g

Nuggets de poisson Iglo

- Poisson : 56 %
- Additifs : 4
- Mat. grasses : tournesol

Une teneur en poisson assez basse, une huile déséquilibrée (tournesol), de l'amidon, des poudres à lever, du sucre... Il y a mieux.

- Cal : 224
- Prot : 11 g
- Glu : 18 g
- Lip : 12 g

Double Délice tomate Findus

- Poisson : 44.5 %
- Additifs : 4
- Mat. grasses : colza, coprah

Une sauce composée de 16 ingrédients dont la plupart hautement transformés (poudres, extraits...) pour seulement 44.5 % de poisson : c'est non !

- Cal : 180
- Prot : 10 g
- Glu : 15 g
- Lip : 8.5 g

LE FLOP

Nuggets de poulet Casino

- Viande : 47 %
- Additifs : 11
- Mat. grasses : tournesol

Un produit très transformé qui contient de nombreux additifs et autres ingrédients discutables tels que le dextrose ou le sucre. On évite !

- Cal : 232
- Prot : 14 g
- Glu : 16 g
- Lip : 12 g

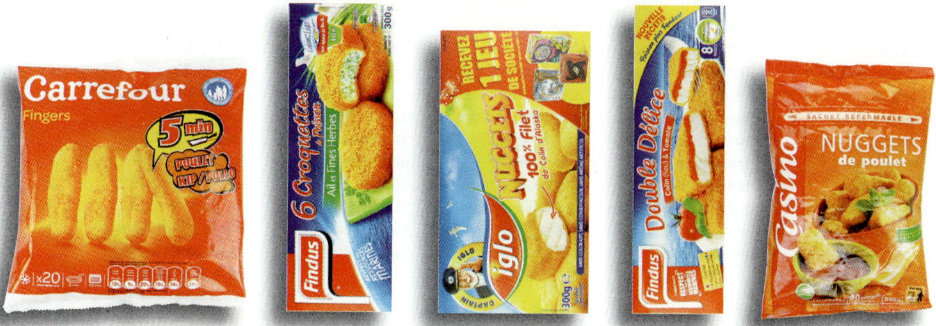

NON

Frites et potatoes

OUI

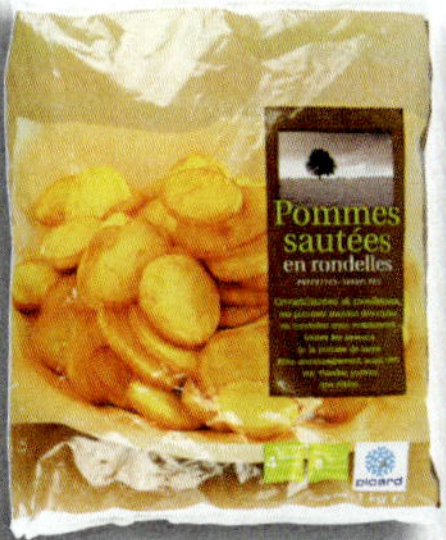

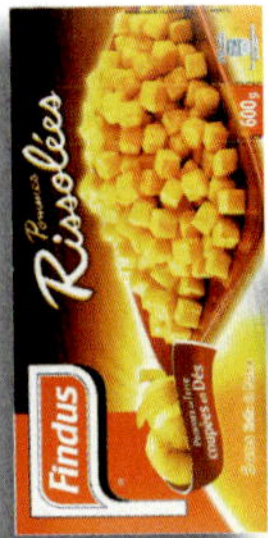

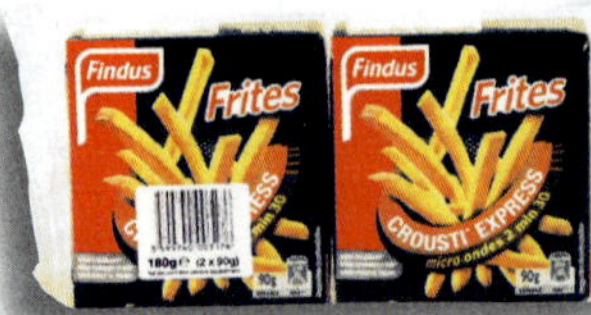

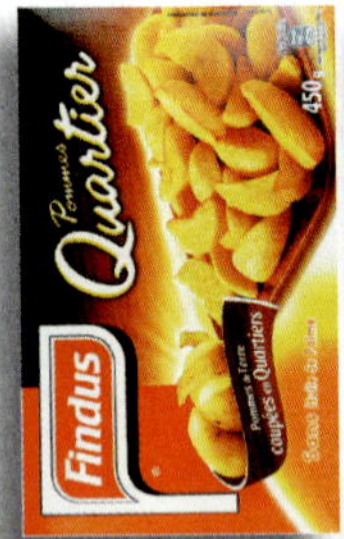

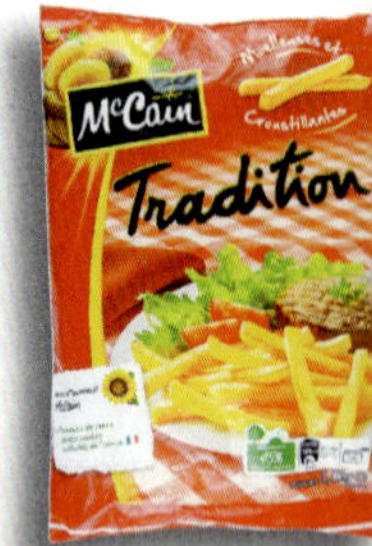

Pommes sautées en rondelles Picard

- Huile : tournesol
- Additifs : non

Des pommes de terre « Bintje » coupées en rondelles et cuites avec de l'huile de tournesol. Ce sont les pommes frites les moins caloriques de la sélection !

- Cal : 113
- Prot : 2.3 g
- Glu : 19.8 g
- Lip : 2.2 g

Pommes rissolées Findus

- Huile : colza
- Additifs : non

Des pommes de terre préparées avec une huile riche en oméga-3. Une façon de manger des pommes frites sans trop de culpabilité !

- Cal : 140
- Prot : 2.5 g
- Glu : 21 g
- Lip : 4.5 g

LE TOP

Frites Crousti'express Findus

Huile : colza
Additifs : non
Une recette simple : 87 % de pommes de terre et 13 % d'huile. Une cuisson rapide (2 min 30 au four à micro-ondes). Pas de sel, c'est à vous de l'ajouter.

- Cal : 240
- Prot : 4 g
- Glu : 28 g
- Lip : 13 g

Pommes Quartier Findus

- Huile : colza
- Additifs : non

96 % de pomme de terre et 4 % d'huile de colza : une bonne proportion en pomme de terre et une huile équilibrée ! Très bon produit !

- Cal : 130
- Prot : 2.5 g
- Glu : 19 g
- Lip : 4 g

Frites tradition McCain

- Huile : tournesol
- Additifs : non

Le meilleur produit de McCain, simple et sans additif (contrairement à la gamme « just au four ») : de la pomme de terre, 4 % d'huile de tournesol et c'est tout !

- Cal : 133
- Prot : 2.5 g
- Glu : 20.5 g
- Lip : 4 g

LE FLOP

Frites Kid Smile McCain

- Huile : tournesol
- Additifs : oui

Des smileys de purée figés par l'ajout d'amidon et d'un stabilisant E464 dont l'excès peut provoquer des troubles intestinaux. Tout de suite on rigole moins...

- Cal : 209
- Prot : 2.5 g
- Glu : 28 g
- Lip : 9 g

Frit'up McCain

- Huile : tournesol
- Additifs : oui

Un produit hautement transformé, contenant des pommes de terre nature et en flocons, une huile déséquilibrée, du sel, du dextrose, un émulsifiant, un arôme.

- Cal : 245
- Prot : 3.5 g
- Glu : 33.5 g
- Lip : 10 g

Frites au four Pom'lisse (Leclerc)

- Huile : tournesol
- Additifs : oui

90 % de pommes de terre, 5 % d'huile avec un enrobage (5 %) : farine de blé et de riz, amidon de blé, dextrose et des additifs dont le E450 qui est à éviter (lire page 224).

- Cal : 150
- Prot : 2 g
- Glu : 23 g
- Lip : 5 g

Pommes Dauphines Findus

- Huile : tournesol
- Additifs : oui

Des pommes dauphines à base de purée Mousline. Au final, quasiment autant de pommes de terre que de farine dans le produit. On est bien loin de la recette maison.

- Cal : 300
- Prot : 5.5 g
- Glu : 25 g
- Lip : 18 g

Original Potatoes épices douces McCain

- Huile : tournesol
- Additifs : oui

En plus des pommes de terre et de l'huile, un enrobage composé de farine de blé, de riz, d'amidon de maïs, d'amidon de pomme de terre, de poudre d'ail, de colorants.

- Cal : 149
- Prot : 2.5 g
- Glu : 22.5 g
- Lip : 5 g

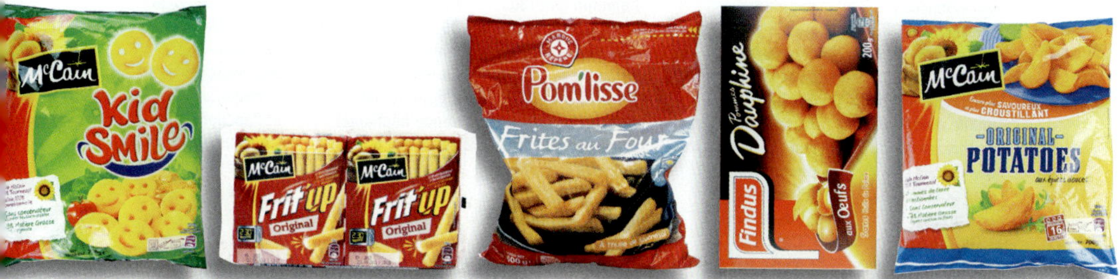

NON

Gratins

OUI

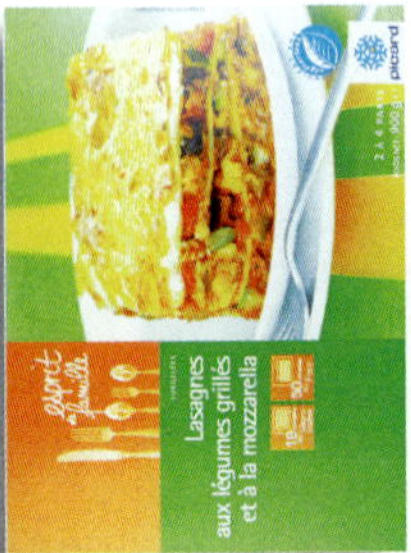

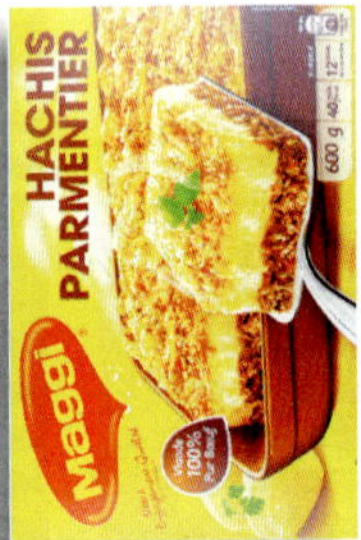

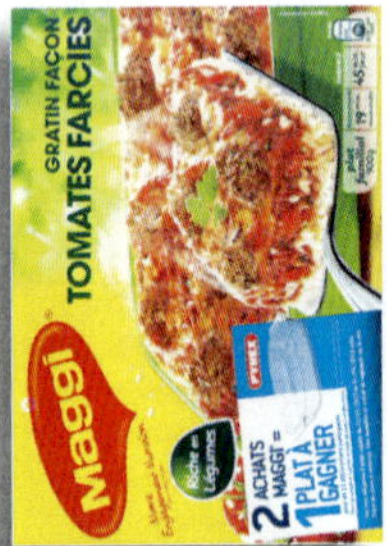

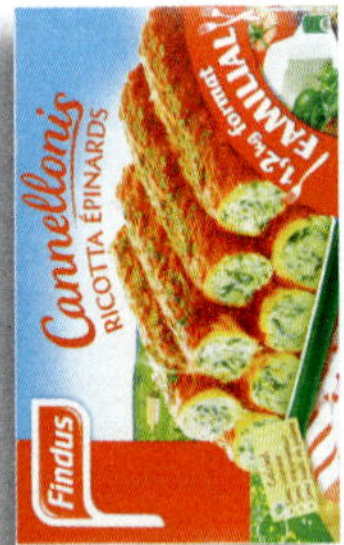

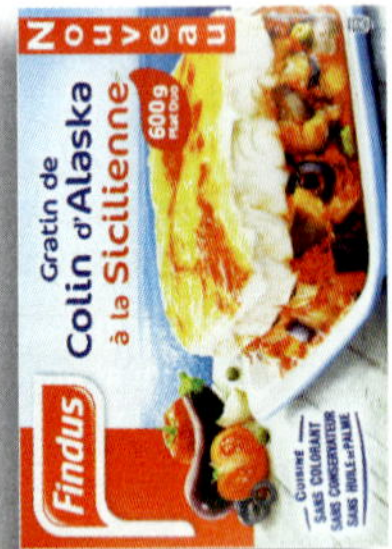

Lasagnes légumes grillés Picard

- Additifs : 1
- Teneur en graisses : moyenne

Une bonne teneur en légumes (courgettes, poivrons, aubergines), cuisinés avec de l'huile d'olive, 8 % de mozzarella, des épices et 1 seul additif. Un bon produit !

- Cal : 129
- Prot : 6.6 g
- Glu : 9.8 g
- Lip : 6.3 g

LE TOP

Hachis parmentier Maggi

- Additifs : 2
- Teneur en graisses : moyenne

La purée est lyophilisée mais il y a 33 % de viande et dans la gamme des hachis Parmentier, c'est l'un des meilleurs produits. Seulement 2 additifs.

- Cal : 109
- Prot : 5.7 g
- Glu : 11.9 g
- Lip : 4.2 g

Gratin façon tomates farcies Maggi

- Additifs : 1
- Teneur en graisses : moyenne

Un seul additif : l'amidon modifié. C'est une qualité rare dans cette gamme de produits ! 17 % de viande dans la farce et 36 % de tomates dans le reste.

- Cal : 129
- Prot : 6.7 g
- Glu : 13.9 g
- Lip : 4.9 g

Cannellonis ricotta-épinard Findus

- Additifs : 1
- Teneur en graisses : moyenne

Des ingrédients de qualité : 26 % de tomates concassées, 14 % de ricotta, 8 % d'épinard, une sauce béchamel plutôt simple et 1 seul additif. On garde !

- Cal : 450
- Prot : 4 g
- Glu : 13 g
- Lip : 4 g

Gratin de Colin d'Alaska Findus

- Additifs : 1
- Teneur en graisses : moyenne

Environ 50 % de légumes, 30 % de Colin d'Alaska, de l'huile de tournesol, du fromage... et l'amidon transformé. Un produit très correct !

- Cal : 95
- Prot : 8 g
- Glu : 4 g
- Lip : 5.5 g

LE FLOP

Gratin de macaroni Carrefour

- Additifs : 6
- Teneur en graisses : moyenne

Un gratin de pâtes au jambon avec des épaississants, des sels de fonte, des arômes et de l'amidon modifié. Vraiment pas top !

- Cal : 131
- Prot : 5.2 g
- Glu : 16.4 g
- Lip : 4.9 g

Hachis parmentier Picard

- Additifs : 2
- Teneur en graisses : moyenne

Une purée avec plein d'eau et seulement 5 % de pommes de terre, une viande dont le goût laisse à désirer, des émulsifiants... On oublie !

- Cal : 140
- Prot : 6.9 g
- Glu : 11.7 g
- Lip : 7.2 g

Poêlée savoyarde Findus

- Additifs : 4
- Teneur en graisses : moyenne

Des patates rissolées avec des lardons et du fromage. C'est gras donc bonjour les calories. Une poêlée qui reste définitivement en rayon !

- Cal : 160
- Prot : 6 g
- Glu : 17 g
- Lip : 7.5 g

Lasagnes à la bolognaise Casino

- Additifs : 9
- Teneur en graisses : moyenne

Une liste d'ingrédients dont on ne voit pas la fin, avec seulement 15 % de viande dans la farce et 8 % de concentré de tomates. Vraiment médiocre !

- Cal : 115
- Prot : 5.5 g
- Glu : 12 g
- Lip : 4.5 g

Brandade de Morue Tipiak

- Additifs : 6
- Teneur en graisses : moyenne

De la purée type mousseline avec 21 % de morue mais aussi des œufs et du lait en poudre, des émulsifiants, des conservateurs et des acidifiants. On est loin du produit maison.

- Cal : 134
- Prot : 3 g
- Glu : 15.2 g
- Lip : 6.8 g

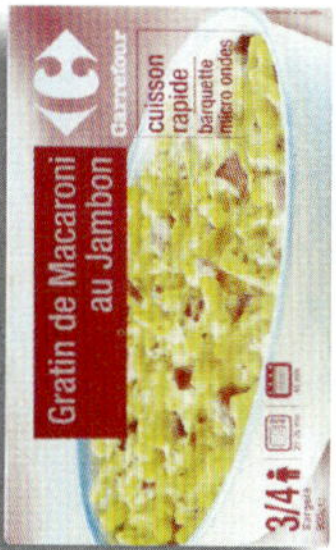

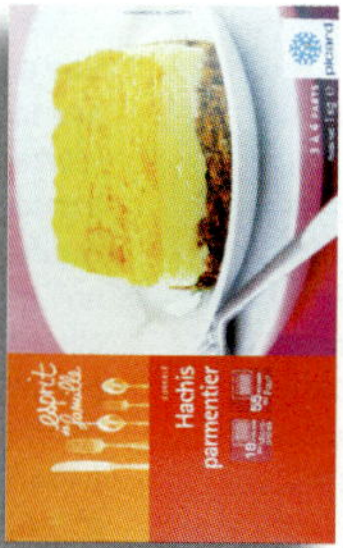

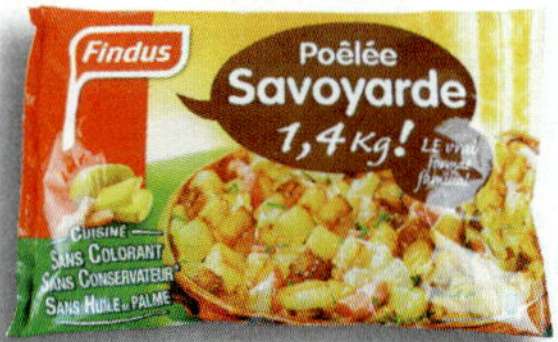

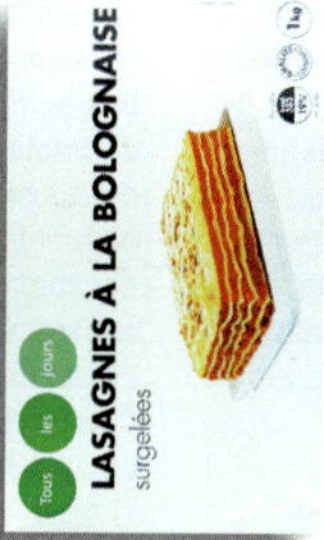

NON

Pizzas, quiches, tartes

OUI

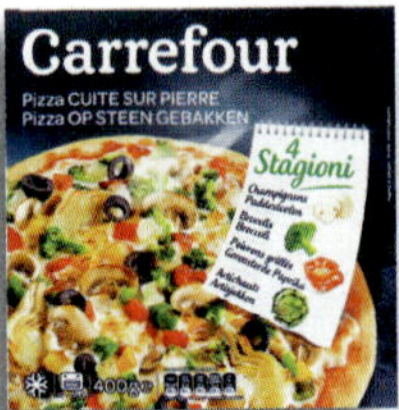

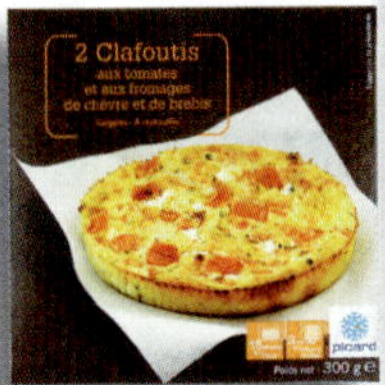

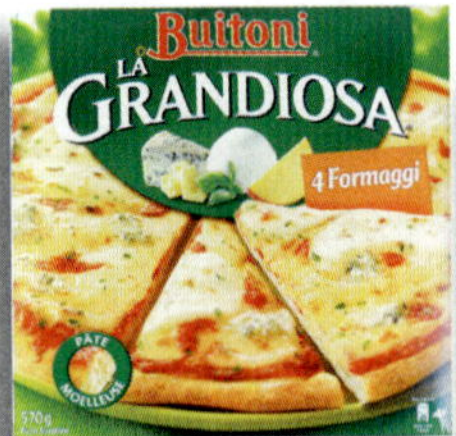

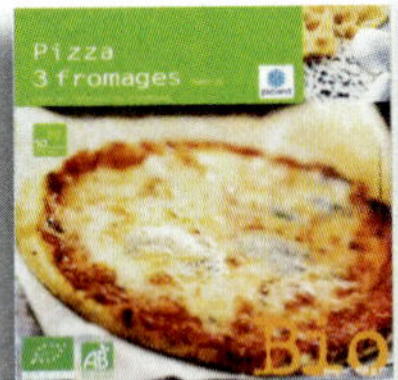

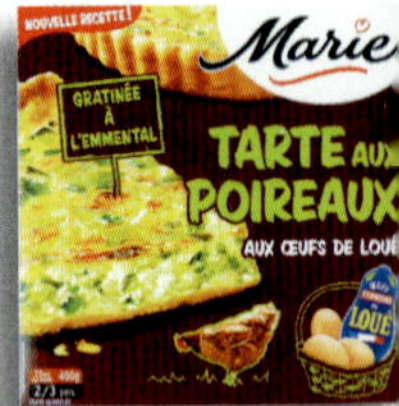

Pizza 4 Stagionni Carrefour

- Additifs : 0
- Légumes : 21.8 %, fromage : 13 %

Des ingrédients de qualité en petit nombre et pas d'additif. La recette idéale ? Avec de l'huile d'olive, oui, mais là c'est du tournesol ! Dommage.

- Cal : 181
- Prot : 8.5 g
- Glu : 26 g
- Lip : 4.8 g

Clafoutis tomates, chèvre et brebis Picard

- Additifs : 0
- Tomates : 22 %, fromage : 27.5 %

Des œufs entiers, du fromage de chèvre et de brebis, des tomates marinées dans de l'huile de colza... C'est naturel et on apprécie !

- Cal : 185
- Prot : 5.8 g
- Glu : 13 g
- Lip : 12 g

LE TOP

La Grandiosa 4 fromages Buitoni

- Additifs : 2
- Fromage : 31 %

Le plus : une liste d'ingrédients courte et de l'huile d'olive. Le moins : présence d'amidon transformé, d'un arôme et d'un colorant. Verdict : à la rigueur !

- Cal : 238
- Prot : 12 g
- Glu : 22.8 g
- Lip : 1

Pizza 3 fromages Picard

- Additifs : 0
- Fromage : 32.5 %

Aucun additif, 32.5 % de fromage, pas mal de tomate sur une pâte à base de farine de blé : une pizza qui tient toutes ses promesses.

- Cal : 264
- Prot : 11.6 g
- Glu : 26.1 g
- Lip : 12 g

Tarte aux poireaux Marie

- Additifs : 3
- Poireaux : 18 %

Une pâte un peu industrielle (correcteurs d'acidité et émulsifiant) mais une garniture correcte : poireaux, crème fraîche, œufs entiers, fromage blanc...

- Cal : 236
- Prot : 7.5 g
- Glu : 19.3 g
- Lip : 14 g

LE FLOP

Piccolinis Carbonara Maggi

- Additifs : 8
- Viande : 8 %, champignons : 5 %

Des mini-tartes avec du jambon (à peine 8 %), de la crème fraîche, des champignons et une multitude d'additifs. On est très loin d'un produit fait maison !

- Cal : 239
- Prot : 6.5 g
- Glu : 24.7 g
- Lip : 12.7 g

La Fraich'Up Regina Buitoni

- Additifs : 10
- Viande : 8 %, champignons : 13 %

Un jambon de mauvaise qualité (arômes, nitrites, stabilisant...), une huile mal équilibrée... Bof !

- Cal : 197
- Prot : 9.2 g
- Glu : 27.8 g
- Lip : 5 g

Pizza Royale Dr Oetker

- Additifs : 7
- Jambon : environ 9 %, champignons : 8.3 %

De « bons » ingrédients (tomates, huile d'olive, mozza...) mais aussi des mauvais : amidon modifié, dextrose, lait, arômes... Pas terrible!

- Cal : 199
- Prot : 9.1 g
- Glu : 23.4 g
- Lip : 9.8 g

Tarte Flambée Reflets de France

- Additifs : 10
- Viande : 15 %, oignon : 9.5 %

Dans la vraie tarte flambée, les ingrédients sont simples et peu nombreux. Là c'est la valse des additifs. Dommage !

- Cal : 242
- Prot : 6 g
- Glu : 23 g
- Lip : 14 g

Quiche lorraine Côté table (Leclerc)

- Additifs : 5
- Viande : environ 20 %

Une liste d'ingrédients interminable. La poitrine fumée et le jambon contiennent des nitrites potentiellement cancérigènes. C'est loin d'être le top !

- Cal : 240
- Prot : 10 g
- Glu : 19 g
- Lip : 13 g

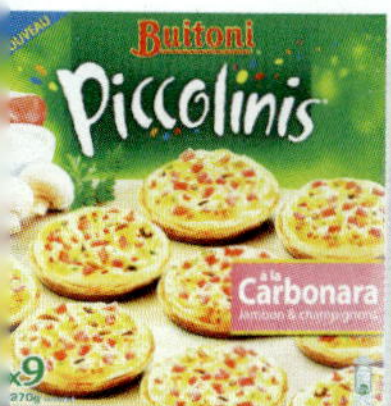

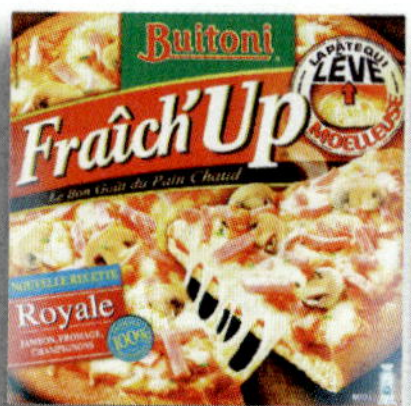

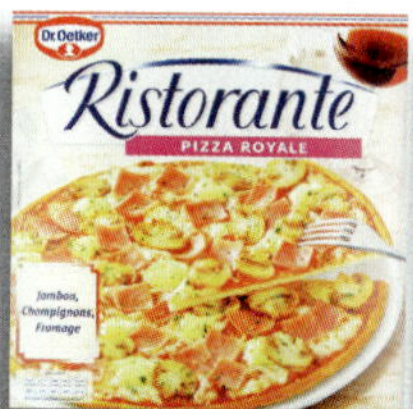

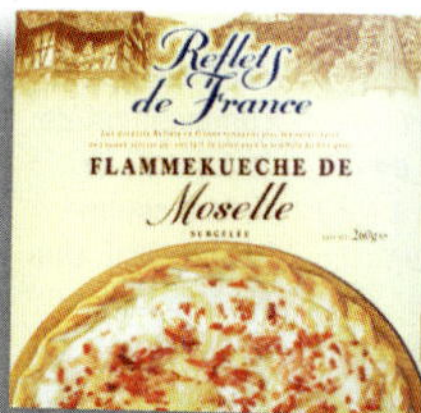

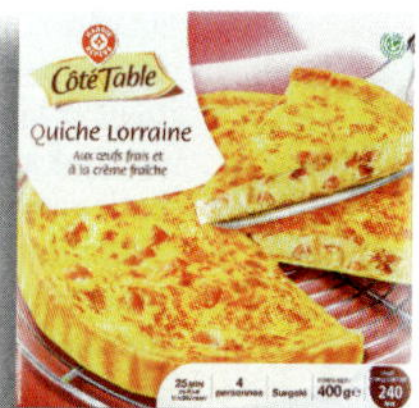

NON

Crêpes, fourrés

OUI

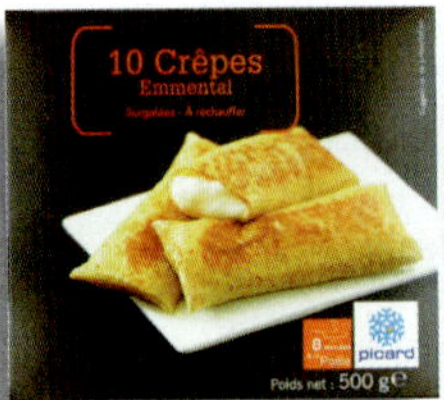

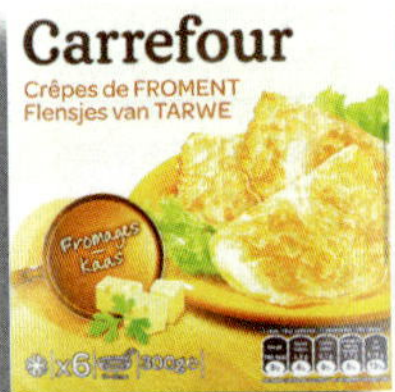

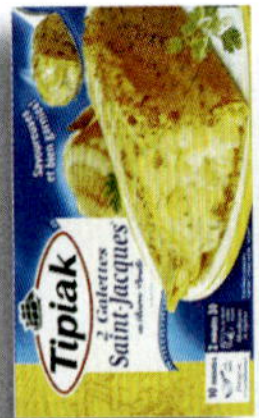

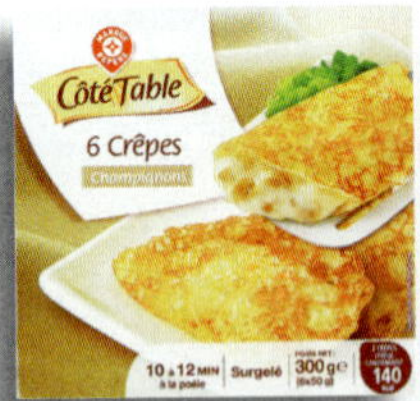

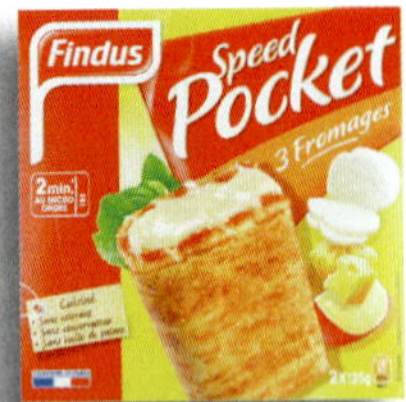

Crêpes emmental Picard

- Ingrédients : 14
- Additifs : 1

Des ingrédients un peu transformés (œuf et lait en poudre) mais en petit nombre, 1 additif (amidon transformé de manioc) et 12 % d'emmental râpé. C'est correct.

- Cal : 145
- Prot : 7.2 g
- Glu : 19.3 g
- Lip : 4 g

Crêpes au fromage Carrefour

- Ingrédients : 11
- Additifs : 1

Des crêpes au fromage sans agent texturant artificiel ajouté (uniquement de la farine). Un arôme comme seul additif. Une recette simple donc un bon produit.

- Cal : 160
- Prot : 5.8 g
- Glu : 20.7 g
- Lip : 5.7 g

LE TOP

Galettes aux Saint-Jacques Tipiak

- Ingrédients : 19
- Additifs : 1

Une garniture de bonne qualité, à base de noix de Saint-Jacques, enroulée dans des galettes au sarrasin. L'occasion de faire découvrir ce fruit de mer à votre enfant !

- Cal : 169
- Prot : 7.6 g
- Glu : 18.6 g
- Lip : 7.1 g

Crêpes aux champignons Leclerc

- Ingrédients : 18
- Additifs : 1

17 % de champignons, de la farine, de l'huile de tournesol, des oignons et des échalotes... Un produit correct avec un arôme naturel comme seul additifs.

- Cal : 140
- Prot : 4.5 g
- Glu : 20 g
- Lip : 5 g

Speed Pocket Findus

- Ingrédients : 28
- Additifs : 5

Une purée de tomates et 15 % de fromage (mozzarella, edam et emmental) enveloppés dans une pâte à pizza. On regrette la présence de 5 additifs.

- Cal : 270
- Prot : 13 g
- Glu : 28 g
- Lip : 12 g

LE FLOP

Original Bun's jambon 4 fromages Mc Cain

- Ingrédients : 46
- Additifs : 15

Une liste d'ingrédients interminable et pas mal d'additifs. Seulement 1.5 % de jambon et 21 % de fromage. Un produit sans intérêt nutritionnel. C'est LE produit à éviter !

- Cal : 289
- Prot : 10 g
- Glu : 26.5 g
- Lip : 15.5 g

Galettes jambon fromage Tipiak

- Ingrédients : 21
- Additifs : 5

Dans ces galettes on déplore surtout la composition du jambon : porc, eau, plasma de porc, sirop de glucose, sel, gélatine, stabilisant, arôme, nitrites. Non merci !

- Cal : 218
- Prot : 10.5 g
- Glu : 18.8 g
- Lip : 11.2 g

Cheese burger Charal

- Ingrédients : 42
- Additifs : 13

De la viande hachée et un pain de qualité acceptable, mais le fromage est de mauvaise qualité et la sauce de couleur orange est un concentré d'additifs. C'est non !

- Cal : 271
- Prot : 15 g
- Glu : 23 g
- Lip : 13 g

Crêpes jambon fromage Marie

- Ingrédients : 32
- Additifs : 8

Du jambon de mauvaise qualité (couenne, glucose, nitrites, gélatine, stabilisants...), de l'huile de tournesol, (une huile mal équilibrée) et seulement 2 % de fromages. Fuyez !

- Cal : 161
- Prot : 6.2 g
- Glu : 18.9 g
- Lip : 6.6 g

Festi-mini Buns Bolognaise Marie

- Ingrédients : 32
- Additifs : 7

Plus de pâte que de garniture. Une margarine végétale mal équilibrée avec des additifs pour seulement 6 % de viande. Pas grand-chose d'intéressant dans ces buns !

- Cal : 280
- Prot : 7.3 g
- Glu : 28.9 g
- Lip : 14.7 g

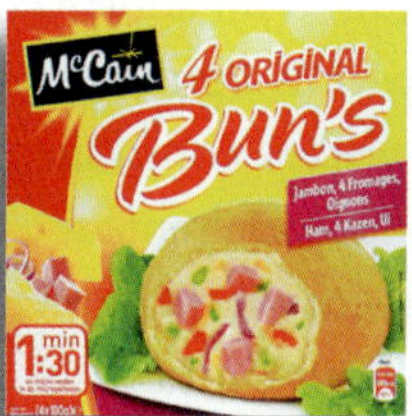

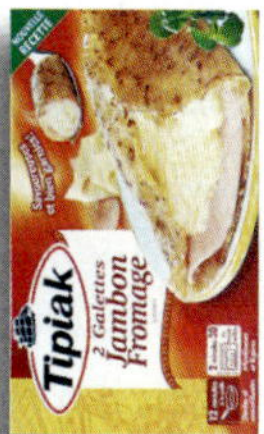

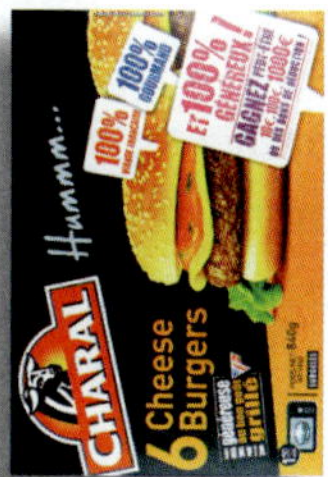

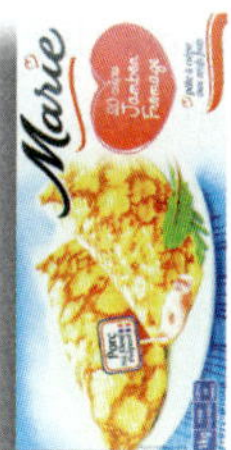

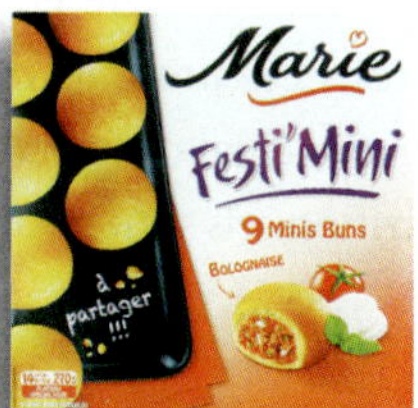

NON

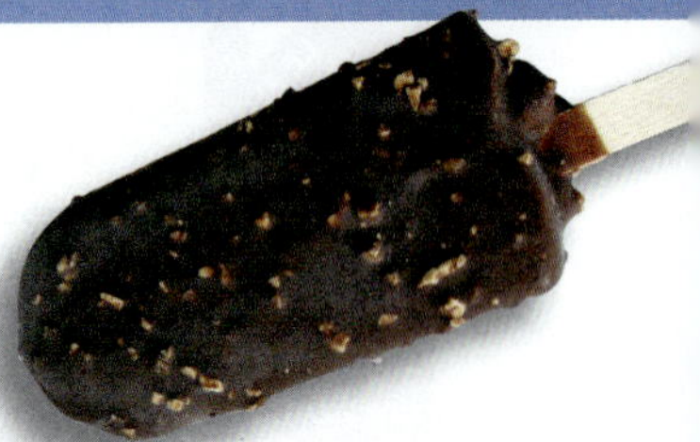

Glaces et sorbets : le plaisir sans les pièges

Vous en consommez en moyenne 6 litres par an, le plus souvent à la maison. Pour 72 % d'entre vous, le critère numéro un de choix d'une glace est son parfum. Et côté nutrition ?

●●● Les glaces sont composées de sucre et de matières grasses animales ou végétales tandis que les principaux ingrédients des sorbets sont l'eau, le sucre et les fruits (lire encadré). Et tous ces produits ont un point commun : leur principal composant est l'air. Leurs profils nutritionnels sont pourtant très contrastés…

Côté positif

● **Du calcium**. Toutes les glaces à base de lait possèdent les caractéristiques nutritionnelles des produits laitiers. Ainsi, une part de crème glacée apporte près de 150 mg de calcium, soit autant que 10 cl de lait et contribue à ce titre aux besoins en calcium (10 à 12 % des besoins officiels en calcium d'un adolescent). Les fabricants en tirent parfois argument pour assurer que les crèmes glacées contribuent à la santé osseuse. Disons-le clairement : un enfant ne doit certainement pas manquer de calcium, mais il n'existe pour l'instant aucune preuve scientifique qu'une alimentation riche en calcium laitier contribue à la solidité des os à l'adolescence ou plus tard.

- **Des vitamines et assimilés.** Les sorbets apportent un peu des vitamines, pigments antioxydants et minéraux contenus dans les fruits d'origine. Une part de sorbet (2 boules) peut couvrir 10 % des besoins en certaines vitamines comme la vitamine C ou la vitamine B9. Les sorbets les plus riches à la fois en vitamine C et en pigments antioxydants sont ceux à base de mangue, abricot, cassis, cerise, framboise, kiwi, mûre, mandarine, myrtille, papaye, pêche et prune.
- **Des lactobacilles.** Les glaces au yaourt de qualité renferment, comme le yaourt, une flore lactique spécifique, vivante et active à base de *Lactobacillus bulgaricus* et de *Streptococcus thermophilus*. Ces bactéries pourraient favoriser la santé digestive et l'immunité mais ces effets sont encore controversés.

Côté négatif

Glaces et sorbets sont des aliments-plaisir, à consommer avec modération et non pour leurs arguments nutritionnels. En effet, ils

Glace ou sorbet, quelles différences ?

- **Crèmes glacées, glaces à la crème ou « ice cream » :** mélange de lait entier, de crème (7 % minimum de matière grasse laitière) et de sucre (14 % minimum), parfumé aux fruits, jus de fruits ou arômes naturels (chocolat, vanille…).
- **Glaces au yaourt :** la crème est remplacée par du yaourt et ses ferments lactiques.
- **Glaces aux œufs :** la crème est remplacée par des jaunes d'œufs (7 % minimum).
- **« Glaces à… » ou « Glaces au sirop de… » (suivies d'un nom de fruit ou d'arôme) :** eau et sucre surgelés avec 10 à 15 % de fruits au minimum.
- **Sorbets (suivis d'un nom de fruit) :** eau et sucre aromatisés avec fruits frais, fruits congelés, atomisés, lyophilisés ou jus de fruits. Minimum de 35 % de fruits par rapport au produit fini (15 % pour les fruits acides).

n'apportent pas que du calcium et des vitamines ! Qu'on en juge avec la liste qui suit.

Glace industrielle ou glace maison ?

- **La glace au chocolat maison**
Composition : crème anglaise au chocolat réalisée avec 1 litre de lait entier, 200 g de chocolat à cuire, 100 g de sucre, 8 jaunes d'œufs, éventuellement des pépites de chocolat.
- **Le *Magnum Pistache***
Composition : lait écrémé réhydraté, sucre, sirop de glucose fructose, beurre de cacao, pâte de cacao, matière grasse végétale, morceaux de pistache, poudre de lait entier, lactose et protéines de lait, beurre concentré, émulsifiants (E471-lécithine de soja-E476), pâte de pistache, poudre d'épinards, stabilisants (E410-E407), arômes, colorants (E100-E141).

- **Des calories.** Les crèmes glacées peuvent être très caloriques (jusqu'à représenter 15 à 20 % des besoins quotidiens d'un enfant). En revanche les sorbets le sont moins.
- **Des ingrédients indésirables.** Les glaces et les sorbets industriels renferment selon le cas du sirop de glucose-fructose, du sirop de fructose, de la maltodextrine, des amidons modifiés – c'est-à-dire tous les ingrédients susceptibles de favoriser le surpoids. Le lactose (ajouté aux crèmes glacées) peut être mal toléré par les populations d'origine méridionale, asiatique ou africaine. Il est clair que les glaces maison ne possèdent pas tous ces inconvénients puisque vous avez un total contrôle sur les ingrédients que vous ajoutez (lire encadré).
- **Du travail pour le pancréas.** Les crèmes glacées provoquent une sécrétion d'insuline par le pancréas plus importante que celle des sorbets. Évitez de répéter trop souvent ce type d'événement chez un enfant sédentaire.

Faites LE BON CHOIX

- Privilégiez les glaces et sorbets maison, plus goûteuses et moins caloriques, et qui vous permettent de contrôler ce que vous donnez à vos enfants. Elles sont assez facile à réaliser (pas besoin de sorbetière ou autre matériel sophistiqué) et se conservent au congélateur plusieurs mois.
- Si vous devez acheter des produits industriels, préférez les sorbets, moins caloriques et plus respectueux du pancréas.
- Lisez les étiquettes ou renseignez-vous : le premier ingrédient d'une crème glacée doit être le lait ; celui d'une glace au yaourt le yaourt ; celui d'un sorbet la purée de fruits (de préférence au jus de fruits). Achetez les produits dont la liste d'ingrédients est courte.
- Préférez les spécialités en bac aux glaces individuelles. Le nombre de calories, les taux de sucre et de matières grasses sont plus élevés dans les glaces individuelles car elles sont souvent améliorées avec des cornets ou des enrobages au chocolat. Ces glaces deviennent alors de véritables friandises. Lorsque votre enfant mange un *Magnum Pistache*, il consomme l'équivalent de 5 morceaux de sucre et de presque 18 g de beurre. Tout de suite on rigole moins !
- Une glace se conserve au congélateur jusqu'à deux mois environ. En revanche, il ne faut pas recongeler une glace qui a ramolli. De même, lorsque vous achetez une glace, évitez celles qui sont recouvertes de givre et celles qui présentent une déformation : elles ont pu subir une rupture de la chaîne du froid avec pour conséquence un risque de contamination bactérienne.

Glaces individuelles

OUI

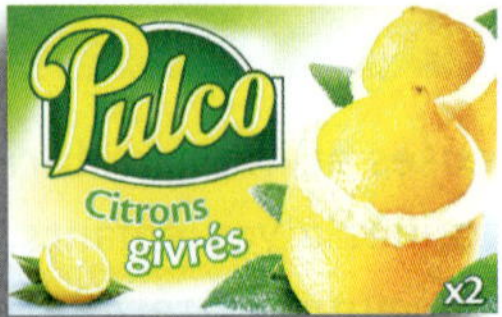

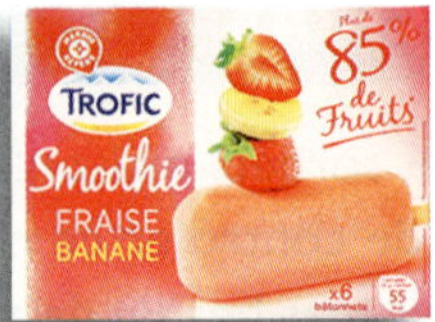

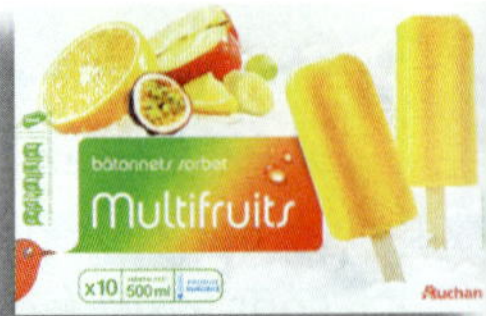

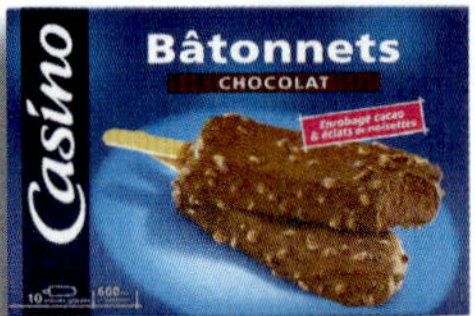

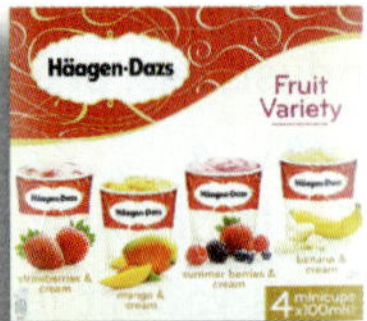

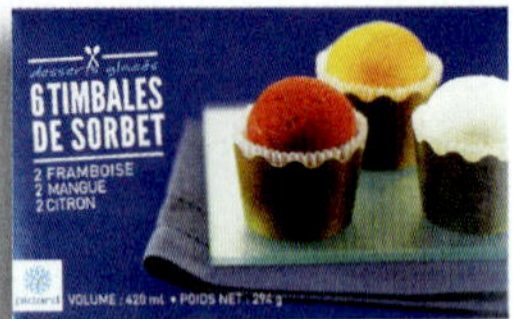

Bâtonnets Chocolat Casino

- Qualité mat. 1ères : bonne
- Additifs : 4

Des ingrédients plutôt simples : crème fraîche, lait, chocolat en poudre, noisettes... Des émulsifiants et des gélifiants. C'est correct mais un peu calorique.

- Cal : 202
- Prot : 2 g
- Glu : 18 g
- Lip : 13.3 g

Citrons givrés Pulco

- Qualité mat. 1ères : moyenne
- Additifs : 2

Un produit riche en eau, qui ne contient que deux additifs et reste très peu calorique.

- Cal : 55
- Prot : traces
- Glu : 13.8 g
- Lip : traces

Mini-Cups Fruit variety Haägen Dazs

- Qualité mat. 1ères : très bonne
- Additifs : 1

Recette simple, ingrédients peu transformés et en nombre limité avec comme seul additif de la pectine. Leur défaut : ils sont plutôt caloriques.

- Cal : 217
- Prot : 3.3 g
- Glu : 21.5 g
- Lip : 13.1 g

Glaces Smoothies Trofic (Leclerc)

- Qualité mat. 1ères : très bonne
- Additifs : 0

86 % de fruits (jus et purées) donc beaucoup de fibres et de vitamines pour peu de calories, le tout sans additifs. Bravo !

- Cal : 95
- Prot : 0 g
- Glu : 23 g
- Lip : 0 g

LE TOP

Timbales de sorbet Picard

- Qualité mat. 1ères : bonne
- Additifs : 2

De la purée de framboise (20.3 %), ou de mangue (16.8 %) ou de citron jaune et vert (12 %). Malgré la présence de deux additifs, c'est vraiment pas mal.

- Cal : 116
- Prot : 0.5 g
- Glu : 28 g
- Lip : 0.2 g

Bâtonnets Multifruits Auchan

- Qualité mat. 1ères : bonne
- Additifs : 4

Des glaces à l'eau avec 38 % de fruits (jus et purées) c'est quand même mieux que les fameux « Mr. Freeze » (eau sucrée + additifs). Pour se rafraîchir !

- Cal : 99
- Prot : 0.1 g
- Glu : 24.6 g
- Lip : 0 g

LE FLOP

Chunky Mix Ben&Jerry's

- Qualité mat. 1ères : moyenne
- Additifs : 4

Une glace à base de crème mais de nombreux indésirables : sirop de glucose, stabilisants, œufs en poudre. Très peu d'intérêt nutritionnel...

- Cal : 200
- Prot : 3 g
- Glu : 21 g
- Lip : 11 g

Smarties Pop-Up Nestlé

- Qualité mat. 1ères : moyenne
- Additifs : 8

Une longue liste d'ingrédients : lactose, sirop de glucose, émulsifiants, stabilisants, amidon, arôme... C'est ce qu'on appelle des calories vides !

- Cal : 135
- Prot : 1.6 g
- Glu : 19.6 g
- Lip : 5.6 g

Magnum Gold Vanille caramel Miko

- Qualité mat. 1ère : moyenne
- Additifs : 10

Leur problème : ils sont trop gros, gras et sucrés. Préférez les mini : tout aussi caloriques mais de taille plus raisonnable.

- Cal : 320
- Prot : 3.5 g
- Glu : 30 g
- Lip : 21 g

Barres glacées Snickers

- Qualité mat. 1ères : bonne
- Additifs : 6

C'est gras et extrêmement sucré. Une valeur calorique qui atteint des sommets. À éviter.

- Cal : 340
- Prot : 6.5 g
- Glu : 33.5 g
- Lip : 19.8 g

Extrême Vanille Nestlé

- Qualité mat. 1ères : faible
- Additifs : 6

Beaucoup d'additifs (émulsifiants, arômes), de mauvais ingrédients (sirop de sucre inverti, dextrose). Préférez les mini-cornets, moins caloriques !

- Cal : 190
- Prot : 2 g
- Glu : 23 g
- Lip : 9.8 g

Cornetto Enigma Cookies chocolat Miko

- Qualité mat. 1ères : moyenne
- Additifs : 12

Des ingrédients très transformés, des émulsifiants, stabilisants, arômes, acidifiant... Le tout est très gras et calorique. Dommage...

- Cal : 340
- Prot : 3.5 g
- Glu : 39 g
- Lip : 18 g

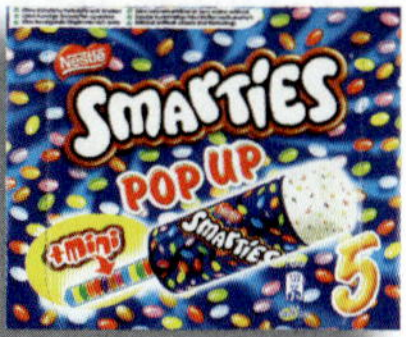

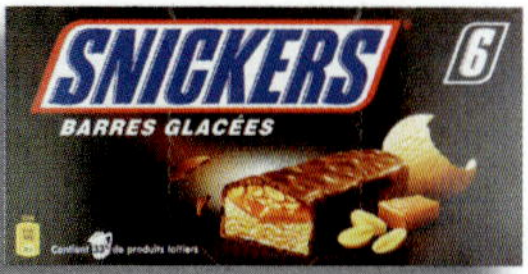

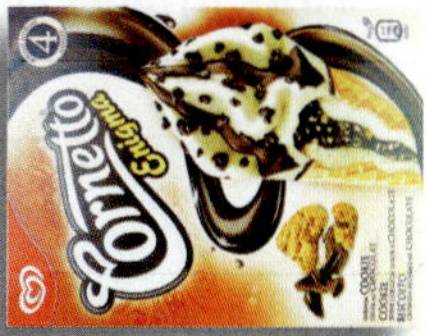

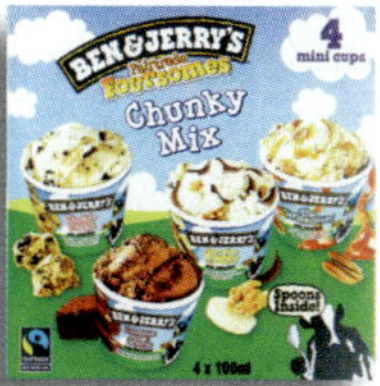

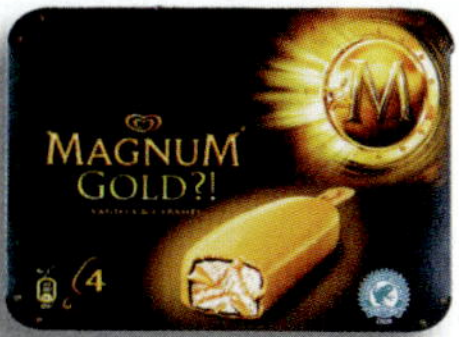

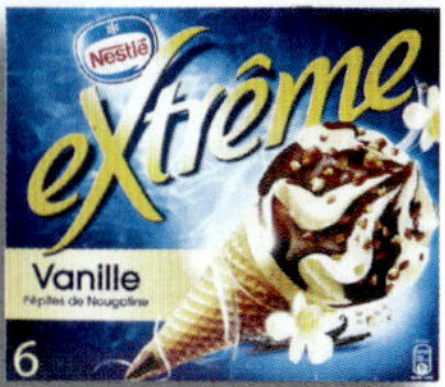

NON

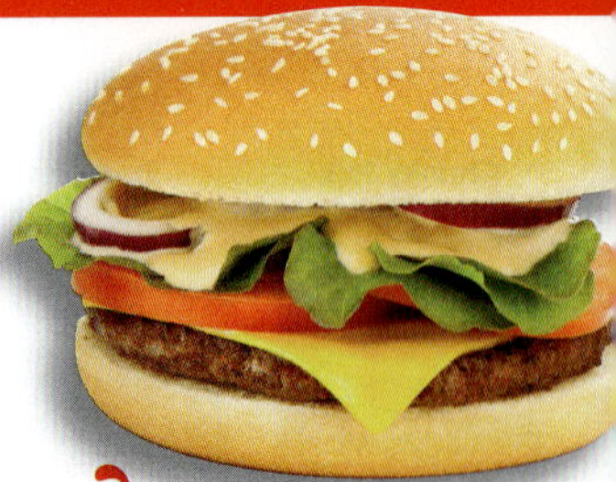

C'est quand qu'on va au McDo ?

Avec ses sandwichs débordants de sauce, ses sodas et ses desserts ultra-sucrés, le fast-food n'est pas ce que l'on fait de mieux en ces temps de flambée d'obésité. Pour contrer une image nutritionnelle peu brillante, les grandes chaînes tentent depuis quelques années d'améliorer la qualité nutritionnelle de leurs produits… mais continuent à servir du fast-food !

●●● En France trois grandes chaînes occupent l'essentiel du marché du fast-food. McDonald's, avec ses 1 260 restaurants est le leader incontesté de la restauration rapide : il sert chaque jour 1.8 millions de repas aux Français. La chaîne américaine est suivie par le français Quick (380 restaurants) et par KFC (*Kentucky Fried Chicken*), le spécialiste du poulet frit, qui possède 155 restaurants. Paradoxalement, dans une France attachée à ses traditions culinaires et méprisant la « malbouffe », le concept du fast-food fonctionne plutôt bien. Pour preuve, la filiale française de McDonald's est la deuxième la plus rentable au monde après les États-Unis : entre 2003 et 2012, sa croissance a été de plus de 50 % !

Nutritionnellement, ça donne quoi ?

Des sandwichs, des frites, des sodas et des glaces : voilà globalement comment se résume l'offre des fast-foods. Bon, c'est vrai, il y a aussi les salades mais elles ne sont généralement pas plébiscitées par les enfants – elles ne représentent d'ailleurs que 10 % des ventes globales chez McDonald's. Si votre ado mange tous les jours au fast-food, voici ce que vous devez savoir.

Trop de sel

Avec des portions de frites contenant parfois plus d'un gramme de sel (1.6 g pour 133 g de *Frites Rustiques* chez Quick) et des sandwichs qui en contiennent entre 1.3 g pour les plus modérés jusqu'à 3.8 g pour les plus salés, l'addition nutritionnelle des menus de fast-food est souvent très salée ! Les besoins en sel sont de 2.3 g pour les enfants et 3.8 g pour

Info nutrition : bons et mauvais points

Force est de constater dans cette nouvelle édition du *Bon Choix* que les choses ont changé côté infos nutritionnelles. McDo a accompli d'énormes progrès en la matière. Si vous êtes un peu curieux(se) et si vous prenez le temps d'appeler le service consommateurs, il y a moyen d'obtenir la composition détaillée de tous les produits avec leurs valeurs nutritionnelles. Quick en revanche ne vous dira rien de la composition de ses sandwiches ni de ses sauces, pas plus que KFC, les deux enseignes nous ont dit ouvertement ne pas souhaiter jouer la carte de la transparence. Seuls les allergènes vous seront signalés. En revanche, les chaînes proposent sur leurs emballages d'imposants tableaux de composition présentant les teneurs en calories, protides, glucides, lipides et sel de leurs produits, des informations peu utiles car quantitatives et non qualitatives.

les ados : un seul repas dans la restauration rapide a donc vite fait de couvrir leur ration quotidienne. On sait aujourd'hui qu'en habituant les enfants au goût salé, on fait le lit de l'hypertension artérielle et donc des maladies cardiovasculaires. Les études montrent aussi que les enfants qui consomment beaucoup de produits salés boivent davantage de sodas et sont plus enclins au surpoids.

Trop de calories vides

Avec d'un côté, un choix complet de boissons sucrées (*Coca*, *Pepsi*, *Fanta*, jus de fruits…) parfois vendues sous des formats géants, et de l'autre, des cartes de desserts foisonnantes (un choix de près de 22 douceurs chez Quick, 20 chez McDo, 15 chez KFC), les calories peuvent grimper très vite. Ces aliments très sucrés apportent des calories inutiles, des « calories vides » à savoir beaucoup d'énergie pour trop peu de nutriments essentiels (vitamines, minéraux, fibres…).

Trop d'aliments frits

Nuggets et poissons panés chez McDo, *Tenders* chez KFC, *Chicken dips* chez Quick et bien sûr, frites et potatoes : tous ces produits frits dans l'huile apportent des composés néfastes comme les composés de Maillard qui sont suspectés d'être impliqués dans l'apparition de diabète.

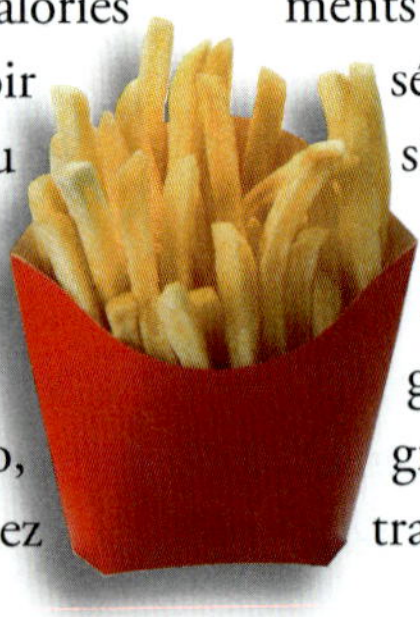

Trop de produits hautement transformés

Mis à part les tomates cerise, la feuille de salade, les trois rondelles d'oignon et les fruits à croquer, pas beaucoup d'aliments naturels dans les menus des fast-foods. Nuggets, poissons panés, frites, steaks sont généralement fabriqués par des sous-traitants qui les livrent aux restaurants plusieurs fois par semaine, prêts à l'emploi, soit précuits soit surgelés. Les buns (pains pour burger) sont raffinés perdant ainsi de nombreux nutriments intéressants, les sauces sont stabilisées à coup d'amidon modifié, d'épaississants et de conservateurs, et si les desserts sont mousseux et fondants, les panures croustillantes et les nuggets si tendres, ce n'est sûrement pas grâce au génie culinaire des étudiants travaillant dans les cuisines !

Trop d'aliments mous

Plus un aliment est ferme et dense, plus on brûle de calories pour le digérer, plus on laisse le temps aux signaux de satiété d'agir sur le cerveau, mieux on régule son appétit. À l'inverse, plus un aliment est transformé – comme c'est souvent le cas dans la restauration rapide – plus il est mou et plus il est digéré rapidement. Ces aliments rassasient moins et incitent à manger davantage...

Pas assez de fruits et de légumes

Bien que certains sandwichs contiennent une petite feuille de salade et/ou une tranche de tomate, la majorité d'entre eux ne sont constitués que de pain, de viande, de fromage, de sauce mayonnaise, ketchup, moutarde... Comme parallèlement les enfants et les ados ne se précipitent généralement pas sur les salades et que peu de desserts contiennent de vrais fruits, les menus manquent cruellement de crudités et de légumes. Heureusement, des efforts ont été faits pour enrichir l'offre des plus petits (voir notre sélection page 260).

Fast-food écolo

Jus de fruits et yaourts bio, emballages plus légers et recyclables, restaurants fonctionnant aux énergies renouvelables, recyclage de l'huile de friture, soutien aux pratiques agricoles vertueuses... Quick comme McDo (qui a verdit son logo) n'hésitent pas à faire de la communication environnementale une arme pour redorer leur blason.

L'huile de palme n'échappe pas à cet élan vert. Afin de limiter l'exploitation abusive des forêts tropicales, McDo a promis de passer à l'huile de palme durable d'ici 2015. À noter que les fritures ne sont plus réalisées à l'huile de palme depuis longtemps. L'huile utilisée est une huile végétale qui mélange de nouvelles variétés de tournesol et de colza (riches en acide oléique). Cette huile est stable à haute température et ne contient pas de graisses *trans*. C'est bien. Même chose chez Quick.

Zoom sur les Chicken McNuggets

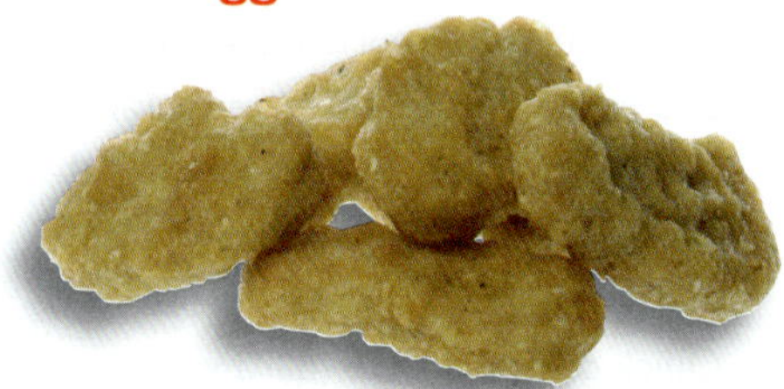

Les *Nugget's* de McDonald's font partie des incontournables du célèbre fast-food. Ces petits morceaux de poulet enrobés d'une panure croustillante sont vendus par boîte de 4, 6 ou 9. Comment sont-ils fabriqués au juste ?

Sur son site, McDo explique que la viande est hachée, puis mélangée à une soi-disant « marinade ». La mixture obtenue est déposée dans des petits moules (en forme de botte, balle, cloche et os) pour être cuite. Une fois cuits, les « pâtons » sont enrobés d'une panure, ils sont frits puis surgelés.

- **Composition :**

Filet de poulet (46 % min), eau, farine (blé, maïs), huile végétale, semoule de blé, amidon, amidon modifié, gluten de blé, sel, agents levants (bicarbonate de soude, diphosphate disodique, phosphate de calcium), arômes, épices, chapelure, sucre, extrait de céleri.

- **Commentaire :** le poulet ne représente même pas la moitié du produit. En guise de marinade, principalement de l'eau, de l'amidon, de l'huile, du sel. Si vous pensez que votre enfant mange de la viande, vous faites fausse route. Les *Nugget's* renferment à l'arrivée plus de glucides que de protéines et une bonne dose de phosphates : un surimi de poulet en quelque sorte ! Les différentes formes c'est pour vous faire oublier le caractère industriel de ces « petits beignets. »

À noter qu'à la différence des *Nugget's* de McDo, les *Crispy Tenders* de KFC sont panés sur place et contiennent de vrais morceaux de poulet.

Quelques progrès

Pour se débarrasser de leur image de champion de la malbouffe, les chaînes de restauration ont initié depuis quelques années des changements inspirés du PNNS (Programme National Nutrition Santé).

Côté **fruits** et **légumes**, toutes les formules pour enfants des trois chaînes proposent désormais des tomates cerise et/ou des demi-épis de maïs (« *cobettes* » chez KFC) à la place des frites, des compotes allégées en sucre, des fruits frais (McDo), des jus de fruits... Ces formules contiennent aussi des **laitages**, comme des yaourts à boire mais assez sucrés, et de l'**eau minérale**. Par ailleurs, les **huiles de friture** contiennent moins de graisses *trans*. Chez Quick on sert des frites sans **sel** et les steaks sont cuits sans sel.

Faites LE BON CHOIX

Les repas au fast-food doivent être très occasionnels. McDo, Quick et KFC c'est du pareil au même.

- Privilégiez les formules contenant des tomates cerise, des compotes, des fruits et de l'eau minérale.
- Choisissez les sandwichs contenant le moins de sauce, le plus de crudités possible (voir notre sélection) et évitez ceux qui sont préparés avec du fromage et/ou du bacon qui sont les plus salés.
- Si votre enfant ne peut se passer de frites et de sodas – comportement assez normal au fast-food ! – choisissez les petits formats. Pour accompagner les frites, préférez le ketchup à la mayonnaise et aux sauces spéciales.
- Évitez les menus XXL de Quick, Maxi Best Of de McDonald's, les buckets (seaux de morceaux de poulet frits) de KFC qui sont de véritables bombes caloriques.
- Méfiez-vous des desserts hors formules enfant car certains sont très sucrés.
- Si votre enfant a mangé au fast-food à midi, pensez à lui donner des fruits et légumes le soir.

OUI

Les TOP chez McDo

Le pain façon baguette : on salue l'effort d'introduire un pain à la française avec un soupçon de farine complète. Le progrès c'est que l'on a un pain qui se mâche !
Ce pain entre dans la composition de la gamme « casse croûte ».
Le casse croûte jambon fromage et le bœuf moutarde ont des ingrédients d'assez bonne qualité hormis leur sauce. Si votre ado a suffisamment faim pour avaler en même temps une baguette et des galettes de pomme de terre, pourquoi pas.

Le Charolais : ce burger avec une feuille de salade et du pain baguette est moins salé que les autres et c'est une petite portion. Intéressant pour apprendre à se contrôler.

La P'tite salade : un mesclun tout simple qui devrait être ajouté à chaque menu.

▸▸▸

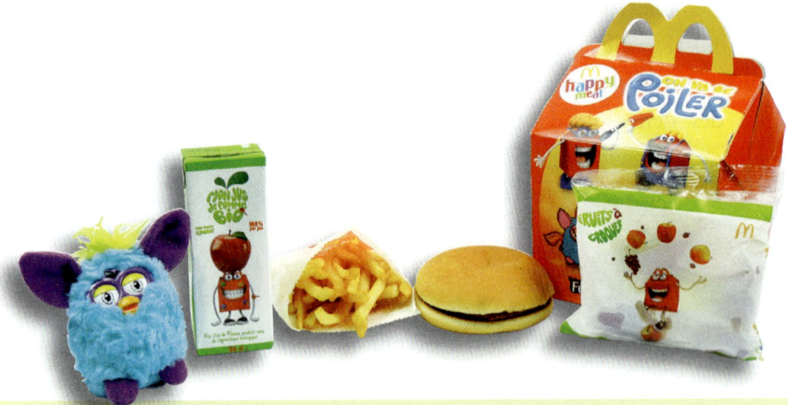

Happy Meal pour les 3-6ans

- Hamburger (106 g)
- Frites (petite = 80 g)
- Mon p'tit jus bio pomme (20 cl)
- Fruits à croquer (80 g)

- Cal : 635
- Prot : 16 g
- Glu : 93 g
- Lip : 21 g
- Sel : 1.7 g

Le hamburger comprend 2 buns (pain à IG élevé), 1 steak haché, 1 tranche de cornichon aigre-doux, des oignons, de la moutarde douce (moutarde avec huile et sucre ajoutés) et du ketchup. L'huile utilisée pour les frites est un mélange issu d'huiles de tournesol et de colza oléiques.
Une boisson 100 % pur jus de pomme trouble (2 à 4 fois plus d'antioxydants que dans un jus limpide) et bio !
Ce menu est raisonnable. Il permet, sans se priver de frites, de limiter l'apport en sel et d'apporter quelques vitamines, minéraux et fibres via le jus de fruits et les fruits à croquer.

LE TOP

Happy Meal pour les 3-6 ans

- Cheesburger (120 g)
- Potatoes (110 g)
- Coca (25 cl)
- Mon Bio à boire fraise-mûre (90 g)

- Cal : 695
- Prot : 22 g
- Glu : 94 g
- Lip : 25 g
- Sel : 3 g

Le cheeseburger est un hamburger avec une tranche de fromage fondu (imitation cheddar) en plus. Les potatoes sont des quartiers de pomme de terre enrobés d'un mélange de farine, d'amidon, d'épices, de colorants et de sel. Le coca apporte l'équivalent de 5 morceaux de sucre. Le yaourt est bio c'est bien mais il contient de l'amidon (inutile).

Résultat : peu de fibres, peu de vitamines et minéraux, beaucoup de sucre et surtout trop de sel. En un seul repas, on dépasse largement les besoins en sel de l'enfant (qui sont de 1.5 à 3 g par jour). Le risque, c'est que votre enfant veuille un autre coca pour étancher sa soif.

LE FLOP

Les FLOP chez McDo

Le Royal Bacon, le CBO et le Wrap poulet bacon : ultra caloriques, très riches en graisses saturées, ils contiennent entre 1.6 et 2.4 g de sel. Ce sont les sandwichs à éviter chez McDo.

Les potatoes : le format moyen (celles du Happy Meal) contient 1.3 g de sel contre seulement 0.4 g pour les frites... et 0 g dans les tomates cerises ! Mieux vaut orienter votre enfant vers des frites classiques.

Certaines sauces trop sucrées : les sauces salade Farmer (7 g), Caesar (5 g), Poulet Moutarde (6 g) et pour les frites, la sauce barbecue (10 g), la sauce curry (11 g).
Conseillez à votre enfant la simplicité : ketchup et s'il aime, moutarde.

▸▸▸

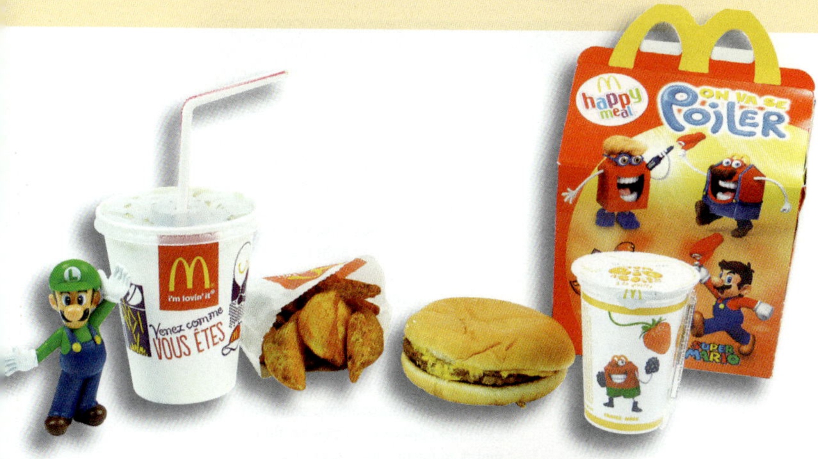

NON

McDonald's

OUI

Les TOP chez McDo

▸▸▸

La vinaigrette à l'huile de colza et de noisettes qui apporte quelques oméga-3 sans sucre !

Les desserts à croquer (ananas ou fruits) et les tomates cerise : une touche de naturel dans un océan de produits hautement transformés, c'est toujours bon à prendre.

On salue aussi la présence de Pom'Pote parmi les desserts au choix et un yaourt à boire bio.

L'Evian : elle fait partie des boissons au choix du Happy Meal. Une bonne manière d'alléger les formules en sucre ! À noter que parmi ces boissons, on trouve désormais un jus de pomme bio.

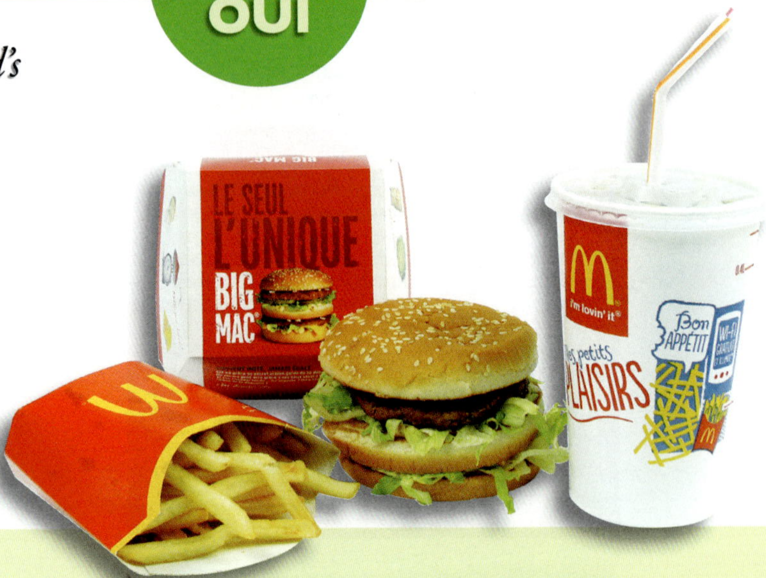

Best Of pour les 7-12 ans

- **Big Mac (221 g)**
- **Frite moyenne (114 g)**
- **Lipton Ice Tea moyen (40 cl)**

- **Cal : 955 g**
- **Prot : 31 g**
- **Glu : 108 g**
- **Lip : 43 g**
- **Sel : 2.7 g**

Le sandwich comprend 3 buns (pain à IG élevé), 2 steaks hachés, des oignons, 1 cornichon, de la salade, du fromage fondu et une sauce au cornichon et à la moutarde.
Pas de la vraie moutarde, pas du vrai fromage, pas du vrai pain mais c'est le sandwich le plus généreux en légumes.
Les frites ce sont des pommes de terre, de l'huile, un peu de sel et c'est tout.
L'Ice Tea est la boisson la moins sucrée chez McDo (après l'eau) avec des extraits de thé. À la rigueur !
Une formule relativement peu salée.
La salade apporte un peu de fibres. La moins mauvaise des formules.

LE TOP

Best Of
pour les 7-12 ans

- CBO Chicken Bacon Oignons (247 g)
- Potatoes moyenne (110 g)
- Coca moyen (40 cl)

- Cal : 1055
- Prot : 30 g
- Glu : 127 g
- Lip : 46 g
- Sel : 4.2 g

Le CBO est un gros burger : 2 buns avec des bouts de bacon collés dessus, 1 gros nugget plat (52 % de poulet), du fromage fondu goût bacon (51 % de cheddar et une tonne d'additifs), du bacon, des oignons frits et une sauce (huile, eau, sucre et additifs).
Des frites enrobées d'un mélange de farine, d'amidon, d'épices, de colorants et de sel.
Bilan : une formule particulièrement chargée en calories (renoncez au dessert !) et en sel. Ici, avec plus de 4 g en un seul repas, on frôle l'overdose. Or qui dit sel, dit attirance plus grande pour les boissons type soda. Une très mauvaise formule.

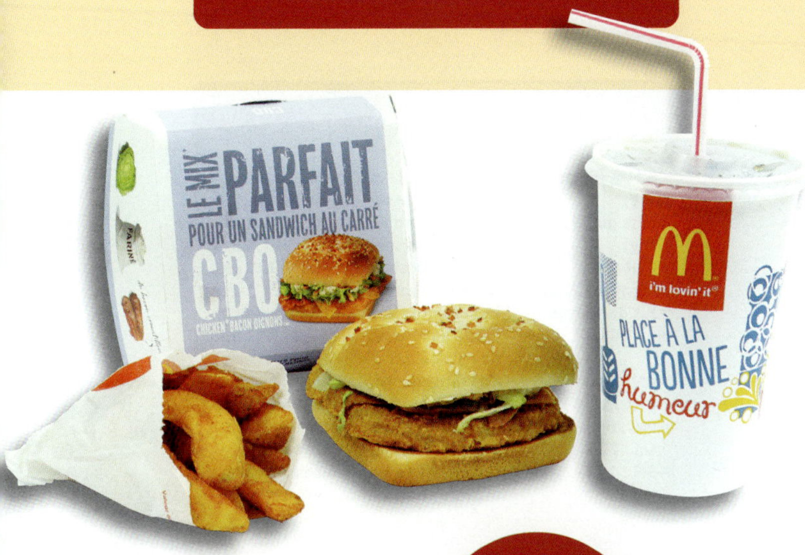

NON

LE FLOP

Les FLOP chez McDo

▸▸▸

Certains desserts trop chargés en calories : le Mc Flurry atteint des sommets. Il s'agit d'un dessert glacé à base de lait auquel on ajoute la friandise de son choix (M&M's, Daim, Kit Kat Ball, Granola) et un nappage (saveur chocolat, caramel ou coulis framboise). Le Mc Flurry Daim nappage saveur chocolat par exemple apporte 335 calories ! Le Sundae (crème glacée avec un nappage et des éclats de noisettes), 330 calories.

Le Mandise (350 calories) est une génoise fourrée avec un fourrage type pâte à tartiner donc des graisses et du sucre.

À noter que le Frappé vanille est une glace à boire aromatisée à la vanille et non pas « à la vanille ». Pas l'ombre d'une gousse dans la fabrication de ce dessert.

OUI

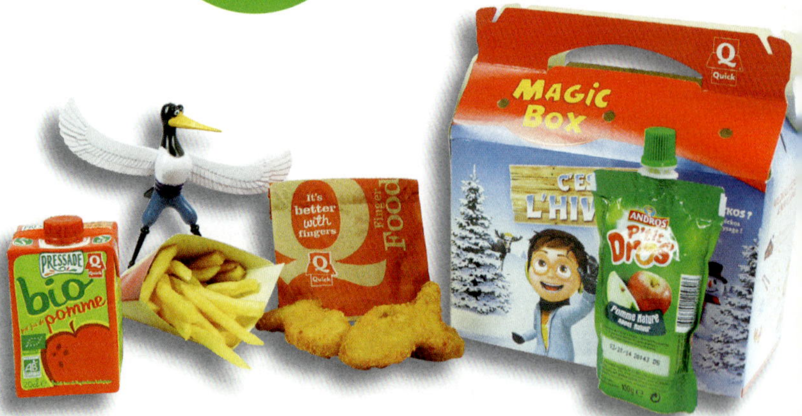

Les TOP chez Quick

Le Giant : il contient de la salade et avec 1.5 g de sel, c'est le moins salé de tous les burgers de Quick (à noter que Quick ne sale plus les steaks à la cuisson). La sauce du Giant est à base d'huile de colza et en 2015, elle sera allégée de 15 % en matières grasses (on aimerait bien savoir comment... sans doute un peu plus d'eau, d'amidon et d'épaississants, un peu moins d'huile. Et peut-être même que cette sauce reviendra moins cher à Quick !).

Les frites : chez Quick, elles sont sans sel et cuites dans un mélange d'huile de colza et de tournesol riche en acide oléique qui reste stable à la chaleur. À préférer donc aux pommes de terre frites « rustiques » qui contiennent 1.2 g de sel par petite portion (comme celles des menus enfant).

▶▶▶

Magic Box pour les 4-8 ans

- 3 Fish N'Dips (66 g)
- Frite petite (78 g)
- P'tit Dros compote (100 g)
- Jus de pomme bio (20 cl)

- Cal : 556
- Prot : 12.4 g
- Glu : 86.4 g
- Lip : 20.4 g
- Sel : 1 g

Du poisson blanc (lequel ? colin, merlu ? on ne sait pas) pané, en forme de petit poisson. C'est correct. Les frites ne sont pas salées et heureusement car les Fish'N Dips eux le sont plutôt pas mal.
La compote est allégée en sucre et le jus de pomme est 100 % pur jus issu de l'agriculture biologique (Pressade). Une formule plutôt légère. Elle aurait été intéressante avec des tomates au lieu des frites, le problème c'est que votre enfant risquerait de ne pas être rassasié et de vous réclamer un dessert ultra-sucré après !

Magic Box
pour les 4-8 ans

- Cheeseburger (108 g)
- Petite Frite Rustique (97 g)
- Mini Yop Goût fraise (100 g)
- Fanta (25 cl)

- Cal : 636
- Prot : 22.6 g
- Glu : 86.8 g
- Lip : 21.4 g
- Sel : 3.1 g

Ce menu est composé d'un cheeseburger (pain rond, steak haché, fromage fondu, moutarde, tranche de cornichon), d'une petite rustique (pommes de terre en quartiers enrobées de farine, d"amidon et de sel), d'un yaourt à boire goût fraise (ce qui signifie qu'il n'y a pas de fraises dans la bouteille mais simplement un arôme et surtout 12 g de sucre). ¼ de litre de Fanta.
Une formule certes un peu plus riche en protéines que celle de gauche mais surtout 3 fois plus salée à cause du cheeseburger et des frites rustiques. À éviter !

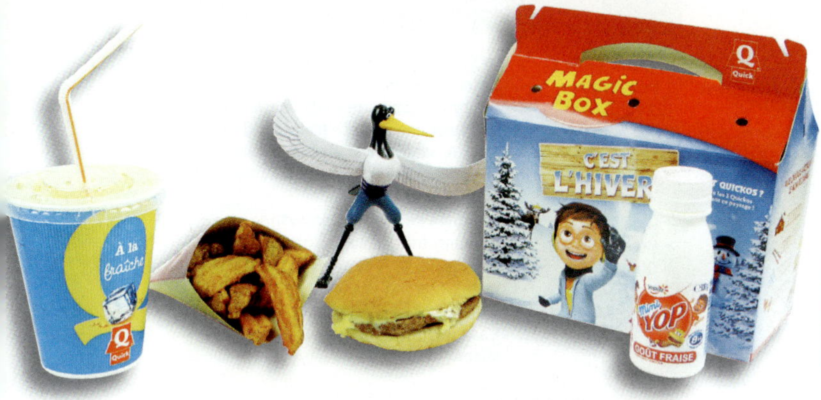

NON

LE FLOP

Les FLOP chez Quick

Le Suprême ClassiQ : à lui tout seul il représente 702 calories, 3.3 g de sel et une teneur en graisses saturées (17.1 g) parmi les plus élevées de tous les burgers de chez Quick. Il est fabriqué avec 2 pains, des crudités (ça c'est plutôt bien), 1 seul steak mais 2 tranches de fromage fondu recouvertes d'une sauce... Bonjour les phosphates !

Certains burgers vraiment très salés : le Suprême Chicken Bacon (3.7 g !), le Long Chicken (poulet pané + 2 tranches de tomate + une sauce relevée = 2.7 g de sel), le Long bacon (2.8 g), le Quick'N Toast (2 toasts de pain de mie + 2 rondelles de tomate + 2 tranches de bacon + 1 steak haché + 2 tranches de fromage fondu + une sauce fromagère poivrée = 2.7 g de sel).

▸▸▸

OUI

Les TOP chez Quick

▶▶▶

La vinaigrette au vinaigre balsamique : une vinaigrette presque comme à la maison : huile d'olive 37.6 %, huile de colza 37.4 %, vinaigre 22.9 %, sel, poivre.

Les boissons comme le Nestea et le Sprite sont désormais allégées en sucre respectivement 11 g et 16.5 g pour 25 cl : on a enlevé un peu de sucre qu'on a remplacé par un édulcorant, le Stevia. Cela permet de donner aux enfants une boisson moins sucrée qu'un soda classique ou qu'un jus de fruits.

La présence d'eau plate Vittel dans les menus enfants et d'un jus de pomme bio 100 % pur jus.

Les Funny fruits (fruits en sachets), les gourdes de compote Andros allégées en sucre qui représentent des desserts sains et peu caloriques.

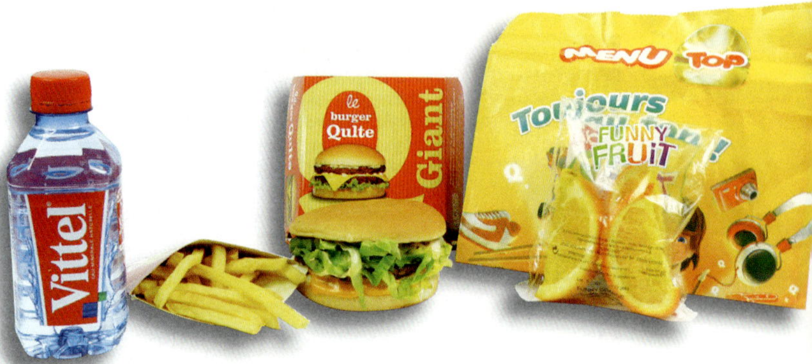

Menu Top pour les 9-12 ans

- **Giant (172 g)**
- **Petite frite (110 g)**
- **Funny fruit (60 g)**
- **Vittel (33 cl)**

- **Cal : 772**
- **Prot : 27.7 g**
- **Glu : 57.7 g**
- **Lip : 47.5 g**
- **Sel : 1.6 g**

Le sandwich culte de Quick : 2 buns, 2 steaks séparés par une tranche de chester fondu, des oignons, de la salade et une sauce « maison » Quick. C'est le sandwich le plus généreux en salade voilà pourquoi nous l'avons sélectionné.
Les frites ne sont pas salées.
Le Funny fruit ce sont 3 tranches d'orange avec la peau. Facile à manger mais ça ne fait pas lourd en fruit c'est dommage (à peine un tiers d'orange).
L'eau minérale, c'est zéro calorie, zéro sucre.

Menu Top
pour les 9-12 ans

• Long Bacon (199 g) • Petite Frite Rustique (97 g) • Yop goût fraise (180 g) • Coca Cola (25 cl)	Le sandwich est composé de 2 pains à la forme allongée avec à l'intérieur 2 steaks, 2 tranches de fromage « d'aspect » différent (un blanc et un orange), 2 tranches de bacon et une sauce orange au goût fumé dont personne ne sait ce qu'elle contient. Une chose est sûre, il y a du sel, moins qu'en 2010 certes mais du sel quand même (2.8 g !).
• Cal : 1043 • Prot : 39.7 g • Glu : 108.9 g • Lip : 48.6 g • Sel : 3.1 g	Le yaourt aromatisé et le Coca apporte l'équivalent de 10 morceaux de sucre. Le menu trop gras, trop salé, trop sucré par excellence. À lui tout seul, c'est plus de la moitié des besoins en calories d'un enfant et la totalité de ceux en sel. Pas top.

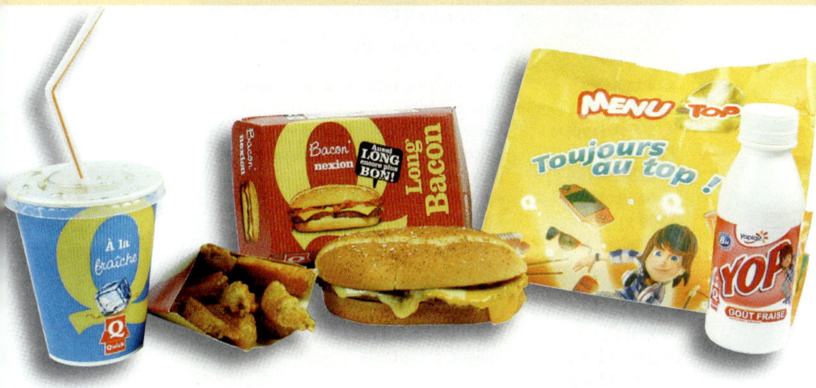

LE FLOP

Les FLOP chez Quick

▸▸▸

La sauce fromagère tomate basilic (sauce pour les frites) : 30 % de glucides (sucre, sirop de glucose, amidon modifié de pomme de terre).

La Salade Chicken RustiQ (salade, poulet, fromage) qui compte 464 calories et apporte 2.4 g de sel avec la sauce.

Les Mix Mania Smarties et Lion (crèmes glacées) parmi les desserts les plus sucrés et les plus caloriques (343 et 342 calories respectivement), tout comme les Bigoo Choco, pâtisserie au chocolat avec des pépites de chocolat, fourrée avec une sorte de Nutella (404 calories) et les churros, (532 calories pour 10 churros).

NON

OUI

Les TOP chez KFC

On apprécie la présence systématique de tomates cerise dans les menus enfants mais en 2010 il y en avait 5, en 2014 il n'y en plus que 4 !

On apprécie aussi le choix entre deux desserts relativement sains et légers : une compote Andros à la pomme allégée en sucre (100 g) ou un petit yaourt à la fraise (80 g soit 10 g de moins qu'en 2010 !). On aurait préféré une compote sans sucre ajouté avec des morceaux de fruits (genre granité) et un yaourt avec moins de sucre et moins d'additifs mais c'est toujours mieux qu'un Sundae ou un autre dessert hyper calorique. Les tomates cerise et la compote permettent d'augmenter l'apport en fibres du repas (un petit plus nutritionnel).

La cobette : ce demi-épis de maïs cuit avec de l'huile végétale est intéressant à plusieurs titres.

▶▶▶

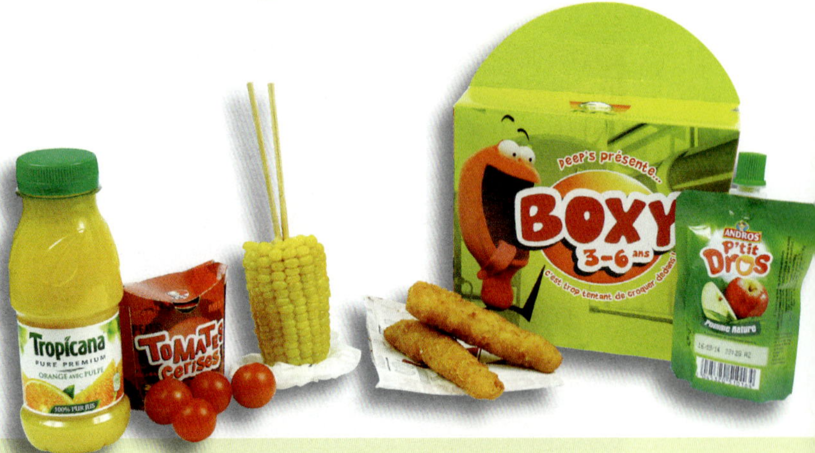

Boxy pour les 3-6 ans

- 4 tomates cerise
- 2 Fish Tenders (110 g)
- Cobette (80 g)
- Compote (100 g)
- Tropicana (25 cl)

- Cal : 464
- Prot : 18.4 g
- Glu : 69.5 g
- Lip : 10.5 g
- Sel : 0.5 g

De vrais morceaux de poisson blanc panés et frits.
Cette formule est relativement saine puisque les fruits et les légumes sont présents :
- petites tomates,
- cobette qui est un demi-épis de maïs cuit avec une matière grasse, une huile végétale (mais on ne sait pas laquelle),
- pomme en compote
- et jus d'orange avec pulpe.
Riche en fibres, peu salé, un repas ludique acceptable.

Boxy
pour les 3-6 ans

- 4 tomates cerise
- 1 Krunchy (133 g)
- Frites (83 g)
- P'tit yaourt (80 g)
- Oasis (25 cl)

- Cal : 707
- Prot : 20.5 g
- Glu : 101.2 g
- Lip : 24.4 g
- Sel : 1.6 g

Le sandwich se compose de 2 buns avec du poulet pané (vrai morceau de poulet mais avec beaucoup beaucoup de panure !), du fromage fondu, du ketchup et de la mayonnaise.
Des pommes de terre frites, une boisson riche en sucre, un yaourt sucré avec 6 % de fraise et de l'amidon modifié... Nutritionnellement, on a vu mieux. Heureusement que les tomates cerise sont là pour relever un peu le niveau.
250 calories de plus que le menu en page de gauche (c'est normal car 140 % de lipides et 40 % de glucides en plus) mais aussi sans doute moins de fibres et de composés nutritionnellement intéressants.

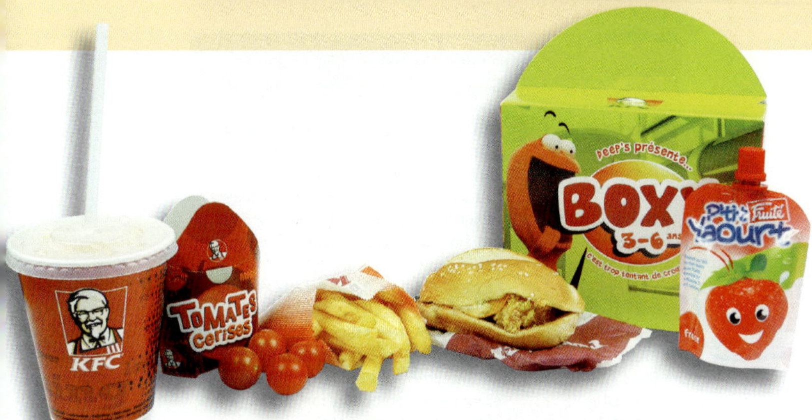

LE FLOP

Les FLOP chez KFC

Les nombreux produits panés et frits dont on sait qu'ils sont relativement gras et qu'ils contiennent des composés de Maillard (lire page 43). Manger chez KFC tous les jours est une mauvaise idée.

La mayonnaise allégée bourrée d'épaississants et de sucre pour leurrer les papilles.

La sauce Smoky BBQ (du sucre, du caramel et un arôme de fumée), la sauce Fresh Pepper (de l'huile, du fromage blanc, du babeurre, du sucre et des épaississants) beurk !

Le moelleux au chocolat et le Kream ball caramel qui font partie des desserts les plus riches en sucre (respectivement 388 et 422 calories par portion). Imaginez que votre ado ait avalé juste avant, un Boxmaster qui apporte 710 calories, un grand Pepsi (235 calories) et une grande frite (454 calories).

▸▸▸

NON

OUI

Les TOP chez KFC

Original et ludique, il oblige l'enfant à prendre le temps de manger . Sur le plan nutritionnel le maïs est riche... en eau et il contient un pigment intéressant pour la santé, la lutéine.

Hors menu enfant, la Salade aux tomates cerise peut servir d'accompagnement aux diverses formes de poulet à condition de bien choisir la sauce. Évitez la sauce allégée et la sauce Caesar, on leur a ajouté un cocktail d'épaississants, d'émulsifiants et de sucre, la meilleure sauce étant selon nous la Sauce vinaigrette à l'huile d'olive et au vinaigre balsamique.

La présence d'eau Vittel dans le choix des boissons des menus enfant (mieux que du Pepsi, du 7up, de l'Orangina ou de l'Oasis).

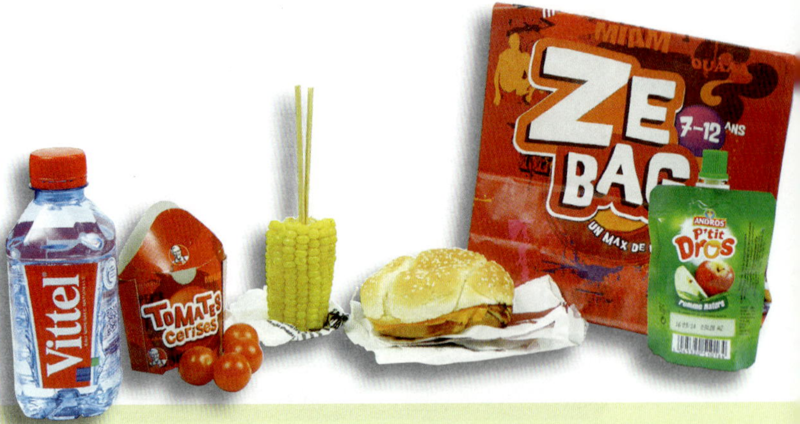

Ze Bag pour les 7-12 ans

- 4 tomates cerise
- Brazer le Bazik (190 g)
- Cobette (80 g)
- Compote Andros (100 g)
- Vittel (33 cl)

- Cal : 559.3
- Prot : 36.7 g
- Glu : 72.1 g
- Lip : 14 g
- Sel : 1.3 g

Le sandwich comprend 2 tranches de pain (bun type pain de mie donc IG élevé), 1 filet de poulet cuit au four (ici pas de panure ni friture), du fromage industriel (fromage fondu à base de lait écrémé imitation cheddar) et du ketchup.
La compote de pomme est allégée en sucre.
Une formule très raisonnable pour du fast-food : pauvre en graisses et en sel mais riche en protéines, en glucides et en fibres (grâce aux tomates, à la cobette et à la compote).

LE TOP

Ze Bag
pour les 7-12 ans

- 4 tomates cerise
- 3 Tenders
- Frites (83 g)
- Sundae caramel (115 g)
- Pepsi (25 cl)

- Cal : 776.6
- Prot : 30.5 g
- Glu : 96.5 g
- Lip : 29.7 g
- Sel : 1.2 g

Les Tenders sont des morceaux de filet de poulet généreusement panés et frits à manger nature ou avec une sauce. C'est mieux que le Nugget's de McDo (plus de poulet) mais bonjour la quantité de sel et de panure ! C'est sûr que votre enfant se ruera sur le Pepsi tout de suite après et peut-être même tout l'après-midi.
Le Sundae c'est une émulsion de lait, de sucre et de crème. Le nappage « saveur » caramel c'est sans doute du sucre, du lait concentré sucré, du beurre, de l'amidon et des arômes. Miam !
Au total un peu moins de protéines qu'en page de gauche mais plus de graisses et de glucides.

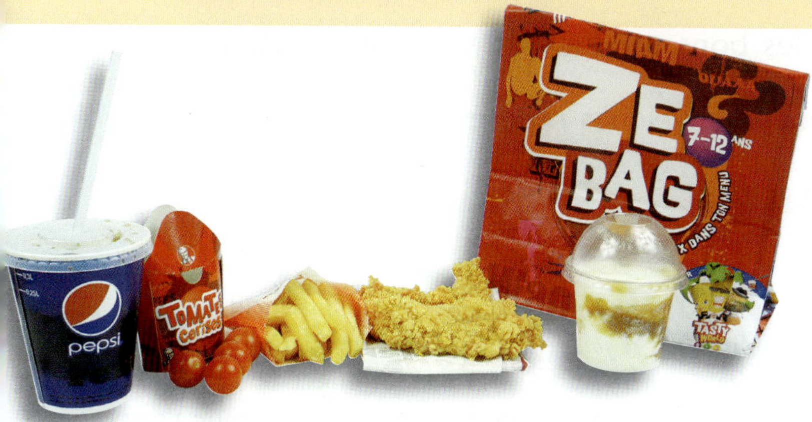

NON

LE FLOP

Les FLOP chez KFC

Au total, cela ferait près de 1 800 calories ingérées d'un coup ! Votre ado ne devrait pratiquement plus manger de la journée.

L'information nutritionnelle qui, chez KFC, pèche un peu. La taille des portions n'est pas précisée. Comme chez Quick, la composition détaillée des pains, des sauces, etc. n'est pas communiquée mais surtout, les ingrédients de base des sandwichs eux-mêmes ne sont pas donnés non plus. Seul le poulet est décrit (mariné, pané, frit, cuit au four...). Impossible de connaître ce que contiennent exactement les Wraps par exemple (ni sur la carte, ni sur le site internet) à moins d'aller les acheter dans un KFC et d'ouvrir la tortilla avant de l'avaler.

Réussir l'éducation alimentaire de votre enfant

Si vous lisez ces pages, c'est probablement que vous avez des enfants et que vous avez pris conscience de l'importance de l'alimentation pour leur santé. Vous savez désormais quels sont les bons produits de votre supermarché. Ne reste plus qu'à vous donner quelques repères pour leur apprendre à bien manger. Suivez le guide.

Tout se joue avant l'âge de 6 ans

Dans son best-seller mondial *Tout se joue avant 6 ans*, le psychologue américain Fitzugh Dodson donne les clés de l'éducation aux jeunes parents afin de leur permettre d'accompagner leur enfant vers le complet épanouissement. Il n'est point question d'alimentation dans cet ouvrage pourtant cet aspect de l'éducation aurait pu faire l'objet d'un chapitre à part entière tant le rôle des parents est important en matière d'éducation nutritionnelle et tant le poids des habitudes alimentaires prises pendant l'enfance pèse lourd sur la santé de l'adulte futur.

Les habitudes alimentaires d'une personne se forment durant les premières années de vie, donc avant l'âge de 6 ans. « *C'est durant l'enfance que l'on apprend à aimer les aliments que l'on mange* » explique Julie Mennella, chercheuse au Monnell chemical Senses Center à Philadelphie. Les enfants peuvent apprendre à apprécier les plats épicés tout comme les plats fades ou le fast-food. Cela dépend de ce que mangent les adultes qui les entourent.

Une fois l'étape de la diversification alimentaire franchie (entre 6 mois et 1 an) et que sa bouche est « équipée » de solides molaires pour bien mastiquer (aux alentours de 2 ans), l'enfant peut manger une alimentation aussi variée que celle de ses parents.

C'est donc à vous, parents, que revient la lourde tâche de l'éducation nutritionnelle de vos enfants. En France plus qu'ailleurs, la table est synonyme de convivialité, de joie, de plaisir. Il faut conserver ces notions car rien n'est plus important que les rapports humains. Prenez le temps de manger avec vos enfants, sans la télévision et dans la bonne humeur.

Réussir la diversification

Les parents sont toujours un peu pressés de faire découvrir de nouveaux aliments à leur enfant et de voir comment il va réagir. Rappelez-vous que leur organisme est fragile et s'adapte lentement aux nouveautés. Si vous le pouvez, à partir de l'âge de 6 mois révolus, introduisez un aliment à la fois et une seule fois par semaine afin d'observer les réactions de l'enfant. Des intolérances sont possibles à n'importe quel type d'aliment. Pour mémoire, vous trouverez à la page 274 les repères d'introduction des aliments chez l'enfant de 0 à 3 ans (hors pathologies particulières).

REPÈRES D'INTRODUCTION DES ALIMENTS CHEZ L'ENFANT DE 0 À 3 ANS

	1ER MOIS	2E MOIS	3E MOIS	4E MOIS	5E MOIS	6E MOIS
Lait	Lait maternel exclusif ou					
	Lait 1er âge exclusif				Lait 1er ou 2e âge	
Produits laitiers						Yaourt
Fruits					Tous : très mûrs ou	
Légumes					Tous : purée, lisse	
Pommes de terre					Purée,	
Légumes secs						
Farines infantiles (céréales)						
Pain, produits céréaliers						
Viandes, poissons					Tous* : mixés	
Œuf						
M. G. ajoutées						
Boissons	Eau pure : proposer en cas de fièvre ou de forte chaleur					
Sel						
Produits sucrés						

PAS DE CONSOMMATION

DEBUT DE CONSOMMATION POSSIBLE

7^{E} MOIS	8^{E} MOIS	9^{E} MOIS	10^{E} MOIS	11^{E} MOIS	12^{E} MOIS	2^{E} ANNÉE	3^{E} ANNÉE
Lait maternel ou							
Lait 2e âge ≥ 500 ml/j						Lait 2e âge	
ou fromage, fromage blanc nature							
cuits, mixés ; texture homogène, lisse, crus, écrasés						En morceaux, à croquer	
petits morceaux						Écrasés, morceaux	
lisse, petits morceaux							
						15-18 mois : en purée	
Sans gluten						Avec gluten	
	Pain, pâtes fines, semoule, riz						
10 g/J (2 cc)		Hachés : 20 g/J (4 cc)				30 g/J (6 cc)	
1 jaune dur/semaine						1 œuf entier	
Huile (olive, colza…) ou beurre (1cc d'huile ou 1 noisette de beurre au repas)							
Eau pure							
						Peu pendant la cuisson, ne pas resaler à table	
Sans urgence, limiter les bonbons, chocolats, biscuits, confitures							

■ DÉBUT DE CONSOMMATION RECOMMANDÉE

* Limiter les charcuteries sauf le jambon blanc

LES REPÈRES DE CONSOMMATION PAR GROUPE D'ALIMENTS

ALIMENTS	QUAND ET COMBIEN	LESQUELS ET COMMENT
Légumes 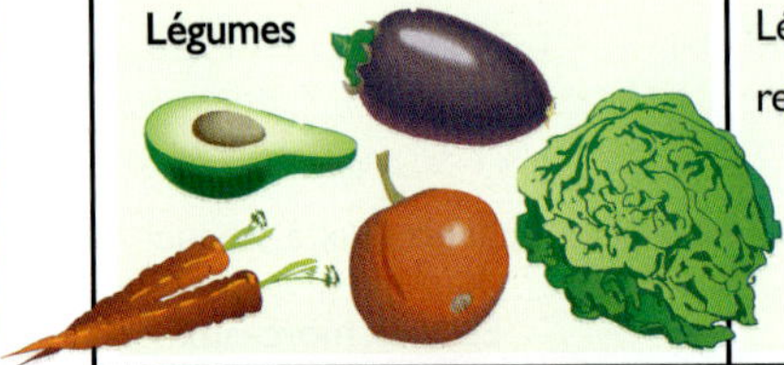	Légumes aux 2 principaux repas	Cuits ou crus Frais de saison ou surgelés ou en conserve Légumes secs (lentilles, petits pois, pois chiches…)
Fruits 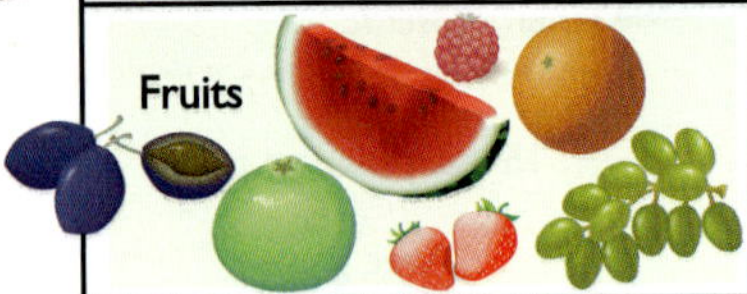	2 à 3 fruits par jour	De saison crus, cuits, secs (abricots, figues), oléagineux (amandes, cajou, noix)
Céréales 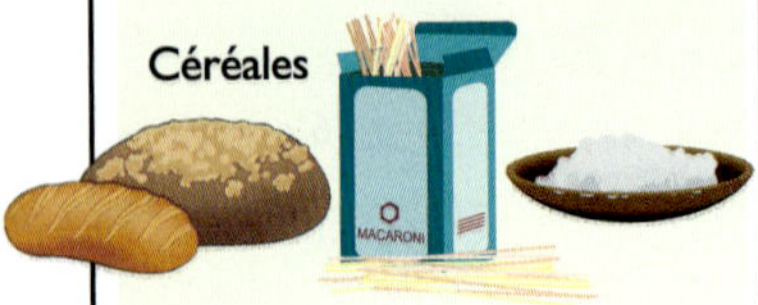	À chaque repas, selon l'appétit et selon l'activité physique	Pain au levain, pâtes, riz, quinoa, ebly, boulgour, biscuits secs (glucides à index glycémique bas)
Huiles végétales et autres matières grasses 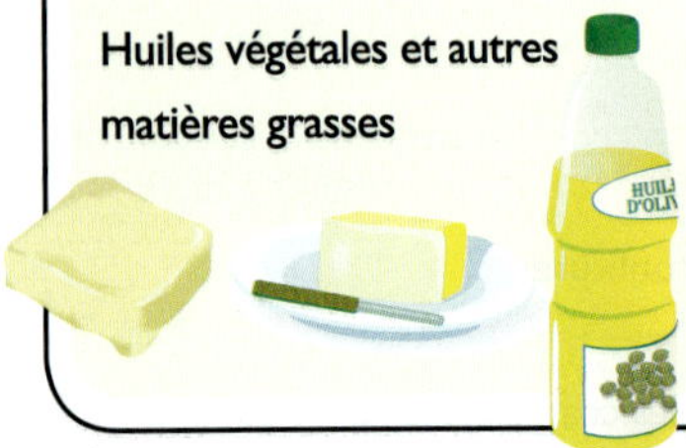	3 à 4 cuillères à soupe par jour	- Olive et colza, biologiques de préférence - Un peu de beurre - Margarine équilibrée c'est-à-dire ratio oméga-6/oméga-3 < 5

ALIMENTS	QUAND ET COMBIEN	LESQUELS ET COMMENT
Poissons, viandes, volaille et œufs 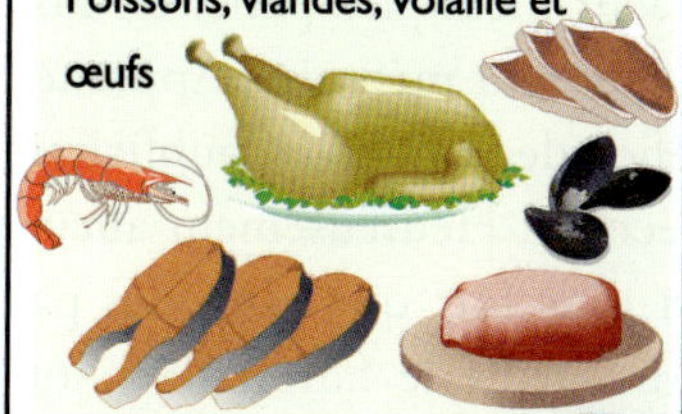	1 à 2 fois par jour	- En quantité inférieure à l'accompagnement constitué de légumes et éventuellement de féculents - Limiter les formes frites et panées - Poisson : au moins 2 fois par semaine, frais, surgelé ou en conserve
Les produits laitiers 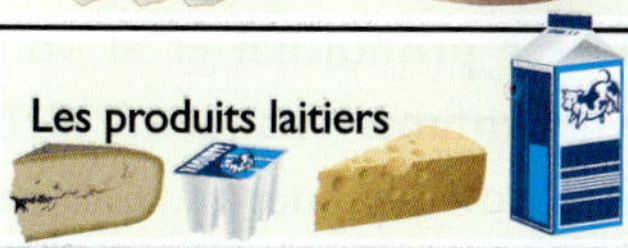	1 à 2 fois par jour	Yaourts nature, fromages, lait
Produits sucrés et féculents raffinés 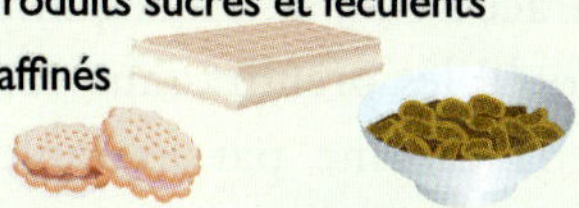	Limiter la consommation car glucides à index glycémique élevé	Pain blanc, céréales du petit déjeuner pour enfant, pomme de terre, gâteaux industriels, viennoiseries, sodas, bonbons
Boissons 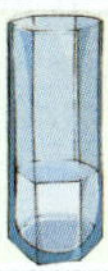	Eau à volonté	L'eau est la seule boisson recommandée au cours et en dehors des repas
Sel 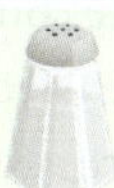	Limiter à table et en cuisine	Sel iodé Ne pas saler avant d'avoir goûté

Aucun interdit

En nutrition, il est interdit d'interdire. Ce n'est pas parce qu'un aliment est mal classé dans ce livre qu'il faut en priver votre enfant s'il l'apprécie, de même, ça n'est pas parce qu'un aliment est bien classé qu'il peut en manger à volonté. Le *Nutella* est selon nous une bonne pâte à tartiner mais elle reste très calorique. Il va de soi qu'il s'agit d'un aliment-plaisir et qu'elle doit être consommée avec parcimonie dans le cadre d'une alimentation saine. Idem pour le fast-food. Un hamburger de temps en temps n'a jamais tué personne, c'est lorsque l'on en mange tous les jours que cela pose problème. En frustrant les enfants, une alimentation trop stricte peut être contre-productive. On ne le savait pas en 1922 quand, à la demande du Dr William Parker Cooke, le parlement américain fut à deux doigts d'interdire la vente de bonbons aux moins de 13 ans.

Profitez de ces moments pour parfaire leur éducation en leur parlant de ce qu'ils mangent et en leur expliquant les grandes règles de l'équilibre alimentaire. Ce que vous leur inculquez petits est inscrit à jamais dans leur mémoire. Apprenez leur à se méfier des messages publicitaires et à les décoder. Heureusement aucun message n'est plus fort que celui des parents, à condition de le faire passer tôt. Votre exemple est primordial et si vous voulez que vos enfants mangent bien, toute la famille doit s'y mettre. Ces repères nutritionnels, votre enfant les aura pour la vie. Grâce à eux, il saura équilibrer ses repas lorsqu'il les prendra sans vous à l'extérieur, à la cantine par exemple et plus tard durant sa vie d'adulte.

Une alimentation équilibrée

Les messages de santé publique recommandent de manger équilibré. Mais équilibré ça veut dire quoi ? Equilibré cela signifie varié c'est-à-dire que tous les groupes d'aliments doivent être présents dans l'alimentation : les fruits et légumes, la viande, les matières grasses, les aliments céréaliers, les laitages… mais que l'un d'eux doit dominer : celui des fruits et légumes. Les bénéfices d'une alimentation basée sur les végétaux est l'unique point de consensus entre les scientifiques. De nombreuses études montrent qu'une alimentation riche en fruits et légumes réduit le risque de maladies de civilisation (obésité, diabète). Les grandes règles d'une alimentation saine et équilibrée peuvent être représentées sous la forme d'un tableau (voir page 276). Ce tableau donne des repères de consommation pour chaque grand groupe d'aliments.

Il peut être adapté aux usages familiaux. Par exemple, un enfant peut suivre un régime végétarien. Il faudra simplement veiller à ses apports en fer, zinc, vitamine B12. Le régime doit aussi tenir compte de la santé. Un enfant qui ne tolère pas les laitages se développera normalement avec des laits végétaux spéciaux.

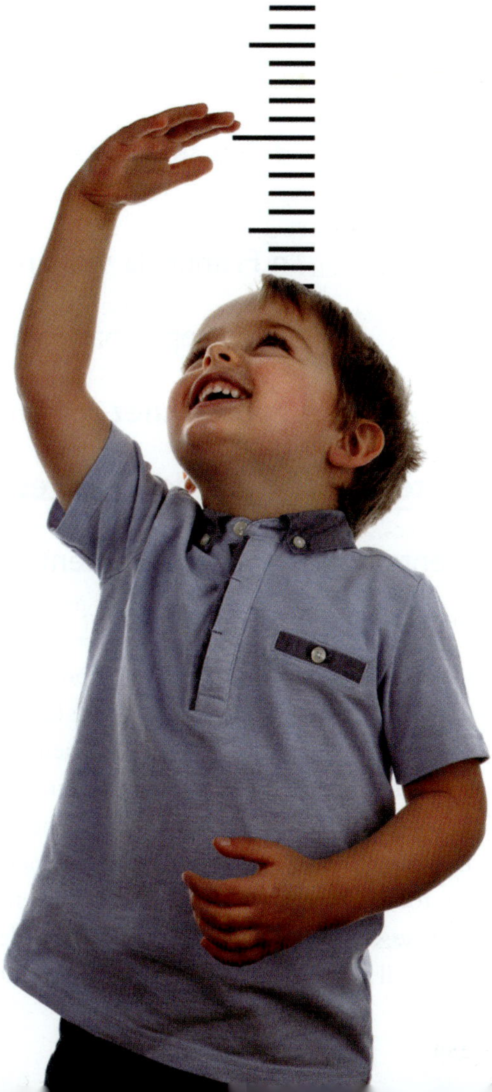

4 repas par jour

En France, la vie familiale et scolaire s'organise autour de trois repas par jour chez les adultes, auxquels s'ajoute le goûter chez les enfants. Comment organiser ces repas en tenant compte des repères de consommation par groupe d'aliments donnés précédemment ?

Le petit déjeuner idéal

Le petit déjeuner est un repas important. C'est un apport d'énergie nécessaire (après une période de jeûne de 8 à 10 heures) pour bien démarrer la journée et être en forme physiquement et intellectuellement. Il doit apporter entre 20 et 25 % de l'énergie totale de la journée. Couchez vos enfants assez tôt (comptez 10 à 12 heures de sommeil pour les 3-6 ans, 10 à 11 h pour les 7-12 ans, 8 à 9 heures après 12 ans) car une nuit écourtée augmente la consommation de calories.

Le petit déjeuner idéal dépend avant tout des goûts de votre enfant. En France, ce repas est traditionnellement riche en glucides : il comprend typiquement une boisson chaude, du pain blanc avec beurre-confiture ou pâte à tartiner ou des céréales ou des viennoiseries, un jus de fruit. Le problème c'est que ce petit déjeuner provoque une hausse de la glycémie et engendre une sécrétion exagérée d'insuline. Résultat, avec ce genre de petit déjeuner, l'enfant a de grandes chances d'avoir une fringale à 10 h et automatiquement son attention baissera à l'école. Le petit déjeuner idéal doit permettre d'arriver au repas de midi sans fringales c'est pourquoi il est intéressant d'y introduire des protéines qui prolongent la satiété.

- Si votre enfant est un adepte du pain, choisissez de préférence un pain complet ou au levain, évitez la baguette blanche qui a un index glycémique élevé.
- Compote ou confiture peuvent aussi être remplacées par un aliment riche en protéines du type jambon, œuf, fromage qui apporte une meilleure satiété.
- S'il aime les céréales, optez pour des flocons d'avoine auxquels vous pouvez ajouter du lait et éventuellement des raisins secs et quelques oléagineux.
- Enfin proposez-lui de consommer un fruit ou un jus de fruits 100 % pur jus. Sans oublier bien sûr une boisson chaude.

Quelques idées de p'tit déj

- Un yaourt de vache au bifidus (ou de soja) mélangé avec 100 g de compote sans sucre ajouté et un mélange de quelques amandes avec 1 cuillère à café de graines de lin et 1 de germe de blé moulu + ½ cuillère d'huile de colza et un filet de citron.
- Un bol de lait (ou de soja), avec des céréales simples (flocons d'avoine, de blé ou d'orge) auxquelles on mélange des fruits frais ou secs.
- Un bol de lait (ou de soja) avec du chocolat en poudre peu sucré (32 % de cacao minimum) + un œuf à la coque et/ou jambon + une tartine de pain au levain beurré avec ou sans confiture.
- Deux petits suisses, une salade de fruits et une tranche de pain au levain avec un peu de pâte à tartiner.
- N'oubliez pas de proposer une boisson : eau, tisane, chicorée, chocolat, thé déthéiné.

La collation de 10 h, indispensable ou pas ?

La collation de 10 h a été instituée en 1955 avec la distribution systématique de lait et de sucre dans les écoles décidée par Pierre Mendès France. Aujourd'hui, outre la briquette de lait chocolatée, on trouve aussi désormais dans les cartables des yaourts à boire, des compotes à boire, des biscuits à emporter, des barres chocolatées… Si votre enfant a pris un solide petit déjeuner, cette collation n'est pas indispensable. Elle augmente l'apport calorique de la journée et encourage le grignotage. En revanche si votre enfant a du mal à manger le matin, alors oui, cette collation est nécessaire. Glissez dans son cartable un en-cas équilibré : une compote, une tartine de pain avec un morceau de fromage, une poignée d'amandes avec des fruits secs (raisins ou abricots).

Le déjeuner

Dans l'idéal, ce repas devrait comporter des légumes, des aliments céréaliers, des protéines et des fruits. La part totale des légumes doit être supérieure au reste des mets. Objectif facilement réalisable avec une part de crudités pour commencer le repas et des légumes cuits en bonne proportion ensuite.

Si votre enfant fait du sport ou s'il bouge beaucoup, il doit trouver de l'énergie dans les féculents (pâtes, riz, ebly, boulgour, semoule...) sinon ses glucides doivent provenir en priorité des légumes. Si vous ne mettez pas de féculents au menu, proposez du pain à table (pain au levain de préférence complet ou multicéréales).

Menu classique

- Crudités avec vinaigrette à base d'huile d'olive et de colza (salade verte, carottes râpées, tomates, concombre, avocat) avec une tranche de pain
- Des protéines (œufs, viande ou poisson) avec des légumes et éventuellement un féculent
- Une compote ou un fruit cru

Si votre enfant mange à la cantine et que celle-ci fonctionne sur le principe du self-service, donnez-lui des repères pour l'aider à équilibrer ses repas. Règle première : **toujours avoir du « vert » sur son plateau**.

Il faut choisir des crudités si possible en entrée mais, il faut se rendre à l'évidence, vous n'empêcherez pas votre enfant de choisir une quiche ou une pizza les jours où la cantine en propose.

Il peut choisir la protéine qu'il préfère, même si elle est panée, pour s'assurer qu'il mange un repas consistant.

S'il a pris des crudités, il peut choisir des féculents en limitant les frites à 1 fois par semaine. Lui expliquer que l'idéal est de prendre un peu de légumes et un peu de céréales.

Prendre du fromage ou un dessert lacté. S'il a pris du fromage, il devrait choisir un fruit (cru ou cuit ou en sirop).

Demandez-lui de ne manger qu'un seul morceau de pain, sauf si le repas n'est vraiment pas très bon et qu'il a très faim.

Le goûter

Les enfants ont souvent faim à la sortie de l'école, c'est le moment idéal pour goûter (pas trop près du repas du soir).

Essayez de revenir à des aliments de base, sains et naturels aussi souvent que possible. Les fruits sous toutes leurs formes (compote, jus, cru…) ainsi que les laitages sont à privilégier.

Reportez-vous à nos sélections de produits du rayon épicerie sucrée pour des goûters à emporter.

Ne cédez pas sur les goûters industriels hautement transformés (ceux en page de droite), ils apportent trop de sucres et de nombreux additifs. Avec un peu d'imagination et de bon sens, on peut donner des goûters très équilibrés et que les enfants apprécient tout autant.

Des idées de goûter

Commencez par proposer de l'eau plutôt que des sodas. Éventuellement des eaux aromatisées ou un jus de fruit 100 % pur jus.

Le pain est beaucoup moins sucré que les biscuits aux fruits et autres gâteaux fourrés : évitez le pain de mie qui est un sucre trop rapide et privilégiez le pain complet et les biscuits secs.

Ajoutez du fromage ou du chocolat ou un peu de beurre et de confiture suivant les goûts de votre enfant.

Proposez-lui aussi des fruits secs (banane ou abricots), des fruits oléagineux (amandes ou noisettes) et un fruit frais (pomme, banane) s'il accepte de les manger.

Méfiez-vous de l'argument lait

*Un emballage comportant un grand verre de lait (*Kinder chocolat*), une vague de lait (*Tendre au Lait *Milka) ou une mention « 26 % de lait » (*Kinder Bueno*) ne suffit pas à faire d'un produit un aliment sain. Gardez à l'esprit que les produits chocolatés contiennent aussi beaucoup de sucre, d'additifs et de graisses de mauvaise qualité.*

Et pourquoi pas un bonbon pour le remercier de ses efforts et afin qu'il ne soit pas trop frustré de ne pas avoir les mêmes gâteaux que les copains !

Cerise sur le gâteau : en protégeant la santé future de votre enfant, vous allez même faire des économies.

Le repas du soir

L'équilibre alimentaire ne se fait pas sur un seul repas mais sur la journée (et même sur plusieurs jours en réalité). Si votre enfant a mangé à la cantine à midi, demandez-lui son menu afin d'équilibrer son repas du soir (les menus sont consultables sur le site internet de l'école ou du collège). S'il a mangé de la viande ou du poisson au déjeuner, les protéines ne sont pas indispensables au dîner.

Les bonnes règles à table et dans la maison

Chaque aliment a sa place mais doit garder sa juste place. Ce qui compte c'est la manière de composer les assiettes et aussi la manière de se comporter à table.

Exemples de repas du soir

- Salades de tomates (vinaigrette à l'huile d'olive et de colza)
Lasagnes aux légumes (aubergines, courgettes)
1 yaourt nature légèrement sucré ou 2-3 abricots
- Une grosse salade verte avec une part de quiche
Une compote de pêche
- Une salade de lentilles
Un gratin de choux-fleur avec un peu de jambon cuit
Une pomme au four

- Montrez-lui l'exemple, mangez lentement et apprenez-lui à bien mâcher, à apprécier le goût, la saveur, l'odeur des aliments. Attirez son attention sur ce qu'il est en train de faire lorsqu'il avale tout rond sans réfléchir, sans profiter de son repas.
- Se tenir correctement à table, pas de télé, sont aussi des règles à lui inculquer.
- Le repas doit être un moment de plaisir, de convivialité, pour autant, il faut savoir être ferme : 1. il doit goûter à tout (en petite quantité s'il n'aime pas un plat), 2. il doit manger les légumes prioritairement sur les féculents et 3. il n'y a qu'un seul menu pour toute la famille. La cuisine familiale ne doit pas devenir un self-service. De même, durant la journée, il doit expressément vous demander l'autorisation avant de se servir dans le placard ou le frigo.
- Le jour de son anniversaire, on lève les interdits : autour d'un bon gâteau, bonbons et sodas peuvent faire leur apparition sur la table.

Bouger, c'est important !

Être actif est aussi important que d'avoir une alimentation équilibrée. Le sport permet de mieux grandir. Il permet de lutter contre le surpoids. Il favorise le développement de l'enfant, celui de son cœur, ses poumons, son cerveau. Il contribue à son épanouissement.

Avant 12 ans, il n'est pas indispensable que l'enfant pratique un sport de manière intensive dans un club. L'essentiel est qu'il ait une activité physique et qu'il s'amuse, qu'il y prenne du plaisir. Si c'est en famille, c'est encore mieux ! Un enfant qui habite la campagne, qui fait du vélo et qui passe une après-midi à construire une cabane fait du sport.

- Encouragez les activités de plein air (vélo, jeux de ballon, de raquettes), bricolage, jardinage…
- Limitez l'accès à la télévision, aux tablettes, à Facebook (ados) et à Internet en général.
- Laissez à votre enfant le choix du sport qu'il souhaite pratiquer ou bien aidez-le à trouver sa voie… Avant de vous engager, les inscriptions se faisant à l'année, signifiez-lui clairement qu'il n'est pas question d'arrêter au bout de quelques séances.
- Montrez l'exemple en étant vous-même physiquement actif(ve).
- Si vous avez un jardin, installez un portique, un trampoline ou un panneau de basket.
- Soutenez les efforts de vos enfants en assistant à leurs matches.
- Les enfants ne devraient pas faire d'exercices susceptibles de nuire à leur squelette, leurs articulations et leurs muscles. La musculation avec des poids ne devrait pas être abordée avant l'adolescence et uniquement sous la supervision d'un entraîneur.
- Apprenez à votre enfant le fair-play et ne le critiquez pas pour ses erreurs.

À vous de jouer !

Ça y est, vous savez maintenant faire *Le Bon Choix* et naviguer dans les rayons de votre supermarché les yeux fermés ou presque. Vous savez comment composer les repas de votre enfant, quels sont les aliments qu'il doit consommer et à quelle fréquence. Vous avez toutes les cartes en main. Nous espérons qu'au terme de ces pages « Bien manger » vous parait moins compliqué et que grâce à elles, votre enfant prendra plaisir à manger tout en favorisant sa santé.

INDEX